# Frauen berichten vom Kinderkriegen

Herausgegeben von
Doris Reim
Mit 42 Fotos



Deutscher
Taschenbuch
Verlag

dtv

Originalausgabe
1. Auflage März 1984
2. Auflage Juni 1984: 13. bis 18. Tausend

Umschlaggestaltung: Celestino Piatti
Umschlagfoto: Bildarchiv Eltern/Uwe Ahrens, München
Gesamtherstellung: C. H. Beck'sche Buchdruckerei, Nördlingen
Printed in Germany · ISBN 3-423-10242-X

## Das Buch

Schwangerschaft, Geburt und die ersten Monate danach: das sind nicht nur sachliche Abläufe, sondern vor allem auch intensive Erlebnisse. Zwischen ungeheuren Glücksgefühlen und katastrophenartigen Depressionen schwanken die Empfindungen. Davon in erster Linie berichten in diesem Buch 16 Frauen – auch aus der DDR –, die alle selbst während dieser Wochen und Monate gern ein solches Buch gelesen hätten, um besser mit ihren Unsicherheiten und Ängsten umgehen zu können. Die Berichte sind so vielfältig wie die Lebensumstände, Gedanken und Gefühle der Frauen; die verschiedenen Entbindungsarten im Krankenhaus, ambulante Entbindung oder Hausgeburt sind dargestellt. Wichtig war allen beim Schreiben, nichts beschönigen zu müssen und die Erfahrungen ganz offen mitteilen zu können. Daher wurden auch Berichte aufgenommen wie der über die Geburt eines behinderten Kindes oder wie eine Schülerin ihr Baby sofort nach der Geburt zur Adoption freigibt. Man »lernt« aus diesem Buch, was es heute für eine Frau, für eine Ehe oder Partnerschaft bedeutet, sich für ein Kind zu entscheiden – und man erfährt viel über diese Gefühls- und Erlebniswelt.

## Die Herausgeberin

Doris Reim, 1949 geboren, seit ihrem sechsten Lebensjahr Berlinerin, ist Ingenieurin für Versorgungstechnik und arbeitet seit der Geburt ihrer Tochter freiberuflich für Selbsthilfe- und Frauenprojekte. »Selbsthilfe« war für sie auch dieses Buch, das sein Entstehen ihrer Initiative verdankt: Sie wollte einfach nur wissen, wie es anderen Frauen ergangen ist.

# Inhalt

# Vorwort

Unseren Kindern den Frieden.

Als meine Tochter vier Monate alt war, sah ich mir alle Briefe, Gedichte, Tagebuchaufzeichnungen und Fotos an, in denen ich meine Erfahrungen über die Schwangerschaft und Geburt und die Zeit danach festgehalten habe. Da saß ich mit meinen überschäumenden Gefühlen, die ebenso heftig wie unerwartet auf mich einstürmten. Ich hatte das Bedürfnis, diese Gedanken in Form eines Buches weiterzugeben. Ein Kind bekommen, ein Kind haben – was bedeutet das für mich und meinen Partner? Wie hat sich mein Leben verändert, wie habe ich mich verändert?

Ich fragte Frauen, die ich in Schwangerschaftskursen kennengelernt hatte, und Freundinnen, die gerade schwanger waren oder entbunden hatten, ob sie Lust hätten ihre Erfahrungen in einem Buch anderen Frauen und werdenden Eltern mitzuteilen. Fast alle waren begeistert und sagten zu.

Auch sie waren der Ansicht, daß es viel zu wenig Informationen in Form von Erfahrungsberichten zum Thema Schwangerschaft und Geburt gebe. Für mich waren Bücher die wichtigsten Hilfen in das »Neuland Mutterschaft«. Auf die Erfahrungen meiner Eltern und Verwandten wollte ich nicht zurückgreifen. Ich kannte nur sehr wenig Freunde mit kleinen Kindern. Also war ich auf Bücher angewiesen. Mit jedem Schwangerschafts- und Geburtsbericht, den ich las, wich ein Stück Angst und Unsicherheit. Ich bekam Vertrauen zu mir und meinem Körper.

Die Erstellung eines Berichtes ist für eine Frau mit einem Säugling oder mit mehreren Kindern ein großes Stück zusätzlicher Arbeit. Deshalb gebührt ihnen allen Anerkennung. Bei den meisten Frauen stellte sich nach Beendigung ihres Berichtes heraus, daß ein ganz wichtiger Teil unseres Lebens noch einmal aufgearbeitet und zu einem gedanklichen Abschluß gebracht wurde.

Dieses Buch soll keine literarischen Ansprüche erfüllen, sondern auf sehr direkte und private Weise über ein Thema informieren, das fast so wie Sterben und Tod tabuisiert ist. Es liegt an uns, mit unseren Erfahrungen, Gedanken und Gefühlen an die Öffentlichkeit zu treten. Wir haben keinen Grund, uns unserer Ängste, unserer Umorientierung und unserer Liebe zu schämen oder sie gar zu leugnen. Wenn Schwangerschaft und Geburt und dem Leben mit Kindern in der Öffentlichkeit und in den Medien der gleiche Platz eingeräumt würde wie etwa Sport, Urlaub, Auto, dann wäre dieses Buch überflüssig.

Im ersten Lebensjahr unseres Kindes überwiegt die Euphorie. Auch wenn in diesem Buch Freude und neugewonnenes Glück zu überwiegen scheinen, so führt doch die veränderte Lebenssituation fast zwangsläufig in ernsthafte Krisen. Wir sind geneigt, ich schließe mich voll ein, die neue Konstellation der Familie mit Glanz zu versehen. Wir sind geschickt genug, unsere Leiden als persönliches Schicksal unter den großen privaten Teppich zu kehren, und wir haben leider viel zu gut gelernt, uns selbst dafür verantwortlich zu machen.

Deshalb erscheinen, wenn überhaupt, bei den meisten Frauen die Probleme mit sich selbst und mit dem Partner sehr verhalten, aber sie sind vorhanden.

Ein Kind verändert uns und unser Leben. Nichts ist wie vorher, und nichts ist vorher zu bestimmen. Darauf sollten Frauen und Männer vorbereitet sein, wenn sie sich für ein Kind entscheiden.

Winter 1983/84, Doris Reim

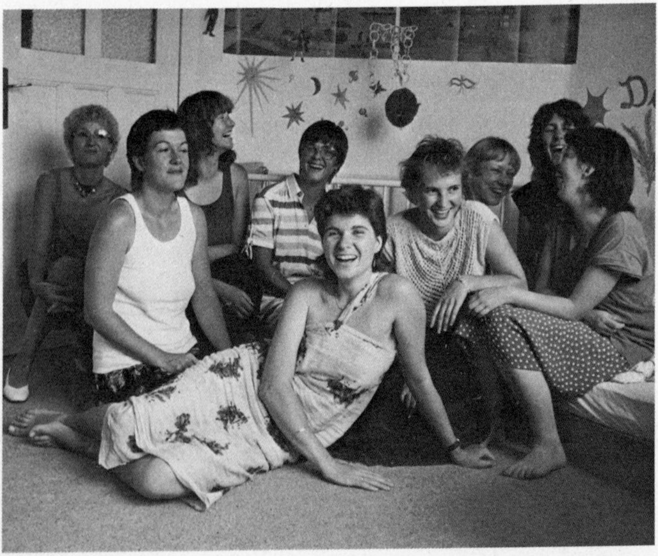

Foto: Ingrid Klebon

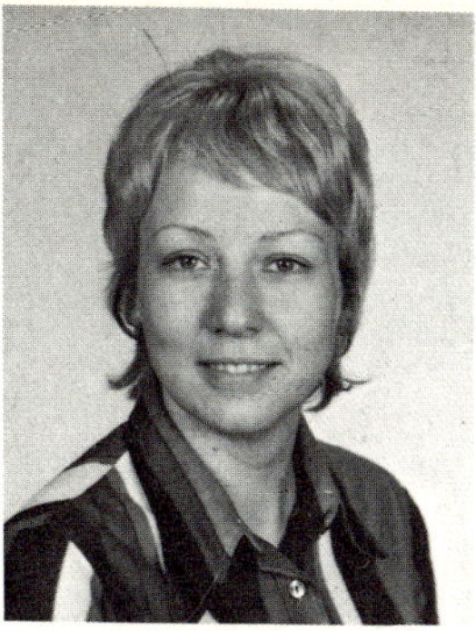

Annette, 1946 in Ibbenbüren geboren.
Ich lebe seit 1969 in Berlin und seit 1973 mit meinem Mann zusammen.
Ich bin mit 35 Jahren zum ersten Mal Mutter geworden.

Der größte und wichtigste Schritt meines Lebens war keine lang überlegte und von meinem Partner und mir gezielt getroffene Entscheidung, obwohl sie unser Leben radikal veränderte. Die Entscheidung war einfach klar und brauchte nicht mehr diskutiert zu werden.

Jahrelange Abgrenzungen in der Beziehung, sich ständig ändernde äußere Bedingungen waren immer wie Orkane gewesen und brachten unsere gerade gewonnene Stabilität in der Beziehung immer wieder völlig durcheinander. Bei mir kam ein schrecklicher Prozeß der Abgrenzungsarbeit von Schwiegereltern, Eltern und zum Schluß und im besonderen von meiner Mutter hinzu.

Oft hatten wir den Kinderwunsch, der vor allem bei meinem Mann sehr ausgeprägt war, zu diskutieren begonnen. Doch bei all den Schwierigkeiten, die wir in unserer Selbstfindung und in unserem Selbstverständnis als Lebenspartner hatten, wehrte ich immer den Kinderwunsch meines Mannes ab, da ich einem Kind – das auch mein ganz großer Lebenswunsch war – absolut optimale Bedingungen geben wollte. Dazu zählte für mich, daß ich vor allem ein innerlich freier, reifer und zufriedener Mensch sein wollte, daß ich imstande und fähig sein wollte, bedingungslos Liebe zu geben und Liebe anzunehmen, daß der Umgang mit Gefühlen unkompliziert und echt sein sollte, daß ich letztendlich ganz und bewußt mich akzeptieren wollte. Dieses »Ja« habe ich erlebt, und es vollzog sich auf mehreren Ebenen: ja zu mir als Frau, als Partnerin und auch ja zu meinem besonderen biologischen Auftrag der Schwangerschaft und Geburt eines Kindes. Ich war allerdings nicht fähig, diese Gefühle und Gedanken auch wirklich zu artikulieren. Während dieser Zeit bereitete sich mein Mann auf die Realisierung seines größten Lebenstraumes vor: Er plante eine längere Weltreise.

Die Zeit bis zum Antritt der Reise war ausgesprochen harmonisch. Offensichtlich war jeder mit sich selbst sehr beschäftigt, und es war dennoch Zeit und vor allem auch die Möglichkeit, mit Intensität Beziehung zu leben und zu erleben.

Als mein Mann gerade abgefahren war, entdeckte ich mit Spannung und Freude bestimmte Symptome, die mich ganz sicher feststellen ließen, daß ich schwanger war. Ich freute mich über die gelegentliche morgendliche Übelkeit und studierte Literatur über die Entwicklung des Lebens im embryonalen und fetalen Stadium. Ich lauschte in mich hinein und spürte in jeder Zelle meines Körpers, daß etwas Besonderes in mir vorging. Es machte mich einfach stark. Ganz wichtig war für mich, meine Mutter, die zu dieser Zeit Geburtstag hatte, zu besuchen. Es war das erste Mal, seit ich vor sechzehn Jahren mein Elternhaus verlassen habe, daß ich sie zu ihrem Geburtstag besuchte. Trotz Glatteis, Schnee und Kälte bin ich fast fünfhundert Kilometer allein mit dem Auto gefahren. Ich mußte einfach als Tochter Abschied nehmen. Der ganze Groll, die Eifersucht, die Feindschaft der letzten Jahre waren erstmals nicht existent. Ich versöhnte mich mit meiner Mutter, und das mit 35 Jahren. Ich allein kannte den Grund und konnte die Triebfeder meiner Stärke nicht preisgeben.

Mein ganzer Körper war sensibilisiert, meine Gedanken liefen in neuen Bahnen, die starke formale Seite meiner Persönlichkeit hatte Grund, ihre feste Position aufzugeben. Ich fühlte, wie mich Wohlbehagen und Wärme durchströmten. Es machte mich glücklich und stolz zugleich, daß ich etwas erlebte, was niemand ansprechen konnte und somit hatte ich die Ruhe und das Glück, ungestört genießen und in mich hineinhorchen zu können. Gleichzeitig machte sich die Furcht vor dem Entdecktwerden breit. Ich ging durch die Stadt, sah mir andere Frauen an, um in ihrem Gesicht nach Anzeichen einer Schwangerschaft zu suchen. Ich lebte aus der Situation heraus, nahm meinen Körper viel bewußter wahr. Heißhunger, Appetitlosigkeit, Übelkeit wechselten. Der Verdauungsapparat funktionierte plötzlich zuverlässig. Meine Entscheidungsfreudigkeit wuchs. Arbeiten erledigte ich konzentriert und mit Erfolg.

Seit meiner Pubertät nahm ich mir wieder Zeit für Tagträume. Es waren keine konkreten Traumbilder, eher Farb- und Formharmonien – wie Aquarellzeichnungen.

Wenige Tage vor der Rückkehr meines Mannes von seiner Weltreise begab ich mich wieder in die mit Fakten und Eckpfeilern bestückte Realität. Der Gynäkologe fragte mich, ob ich das Kind denn wolle. Meine Träume hatten somit ein schnelles Ende. Nach den ersten Schrecksekunden wurde mir die Bedeutung und Stärke dieser Frage klar. Sie beschäftigte mich noch längere Zeit. Ich hatte von Anfang an das Kind emotional angenommen, deshalb erschien mir diese Frage absurd, und sie verunsicherte mich plötzlich. Doch bis zur Rückkehr meines Mannes war mir klar, daß ich das Kind auch allein versorgen und die Verantwortung tragen würde. Ich hatte schließlich auch allein beschlossen, das Kind auszutragen.

Mein Mann war bereits drei Tage wieder zu Hause, bis es mir möglich war, über das, was mich so verändert hatte, zu sprechen. Ich hatte einfach Angst, daß unser Kind wegen der vielen und überwältigenden Eindrücke der Reise zu kurz kommen könnte. Die Gelassenheit, Ruhe und große Freude, die der künftige Vater ausstrahlte, machten mich froh. Er konnte auch mit meinem Wunsch, das Geheimnis bis nach erfolgter Fruchtwasseruntersuchung für uns zu behalten, umgehen. Ich habe ihm da wohl eine große Leistung abverlangt. Aber genau dadurch habe ich viel Sicherheit gewonnen.

Während der Schwangerschaft erlebte ich entsetzliche Turbulenzen. Zunächst wechselte ich den Gynäkologen, da mein Vertrauen zu ihm erschüttert worden war, was dann zu Auseinandersetzungen führte, die mir verdeutlichten, daß sein »menschlicher Einsatz« als Arzt sofort endete, als sein Profitstreben nicht mehr nach seiner Vorstellung realisiert werden konnte. In meiner Verzweiflung suchte ich Rat in einer Klinik, da der Termin für die Amniozentese drängte. Hier mußte ich noch Gräßlicheres erleben. Während der gynäkologischen Untersuchung stritten sich der Oberarzt und der Stationsarzt über die Notwendigkeit einer Amniozentese, da ich das vorgeschriebene Mindestalter hierfür noch nicht ganz erreicht hatte. Der Oberarzt bezeichnete mich trotz meiner vorgetragenen und einleuchtenden Gründe als cool und verantwortungslos im Hinblick auf die Abortgefahr, wohingegen der Stationsarzt mich unterstützte. In dieser den Fachleuten sehr ausgelieferten Situation habe ich mich entschieden, die Ärzte zu verlassen und sie ihrem – wie mir schien – Generations- und Autoritätskonflikt selbst zu überlassen. Nach fünf Stunden wurde ich unverrichteter Dinge aus der Klinik entlassen.

Erfreulicherweise erlebte ich in einer anderen Klinik menschliches Verständnis, Wärme und Anteilnahme. Es lief alles problemfrei – nach 14 Tagen erhielten wir die Nachricht, daß unser Kind genetisch gesund und ein Mädchen sei.

Was hatte ich schon für Phantasien entwickelt, bei dem Gedanken, einem Sohn für längere Zeit und für die schwerste Aufbauphase seines Lebens den absoluten mütterlichen Schutz zu geben. Ich hatte auch von jeher das Gefühl, einem Sohn viel selbstverständlicher, verständnisvoller und geduldiger begegnen zu können, sicher auch viel inkonsequenter als einer Tochter.

Nun begann ein weiterer bedeutender Abschnitt in meinem Leben. Die Beziehung zu meiner Mutter hatte ich zwar emotional weitgehend geklärt, doch war ich sehr unsicher wie ich mich als Mutter einer Tochter entwickeln würde. Daß ich meiner Mutter ähnlicher bin, als mir lieb ist, war mir inzwischen klar geworden. Gleichzeitig befürchtete ich, daß ich bestimmte Verhaltensweisen, die ich bei meiner Mutter abgelehnt hatte, möglicherweise selber weitervermitteln könnte. Auch war es noch ein gutes Stück Arbeit, mich auch mit diesen »negativen« Verhaltensweisen zu akzeptieren. Erst nach dieser Knochenarbeit – die noch nicht beendet ist – hatte ich es leichter, meine Identität als werdende Mutter, die einer Tochter das Leben schenken wird, zu finden. Ich war sehr froh, das Verwirrspiel an Gefühlen nach und nach lösen zu können. Dieser schmerzliche Prozeß lief fast zeitgleich mit den ersten von mir registrierten Bewegungen des Kindes. Es war gerade noch rechtzeitig, um mich auf die Herausforderung zum Dialog mit meiner Tochter uneingeschränkt einlassen zu können.

Die erste Hälfte der Schwangerschaft war bestanden, für Mutter und Kind die wichtigste und krisenhafteste Zeit bisher. Nun ging es im Eiltempo auf die erste große Trennung in unserem gemeinsamen Leben – Entbindung und Geburt – zu. Zur Vorbereitung hatte ich mich für einen Gymnastikkurs entschieden. Es hat mir körperlich gut getan, und dort habe ich außerdem Frauen kennengelernt, die bereits Kinder hatten. Der Erfahrungsaustausch war tröstlich; die Ängste waren bei allen Frauen ähnlich, sogar bei den Zweit- und Drittgebärenden sehr ausgeprägt, wie mir schien. In einem Lamaze-Atemtechnik-Kurs, der nur von drei Elternpaaren besucht war, hatten mein

Mann und ich auf konstruktive Arbeit gehofft, doch waren die Erwartungen der Teilnehmer an den Kurs sehr unterschiedlich. Ein richtiges Gespräch konnte sich nur selten und dann nur mühsam entwickeln. Ganz im Gegensatz dazu erlebten wir einen Gesprächskreis für werdende Eltern. Die Sozialpädagogen dort verstanden es, die richtige Atmosphäre für Gespräche über Problemkreise, die alle werdenden Eltern betreffen, zu schaffen.

Je weiter die Schwangerschaft fortschritt, um so sicherer wurde ich einerseits, da ich mich gut vorbereitet und informiert fühlte, andererseits aber nahmen unerklärliche und diffuse Ängste vor Entbindung und Geburt zu. Durch Freunde hatte ich das unbeschreibliche Glück, eine Hebamme kennenzulernen, die sich trotz bestimmter Bedenken entschloß, mich zu entbinden. Gemeinsam haben wir uns den Kreißsaal angesehen, über medikamentöse Hilfen während des Geburtsvorganges gesprochen, wiederholt den Ablauf der Geburt sowie Kompetenzen von Hebamme und Arzt uns erklären lassen. Diese Gespräche waren sehr angenehm und machten mich gelassener. Ich mußte mein Bild von einer Hebamme (energische Frauen, groß und kräftig, Kleppermantel und Kreppschuhe) revidieren. Meine Hebamme war dezent, verständnisvoll, geduldig, sensibel, aufgeschlossen, keineswegs nur an Entbindungen interessiert. Sie konnte Grenzen setzen, ohne weh zu tun. Vom äußeren Erscheinungsbild möchte ich sie als klein, zierlich-apart beschreiben. Sie war einfach ein Geschenk in dieser angstbesetzten Zeit.

Die Entbindung erlebte ich gleichzeitig mit Trauer und mit Freude. Am Abend vor der Geburt hatte ich zunächst einen ausgeprägten Aktivitätsschub. In der Wohnung versuchte ich, ein letztes Mal Ordnung zu schaffen, noch offene Korrespondenz erledigte ich. Danach folgte eine Phase, in der ich mich nicht mehr rühren wollte. Ich entschloß mich, ins Bett zu gehen. Ich hatte zu dem Zeitpunkt ein undefinierbares, aber sicheres Körpergefühl, daß ich mich bald von meinem Kind werde trennen müssen. Nach etwa zweieinhalb Stunden Nachtschlaf war ich plötzlich hellwach. Das war ganz ungewöhnlich für mich (wie kämpfe ich doch jeden Morgen mit dem Wachwerden). Ich wurde sehr hellhörig. Offensichtlich bereitete sich mein Körper auf die Geburt meiner Tochter vor. Es geschah einfach. Ich wurde nicht dazu gehört. Ich hätte gern gesagt, daß ich die unmittelbare und intensive Beziehung noch gern eine

Weile genossen hätte. Doch war ich nun offensichtlich zu klein für mein Kind. Es strebte nach draußen und mußte sich deshalb abnabeln.

Weder meine Tochter noch ich wurden gefragt. Befanden wir uns nicht beide in derselben Situation? Was mag auf uns zukommen? Können wir die Aufgaben, die wir nur gemeinsam lösen können oder jeder allein lösen muß, auch meistern? Fragen über Fragen, und immer wieder kam ich zu dem Schluß, daß es für uns beide sicher gut sein würde, noch eine Weile so nah beieinander sein zu können. Hatten wir doch schon so viel Sicherheit im Umgang miteinander. Doch nicht nur das, sondern auch die Angst vor dem Geburtsverlauf und die Angst vor der noch nicht zu überblickenden Verantwortung flossen mit ein. Ich mußte mich aber damit abfinden, daß die Natur nüchtern und logisch funktioniert. Ich beschloß, mich dem Geschehen hinzugeben und wünschte, daß ich es meiner Tochter und mir leicht machen werde.

Ich unterbrach meine Träumereien und versuchte, mich auf meinen Körper zu konzentrieren. Ja, es waren eindeutig Wehen, hatte ich doch immer die Befürchtung (oder den Wunsch) gehabt, die Wehen nicht erkennen zu können. Doch dieser Schmerz, der sich wellenförmig entwickelte, sich steigerte, umzukippen drohte, entlud sich wie die Wellen in der Brandung, die im Kieselgeröll zur Ruhe kommen und langsam absickern. Ich beschloß, mich sehr lange und ausgiebig zu duschen, brauste lange meinen Rücken; es durchströmte mich eine wohlige Wärme. Ich konnte mich kaum von diesem absoluten Wohlgefühl trennen, da mahnte die Natur mich zur Disziplin.

Obwohl ich mit 35 Jahren eine alte Erstgebärende war und ich mich auf einen langen Geburtsverlauf eingerichtet hatte, überstürzten sich die Ereignisse. Nach vier Stunden Eröffnungsperiode wurde es bei den Wehen plötzlich sehr schwierig, aufrecht zu gehen. Ich versuchte, durch kontrolliertes Atmen etwas dagegen zu setzen, doch was ich während einer Wehe in der Hand hielt, flog einfach durch die Luft. Es war nun an der Zeit, in die Klinik zu fahren. Natürlich setzte dort die Wehentätigkeit zunächst völlig aus. Auch purzelten wie in einem Kaleidoskop meine Gefühle durcheinander. Es kamen aufeinander Gefühle der Angst, des Alleingelassenwerdens (mein Mann holte noch die Hebamme), der Wehenschmerzen und der unheimlichen Atmosphäre, hervorgerufen durch den Widerspruch meiner physischen und psychischen Herausforderung und der nahezu gespenstischen Ruhe, die vom Kreißsaal und dem Personal und besonders von einem monotonen, permanent auftretenden, immer wieder in die Kreißsaalsituation zurückholenden Ticken ausging. Vielleicht war es der Wehenschreiber, vielleicht war es auch nur der Sekundenzeiger der elektrischen Wanduhr. Zeitweilig brachte mir die Geräuschkulisse die Assoziation an ein Großraumbüro.

Ich wurde rasiert. Auf den Einlauf hatte man verzichtet. Man verließ sich auf mich. Ein Arzt erschien, um die Elektrode anzulegen. Ich ließ ihn nicht an mich heran. Statt dessen ein Gang zur Toilette. Ich war allein im Kreißsaal und ließ mich körperlich mit dem Verlauf einer jeden Wehe »gehen«. Die körperliche Bewegung tat so gut. In dieser Situation kam der diensthabende Arzt ein zweites Mal, um die Elektrode anzulegen. Er sah mich höhnisch grinsend mit der Bemerkung an, ob es denn so weh täte. Das ließ in mir so eine Wut aufkommen. Wie vermessen von einem Mann, dann noch von einem Fachmann in Sachen Entbindungen, mich so zu behandeln! Ich bestätigte seine Aussage einsilbig und legte meine ganze Kraft in einen verächtlichen Blick. Er ließ dann von mir ab. Auch dieses Mal konnte ich ihn durch einen Gang zur Toilette erfolgreich vom Anlegen der Elektrode abbringen.

In der Zwischenzeit waren mein Mann und die Hebamme eingetroffen. Ich hatte gar nicht mehr die Möglichkeit, beide richtig zu begrüßen und Freude über ihre Anwesenheit auszudrücken. Wie ich später hörte, sei ich wohl sehr verkrampft gewesen. In dieser Situation hatte ich nach einem Medikament verlangt. Ein krampflösendes Mittel wurde mir gespritzt; die Erleichterung war spürbar und sehr angenehm. Ich erlebte zwischen den Wehen Ruhe. Die Wehen sollen wohl auch in größeren Zeitabständen gekommen sein. Durch die Anwesenheit der mir vertrauten Personen und sicher auch durch das Medikament ließ ich meinen Körper leichter und besser sprechen (vielleicht ist es deutlicher zu sagen, ließ ich mich gehen, es trifft aber nicht die Situation).

Nach ungefähr eineinhalb Stunden Kreißsaalaufenthalt setzte sich der Arzt nun doch durch – mein Kind hatte nun die Elektrode im Kopf. Vielleicht war es auch das kleinere Risiko. Die Wehentätigkeit nahm intensiv zu. Zeitweilig hatte ich schon das Gefühl, nicht mehr weiter zu wollen. Ich stöhnte und atmete schwer, es war mir alles egal. Doch wie erlebte mein Kind diese

Austreibungsphase? Geburtstrauma ja oder nein? Der Gedanke riß ab.

Die Endphase der Entbindung ist kraftvoll und unbändig. Der ganze Körper wird erschüttert, bäumt sich auf und findet plötzlich wieder Ruhe. Ruhig und erholsam, kraftvoll und wild, es ist ein Wechselspiel wie bei Ebbe und Flut. So wie ich in meiner Jugendzeit trotz Hochflut und Badeverbot die peitschende Brandung der Nordsee erleben, die Kraft des Wassers erfahren mußte, mich in die Wellen warf, keine Möglichkeit des Eingriffs mehr hatte, die Wellen überrollten mich und zogen mich in ihren Sog – ich kam aus dem Rausch erst wieder zu mir, als das Wasser zurückging. Es war alles wie im Traum, und dann wurde ich ganz ruhig. Oft denke ich an diese Situation zurück, und jedesmal entdecke ich dann bestimmte Parallelen zu meinem Entbindungserlebnis.

Als ich aufgefordert wurde, zu pressen, hatte ich kaum noch die Kraft. Die zweite Preßwehe forderte mich so heraus, daß ich alles an Energie bündelte. Es reichte aus. Meine Tochter war auf der Welt. Ich fühlte mich leer und eingefallen, doch mein Kind ließ ganz viel Wärme bei mir zurück. Es war ein wunderschönes überwältigendes Gefühl. Es war das tiefste Glückserlebnis, das ich in meinem Leben hatte.

Von dem Riß hatte ich nichts gemerkt, wieviel Blutverlust ich hatte, weiß ich auch nicht. Ich lag einfach nur so da und genoß die Situation, voller Dankbarkeit über die leichte Geburt und die ersten gesunden Reaktionen meiner Tochter. Seit ungefähr zwei Stunden konnte ich zum ersten Mal wieder Blickkontakt mit meinem Mann aufnehmen. Er hatte die ganze Zeit am Kopfende des Bettes zugebracht, so daß ich ihn nur durch Berührungen wahrgenommen hatte, außerdem hatte ich wohl überwiegend die Augen geschlossen. Ich konnte beobachten, daß mein Mann entspannt, aber sehr gerührt meine Tochter und mich ansah. Er versorgte mich liebevoll. Er hat mich dann ein wenig gewaschen, was ich als sehr angenehm erlebt habe. Doch dann verlagerte sich die Aktivität der im Kreißsaal Anwesenden. Alle kümmerten sich nun um den neuen Erdenbürger. Es war verständlich und notwendig und mir ganz angenehm, denn ich brauchte ohnehin ein wenig Ruhe.

Es stimmte also: Wir hatten nun ein Mädchen, klein und rund und mit zusammengedrücktem Kopf! Meine Tochter wurde mir auf den Bauch gelegt. Ich konnte sie gar nicht richtig sehen. Ich spürte sie aber. Ein warmes, weiches Bündel. Ich erlebte das

Gewicht ihres kleinen Körperchens, es schien mir schwerer zu sein als vorher. Ich hatte Angst, meine Tochter anzufassen. Das Gesicht war feuerrot, die Hände ziemlich blau, das Haar verklebt. Sie sah einfach ganz hilfebedürftig aus. Und dennoch war ich wie gelähmt. Wie kann ich meinem Kind am besten vermitteln, daß ich ihm ganz nah bin? Wie kann ich es spüren lassen, daß ich es jetzt schon liebe, obwohl es mir plötzlich ganz fremd ist. Ich hatte große Angst vor der ersten Berührung. Viele Fragen drängten sich mir auf: Kann ich überhaupt zärtlich genug sein? Wie empfindlich ist die Haut meines Kindes durch die Anstrengung der Geburt? Wie kann ich mein Kind, das sich vielleicht ausgesetzt fühlt, spüren lassen, daß es sich dennoch geborgen fühlen kann?

Über diese erste Begegnung hatte ich mir vorher wenig Gedanken gemacht. Vorsichtig versuchte ich, ein Händchen zu ergreifen und die Stirn meines Kindes zu küssen. Dann war der Bann gebrochen. Es war ein sehr schwerer Weg zu meinem Kind, das als kleiner eigenständiger Mensch plötzlich neben mir lag.

Noch im Kreißsaal wurde meine Tochter angelegt. Doch ich war noch von all den Ereignissen so beeindruckt, daß die Hebamme mir helfen mußte. Instinktiv saugte meine Tochter in regelmäßigen Abständen an meiner Brust, schlief ein und erholte sich ein wenig, saugte weiter. Es war ein tiefgreifendes Erlebnis.

Als Eltern haben wir diese Herausforderung und Verantwortung gewollt – können wir ihr überhaupt gerecht werden? Können wir die richtigen Hilfen zur rechten Zeit geben, damit unsere Tochter den langen Weg der Selbstfindung erfolgreich gehen wird? Mit wieviel Annahmebereitschaft ist sie auf diese Welt gekommen? Können wir ihr Offenheit, Zugewandtheit und Vertrauen vermitteln? Können wir ihr Bedingungen geben, die es ihr ermöglichen, ein zufriedener und fröhlicher Mensch zu werden? Immer wieder Fragen an mich als Mutter und an uns als Eltern, ausgelöst durch die greifbare Existenz unseres Kindes.

Erst als unsere Tochter elf Monate alt war, war es mir möglich, über all das zu schreiben, was nach der Entbindung und in den ersten Monaten passierte. Es war einfach alles chaotisch gewesen. Am Tag nach meiner Krankenhausentlassung traf mein Schwiegervater aus der DDR ein. Er konnte nicht länger warten, er mußte das Kind sehen. Mein ausdrücklicher

Wunsch, er möge später kommen, konnte nicht akzeptiert werden, weil dieses nicht in seine Rentner-Terminplanung paßte. In dieser für mich unabwendbaren Situation habe ich mich so aufgeregt, daß ich Wehen bekam, ganz starke Blutungen hatte und sichtbar litt. Ich war nicht in der Lage, meinem Schwiegervater zur Begrüßung die Hand zu reichen oder nur eine Geste der Verbundenheit zu zeigen. Er hatte auch nur Augen für sein drittes Enkelkind, denn nun hatte er mehr Enkelkinder als Zähne.

Die ersten Wochen nach der Entbindung verbrachte ich überwiegend zu Hause, war völlig gestreßt von der Betreuung und Versorgung des Kindes. Arztbesuche oder Einkäufe ließen anfänglich bei mir den kalten Schweiß ausbrechen. Und darüber hinaus fühlte ich mich körperlich überhaupt nicht mehr attraktiv.

Weil das Chaos total war und weil ich mich nach fast sechs Monaten Stillzeit ausgenuckelt fühlte, beschloß ich, abzustillen. Doch auf halber Strecke packte mich das schlechte Gewissen. Ich verstand mich selbst nicht mehr, ich hatte mir vorgenommen, möglichst lange zu stillen, und jetzt dieser Egoismus. Ich wollte beenden, was meiner Tochter gut tat, und verabreichte zunehmend mehr Fertigmilch, Fertigbreie – alles angeboten mit Plastik: Plastikflaschen, Plastikteller, Plastiklöffel. Dann versuchte ich den Weg wieder zurückzugehen, wollte das Stillen wieder ausweiten. Mein Mann sollte uns unbedingt beim Stillen fotografieren: Mutter und Tochter – inniger Blick – trautes Glück. Doch dieses war nicht mehr möglich. Interessiert schielte meine Tochter zum Fotoapparat, weil das spannender war, nuckelte relativ unkonzentriert und lustlos an meiner Brustwarze und hatte, wie sich deutlich zeigte, eine Vorliebe für das neue Nahrungsangebot entwickelt. Gleichzeitig verlangte sie allerdings mehr nach einem Nuckel. Nach ungefähr zwei Monaten war dann dieser auch nicht mehr erforderlich, da sie für sich die Möglichkeit des aktiven Schmusens eröffnet hatte. Das war ein ganz schöner Schritt zur Verselbständigung.

Einige Wochen später habe ich dann meine Berufstätigkeit wieder aufgenommen, zwar reduziert, nur zwanzig Wochenstunden, aber es brachte nur erfreuliche Veränderungen. Ich war wieder in der Lage, konzentriert zu arbeiten, strukturierte den Tag besser, hatte Zeit für mich und baute Kontakte, die lange Zeit brachlagen, wieder etwas auf, ließ vor allem auch den

Vater jetzt mehr Verantwortung für unsere Familie übernehmen.

In dieser Zeit hatte ich den Traum, daß unser Kind zwischen meinem Mann und mir liegt. Dieser Traum hat mich lange Zeit beunruhigt. Richtig ist, daß wir durch das Kind nur noch darüber sprachen, wer was einkauft; warum das Kind weint; wie oft es gewickelt werden müsse; warum schon wieder Soor? Mahlzeiten konnten mein Mann und ich, seitdem wir zu dritt waren, kaum mehr gemeinsam und in Ruhe einnehmen. Das Wichtigste war eben das Kind und immer wieder das Kind. Eine Verbindung zwischen meinem Mann und mir bestand überwiegend nur über den indirekten Weg über das Kind.

Was war eigentlich geschehen? Während sich unser Kind prächtig entwickelte, mein Mann und ich auch zunehmend in der Rolle als Eltern Sicherheit gewannen, blieb einstweilen unsere Partnerschaft auf der Strecke. Erst als unser Kind elf Monate alt war, dachten wir laut und gemeinsam darüber nach, daß wir für unsere Partnerschaft deutlichere Akzente setzen müssen, daß wir nicht nur Verantwortung für das Kind, sondern auch für uns haben. In vielen Gesprächen haben wir uns immer wieder Gedanken darüber gemacht, nicht nur unsere Elternschaft, sondern auch unsere Partnerschaft lebendig zu gestalten. Wir sind gemeinsam der Überzeugung, durch unsere Tochter sehr bereichert worden zu sein, doch unser Kind kann und darf nicht ausschließlich unserem Leben einen Sinn geben.

Rückblickend möchte ich noch einmal verdeutlichen, daß durch ein Kind alles, aber auch alles aus dem Lot gerät. Durch den Kraftakt der Geburt, die vielen Unsicherheiten in der neuen Verantwortung, die körperliche Erschöpfung und durch die ständigen Forderungen, die ein Neugeborenes rund um die Uhr stellt, war ich kaum fähig, mich anderen Aufgaben zu stellen. Der Haushalt blieb liegen, Sexualität und Partnerschaft waren lange Zeit für mich völlig abgeschrieben. Konzentrationsschwächen, Formulierungsschwierigkeiten und ständiger Streß plagten mich. Erst durch das Abstillen (noch einmal würde ich sicher nicht so lange stillen) und durch die Wiederaufnahme meiner Berufstätigkeit kam ich aus meinem persönlichen Tief heraus. Ich hatte wieder eine andere Ansprache, geistige Herausforderung und plötzlich wieder Kraftreserven. Ich fühlte mich nach einem fünfstündigen Arbeitstag frisch – und das ist noch heute so. Ich freue mich dann auf mein Kind, lebe sehr intensiv und viel lebensbejahender.

Die Herausforderung für Eltern ist täglich neu. Welche pädagogische Zielsetzung will man wie erreichen? Absprachen mit dem Partner werden ständig erforderlich. Welche eigenen Anteile, die einem sogar unangenehm sind, fließen in die pädagogische Haltung mit ein? Wie lange soll das Kind in einer Tagespflegestelle bleiben? Was danach – Kinderladen oder Kindergarten?

Viele Fragen, die man mit dem Partner oder auch mit Freunden klären kann. Letztendlich bleiben kritische Überlegungen zum eigenen Rollenverständnis als Mutter oder als Vater, das Umsetzen dieser Gedanken ist ein hartes Stück Arbeit und erfordert ein gerüttelt Maß an Selbstdisziplin. Ich möchte allerdings als Mutter nicht ein sich völlig kontrollierender »Unmensch« werden, sondern mir meine Spontaneität, Fröhlichkeit und Unbeschwertheit bewahren. Wichtig ist mir vor allem, unserem Kind Vertrauen und das Gefühl für Lebensfreude und Lebenssinn mit auf den Weg geben zu können.

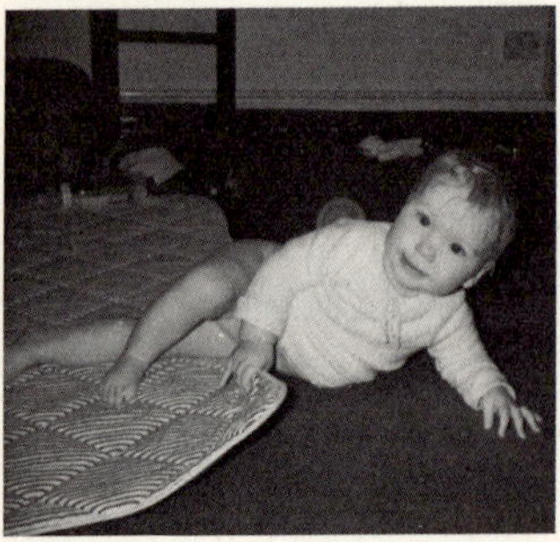

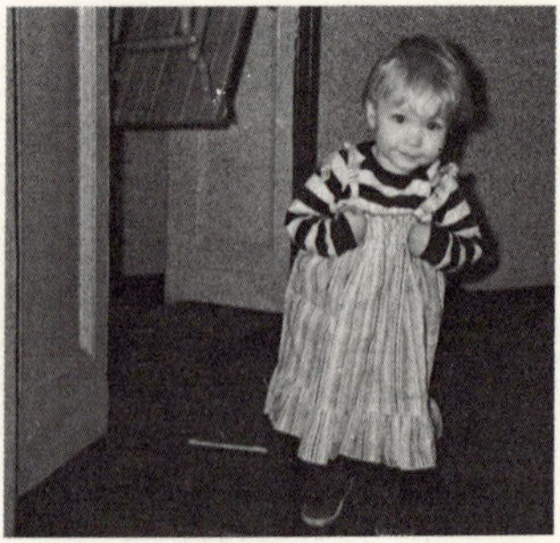

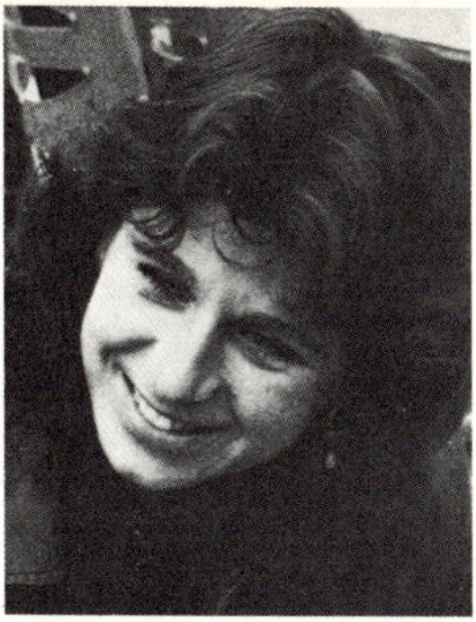

Gabriele, 1952 bei Hannover geboren.
Nach Ausbildung und Tätigkeit im öffentlichen Dienst, einer dreijährigen Ehe und dem Zusammenleben mit einem langjährigen Freund lernte ich 1976 den Vater meines Kindes kennen. 1978 beendete ich meine Ausbildung als Erzieherin. 1980 wurde mein Sohn Fabian geboren. 1981 trennten wir uns, und ich zog nach München. Das 1982 begonnene Studium konnte ich aus finanziellen Gründen nicht fortsetzen. Seit kurzem arbeite ich halbtags in einer Kindertagesstätte, in die ich Fabian mitnehmen kann.

An Dich, mein Kind

Wie oft wollte ich anfangen, anfangen etwas zu schreiben über mich, über meine Gedanken, meine Gefühle, meine Wünsche und Träume. Der Anhaltspunkt dafür sollte mein erstes Kind sein, solltest Du sein, mein Kind. Bis jetzt habe ich es jedoch nie geschafft, den Wirr-Warr in meinem Kopf zu ordnen und zu Papier zu bringen. Nur ab und zu, wenn ich vor lauter Grübeln und Depressionen nicht mehr wußte, was ich tun sollte, dann habe ich geschrieben. Es waren sehr heftige, Berndt würde sagen »hysterische« Worte, die ich schrieb, aber sie waren auch ein Ausdruck meiner großen Verzweiflung und Einsamkeit.

Seit ich mit Berndt mehr oder weniger zusammenlebe, habe ich das Gefühl, daß mein bis dahin »getarntes« depressives Wesen voll zur Geltung kommt. Mir scheint, als würde er durch seine Art alles kaputtmachen, was ich mir in so mühseliger Kleinarbeit an Selbstbewußtsein aufgebaut habe. Alle Ängste meiner Kindheit werden wieder wach, und ich habe das Gefühl, daß mein Ich immer mehr verschwindet.

Hier muß ich mich gleich unterbrechen, denn ich merke, wie ich dazu neige, mich zu verzetteln. Also, ich möchte versuchen etwas zu schreiben, etwas über meine Gefühle und Gedanken in der Schwangerschaft, mit Dir im Bauch, mein Kind. Du kleines Wesen kannst so vielleicht später einmal erfahren, was im Kopf

Deiner Mutter vorging, während der Schwangerschaft, davor, danach. Ich will auch nicht versuchen, mich besonders gut auszudrücken, nein, ich möchte meinen Gedanken freien Lauf lassen können.

Eben lag ich schon im Bett und wollte schlafen. Wie so oft in den letzten Monaten gab mir Dein Vater einen Anlaß zu tiefer Traurigkeit. Er tut mir weh und merkt es gar nicht. Ich frage mich nur immer wieder, warum er mit mir zusammenlebt, wenn ich schon rein äußerlich nicht seinen Vorstellungen entspreche – und er schaut nun mal verdammt viel auf Äußerlichkeiten. Er tut jedenfalls so.

Während ich hier sitze, es ist Mitternacht, strampelst Du ganz aufgeregt in meinem Bauch herum.

Mein Gott, was hast Du in den letzten Monaten mitgemacht? Ich glaube jedenfalls nicht, daß ich all die Aufregungen verbergen konnte.

Ich werde schon wieder müde, mir fehlt jegliche Energie, das Schreiben fällt mir schwer. Seit ich schwanger bin, könnte ich dauernd nur schlafen. Bis morgen früh, mein Kind, wir brauchen Ruhe.

Ich habe mir vorgenommen, jeden Tag etwas zu Papier zu bringen, doch die ganze letzte Woche war ich ausschließlich damit beschäftigt, die Bude hier auf Hochglanz zu bringen. Zwar habe ich oft davon gehört, daß Frauen vor der Geburt einen Sauberkeitstick bekommen, doch ich habe nicht geglaubt, das könne auch bei mir zutreffen. Ist es das erste Anzeichen dafür, daß es bald losgeht? Ich kann es nicht glauben. Seit ich den ganzen Tag zu Hause bin, rührt Dein Vater hier keinen Finger mehr. Ich möchte doch für Deine Ankunft alles sauber und schön haben. Ist denn das so schwer zu verstehen? Nach mehrwöchigem Bitten hat Berndt mir endlich geholfen, den Teppich in der Küche sauberzumachen. Nach dieser Putzaktion konnte ich mich kaum noch rühren, und ich merkte, daß ich mich ziemlich übernommen hatte.

Es ist zu dumm, aber ich schreibe immer dann, wenn ich sehr verzweifelt bin. Auch jetzt könnte ich andauernd heulen. – Noch eine Woche bis zu Deiner Geburt! Was hat sich geändert? Seit damals, als ich K. heiratete, nichts. Gerade heute erinnere ich mich daran, wie es mit ihm auseinanderging.

Ich arbeitete in H., in der Landesversicherungsanstalt. Ich haßte diesen Job, acht Stunden im Büro, morgens ein Stapel Akten links, abends ein Stapel rechts. Wir wohnten in einem kleinen Kaff, in der Nähe meines Geburtsortes. Ich fuhr morgens eine Stunde mit dem Bus durch sämtliche Dörfer und abends mit dem Zug zurück. Von dort holte mich K. meistens mit dem Auto ab, und wir fuhren in unsere Zwei-Zimmer-Wohnung. Ich habe diese Wohnung von Anfang an gehaßt, denn sie war steril und kalt. Außerdem ließ mein damaliger Stil, was Einrichtung anging, zu wünschen übrig. Es mußte alles perfekt und von Anfang an vollständig sein. Wir haben damals ziemlich viel Schulden gemacht. K. war bei der Bundeswehr, und da er ab und zu mit seinen Kumpels einen trinken mußte, kam er genauso ab und zu auch nicht zum Bahnhof, um mich abzuholen.

Nach der Arbeit kaufte ich oft gleich in der Stadt ein, und manchmal schleppte ich die schweren Tüten zwei bis drei Kilometer vom Bahnhof nach Hause. Wenn mein »Gatte« dann endlich kam, kochte ich, dann aßen wir, ich erledigte die Aufwäsche und putzte das Nötigste. Dann endlich, wenn ich Zeit gehabt hätte, mich mit ihm zu unterhalten, war er zeitungslesend eingeschlafen. So schaute ich in die Glotze, und wenn mein Mann wieder erwachte und ich zärtlich sein wollte, mußte ich immer gleich mit ihm bumsen, »nur« streicheln und reden war nicht drin.

Damals konnte ich ihm meine Wünsche nicht richtig mitteilen, und auch er war sich bestimmt nicht bewußt, was er falsch machte. Das typische Rollenverhalten, und alles war rein äußerlich in Ordnung. Doch ich spürte immer, daß irgend etwas an dieser Sache faul war, irgend etwas war hier ungerecht.

Ja, und heute sitze ich hier in einer oberbayerischen Kleinstadt, es regnet, was hat sich geändert? Ich arbeite nicht mehr, ich bekomme mein erstes Kind, ein Kind von einem Mann, der nicht versteht, nicht verstehen will, was in mir vorgeht. Was habe ich eigentlich von ihm erwartet? Liebe, Treue, Partnerschaft, Vaterschaft? Ich weiß es nicht. Ich habe alles erwartet, nur nicht das, was jetzt ist, nicht das: Einsamkeit, Leere und immer wieder Einsamkeit.

Den ganzen Tag in der Wohnung, saubermachen, einkaufen, kochen, schlafengehen. Warum tue ich das?

Ich bekomme jetzt Mutterschaftsgeld, und das ist nicht viel. Berndt verdient fast das Doppelte. Heute habe ich ihm den Vorschlag gemacht, unser Geld zusammenzuschmeißen. Ich finde es nur gerecht, denn schließlich muß ja einer beim Kind bleiben. Sein Kommentar dazu war nur, daß er sich dann ja gar nichts mehr kaufen könne. Ich solle mir eine Heimarbeit suchen, dann käme ich besser hin. Daß ich arbeiten gehe und er zu Hause bleibt, kann er sich auch nicht vorstellen.

Mein Kind, Du sollst nie das Gefühl haben, daß Du nicht erwünscht warst. Ich habe Dich trotz alledem gewollt, das ist ja das Verrückte.

Dein Vater war der erste Mann, von dem ich mir ein Kind gewünscht habe. Ich hatte mich Hals über Kopf in ihn verknallt, denn er hatte es drauf, Frauen an sich zu binden: sein Blick, seine Zärtlichkeit, er sprach von Liebe.

Ich wurde schwanger und ließ das Kind, mein erstes Kind, abtreiben. Gut, ich hatte zu der Zeit Tabletten genommen, das war sicher ein Grund mit. Ich versuchte zu verstehen, daß Berndt noch kein Kind wollte, denn er war noch viel zu jung. Danach ging es mir verdammt dreckig, und ich habe es bis heute nicht richtig überwunden. Jedenfalls schwor ich mir: nie wieder eine Abtreibung.

Warum ich genau ein Jahr später wieder schwanger wurde, kann ich nicht genau sagen. Eigentlich hätten wir doch jetzt doppelt aufpassen müssen. Mit der Pille und der Spirale hatte ich Schwierigkeiten, und Berndt wollte immer mit mir schlafen, egal, ob es gerade gefährlich war oder nicht. Er machte sich über Verhütungsfragen keine Gedanken. Meine Leichtsinnigkeit lege ich im Nachhinein so aus, daß der Wunsch nach einem Kind im Unterbewußtsein da war.

Berndt redete wieder von Abtreibung. Doch ich wollte Dich nicht mehr hergeben. Er hätte gehen können, doch Dich wollte ich behalten. So entschied sich Dein Vater, bei mir zu bleiben und Dich zusammen mit mir zu bekommen.

Jetzt lebe ich mit ihm zusammen. Aber was hat sich seit meiner Ehe mit K. verändert? Lediglich mein Bewußtsein, doch das macht es nur noch schlimmer. Soll ich Dir denn Deinen Vater vorenthalten? Er merkt doch gar nicht, was hier nicht stimmt. In seinen Augen meckere ich immer nur rum, bin unzufrieden, depressiv und hysterisch. Was soll ich nur tun? Was ist gut für Dich, was ist gut für uns?

O ja, da gibt es auch kleine Erfolge. Am Anfang unserer Beziehung lief er bei jeder Auseinandersetzung davon. Ich wollte mit ihm reden und den Streit austragen, doch er lief einfach weg. Wenn wir uns heute streiten, kann ich zwar immer noch nicht richtig mit ihm diskutieren, aber er bleibt zumindest in der Wohnung.

Ja, und stell Dir vor, zu Beginn der Schwangerschaft hat er sich für nichts, was damit zusammenhängt, interessiert – und jetzt möchte er sogar bei der Geburt dabeisein!

Verstehst Du, mein Kleines, ich will Deinen Vater nicht schlechtmachen, denn ich glaube, er fühlt sich durch mich einfach überfordert. Außerdem hat er noch sehr viel an seiner Erziehung zu knabbern, was bei mir ja auch noch dazukommt. Nein, ich will ihn deswegen nicht verurteilen.

Ich hätte es einfach früher merken müssen, daß er meine Ansprüche nicht erfüllen kann, daß ich keine Lust mehr habe, um etwas Selbstverständliches zu kämpfen, um die Basis, nämlich miteinander reden zu können, reden über alles, und sei es noch so vage. Wie habe ich damals gekämpft, bei meinen Eltern. Ich wollte mit meinem Vater reden und meine Meinung sagen, er hat das unterdrückt. Meinem ehemaligen Mann habe ich, neben ihm sitzend, Briefe geschrieben, weil er sich taub stellte.

W., mit dem ich fünf Jahre zusammenlebte, war damals ein einziger Abwehrmechanismus und ließ nichts an sich herankommen. Auch an den diversen Arbeitsplätzen in meinem bisherigen Leben wollte ich mit den Menschen reden können, eine menschliche Basis finden. Und jetzt, jetzt soll ich schon wieder kämpfen, kämpfen um ein Grundbedürfnis von mir.

Während ich versuche, ein Buch zu lesen, fängst Du in mir drinnen an zu toben. Ich kann einfach nicht beschreiben, welche Gefühle ich habe, wenn ich auf meinen Bauch schaue, den nicht ich in Bewegung setze, sondern Du. Ich kann diese Bewegungen nicht beeinflussen, Du bist ein eigenständiges Wesen, und ich habe das Gefühl, Dir wird es bei mir zu eng.

Ich denke zurück an die letzten Monate, und kann es nicht fassen, daß ich Dich in den nächsten Tagen sehen werde, ein neuer kleiner Mensch, entstanden durch Berndt und Gaby im Bett in Bad Tölz, irgendwann Anfang November im vergangenen Jahr.

In der letzten Nacht hatte ich schlechte Träume, und auch tagsüber war Angst in mir. Ich spüre, wie sich mein Körper auf Deine Geburt vorbereitet, das verwirrt mich.

Nachdem Berndt zur Arbeit gegangen war, verbrachte ich den Tag, wie so oft in letzter Zeit, allein. Doch was ist das in meinem Körper? Ein Mensch, ein Kind, Du. Ich spüre Vorbereitungswehen und glaube, daß es jeden Moment losgehen kann. Welche Verantwortung kommt da auf mich zu? Ich bekomme auf einmal große Angst vor dieser Verantwortung. Ich verkrampfe mich sehr und kann mich nicht dem Gefühl hingeben, daß Du bald zur Welt kommen sollst.

Mittlerweile ist es Abend geworden. Vor ein paar Stunden bemerkte ich leichte Blutungen. Der Geburtsprozeß hat also wirklich begonnen. Ich kann es immer noch nicht fassen. Ich bin verwirrt, irritiert und weiß nicht, wohin mit meinen Gefühlen.

Wenn ich nur wüßte, was bei Berndt vor sich geht. Warum kann ich nicht mit ihm darüber reden? Die Geburt des eigenen Kindes – was gibt es Größeres auf dieser Welt? Mein Kind, was kann ich tun, um die Wichtigkeit Deiner Geburt zu unterstreichen? Ich möchte schreien, lachen, weinen, eben einfach all meine Gefühle zeigen. Statt dessen sitze ich hier im Bett und schreibe. Die Tage vergehen, und das mit den Blutungen ist auch schon wieder eine Weile her.

Zur Zeit komme ich nur abends im Bett ab und zu zum Schreiben. Tagsüber fallen mir immer so viele Dinge ein, die ich erledigen möchte, bevor Du zur Welt kommst. Ich habe das Gefühl, Berndt gegenüber oft ungerecht zu sein. Was will ich eigentlich? Daß er mir die ganze Zeit Händchen hält? Müßte ich nicht lernen, mit mir selbst mehr anzufangen?

Ja, o. k., ich bin zur Zeit schlaff, oft müde, und mich interessiert eigentlich nur die Schwangerschaft und die Geburt. Aber kann man mir das zum Vorwurf machen? Oft kann ich es gar nicht fassen, was in mir vorgeht und daß ich bald ein Kind haben werde. Meine Empfindungen sind so intensiv, ich kann es kaum beschreiben.

Manchmal fühle ich mich wie besoffen, ich schwebe dahin und nehme nichts um mich herum wahr. Dann wieder bin ich voller Angst, denke, ich würde das alles nicht schaffen, die Verantwortung Dir gegenüber usw. Ich habe Angst, Berndt könnte nicht zu mir halten, die Liebe zu mir könnte vielleicht nicht ausreichen, um zu mir zu stehen, auch wenn es schwierig wird.

Doch ab und zu bin ich einfach nur glücklich und freue mich sehr, Dich bald zu sehen. Jedenfalls bin ich voller Lampenfieber, voller Hoffnungen, Ängste, Freude, Erregungen, Träume, Ungewißheit und Liebe. Ja, ich bin voller Liebe zu Dir und zu Deinem Vater.

Laut Dr. N. sollte heute, am 21. Juli, Dein Geburtstermin sein. Ich hatte jedoch den 22. Juli errechnet. Trotzdem habe ich den ganzen Tag damit gerechnet, daß es losgeht. Das ständige

Ziehen im Bauch war mir nicht geheuer, doch jetzt ist wieder Abend, und Berndt und ich liegen im Bett nach einem neuen Tag des Wartens.

22. Juli – Wir sind beide sehr aufgeregt und laufen in der Wohnung umher – wie Kinder, die auf das Christkind warten. Essen, trinken, fernsehen, Musik hören, alles durcheinander, doch das Lampenfieber geht nicht weg. Berndt ist mir heute sehr nahe gewesen. Komisch, ich habe mich noch nie so geborgen bei ihm gefühlt.

Ich will nun vom Tag Deiner Geburt erzählen. Ich hatte den ganzen Tag und auch in der Nacht Krämpfe wie bei einer Darmgrippe. Als ich dann am 23. Juli um 6 Uhr morgens mit starken Bauchschmerzen aufwachte, wußte ich, heute ist es soweit. Draußen läuteten die Glocken, ein strahlender Sommertag, der erste nach zwei Monaten Regen. Ja, an so einem Tag solltest Du geboren werden!

Seit Deiner Geburt sind schon wieder fast fünf Wochen vergangen, doch ich kann es noch heute nicht fassen, daß ich Mutter bin, Mutter eines süßen, aber andauernd schreienden Jungen. Bis jetzt war ich einfach nicht in der Lage, über das Ereignis Deiner Geburt zu berichten.

Es ist nicht übertrieben, aber Du hast mich bisher so beschäftigt, daß ich nicht dazu gekommen bin. Aber auch wenn ich Zeit gehabt hätte, wäre bei diesem Versuch wahrscheinlich nichts herausgekommen, denn das Erlebnis Deiner Geburt war für mich so überwältigend, so schön. Ich habe große Schwierigkeiten, dieses Erlebnis zu beschreiben.

Also, Deine Geburt: Ich schaute auf die Uhr, es war 6 Uhr in der Früh, strahlender Sonnenschein. Das hört sich an wie in einem Kitschroman, aber es war wirklich so, und man konnte meinen, diese Idylle war für uns bestellt. Ich versuchte, noch einmal einzuschlafen, doch die Krämpfe kamen schon wieder. Es mußten die Wehen sein. Berndt lag neben mir und schlief friedlich.

Ich wollte ihm noch nichts sagen, doch als ich merkte, daß die Wehen alle fünf Minuten kamen, konnte ich es nicht mehr aushalten und weckte ihn. Er glaubte es noch nicht so richtig, denn die ganzen Tage zuvor waren ja auch schon voller Anzeichen, daß es losgehen würde. Ich solle auf die Uhr schauen und darauf achten, ob die Wehen regelmäßig blieben. Bald hielt ich es im Bett nicht mehr aus und begann, die gelernte Atemtechnik anzuwenden. Auch Berndt merkte, daß es jetzt »ernst« wurde.

Wir beschlossen, die Hebamme anzurufen. Sie empfahl uns, sie zu verständigen, wenn die Wehen zwei Stunden anhielten. Ich war sehr aufgeregt, denn ich wußte, an diesem Tag würdest Du zur Welt kommen. Die Wehen wurden stärker. Wir machten Frühstück und versuchten, etwas zu essen. Wenn es ganz schlimm war, kniete ich am Boden und hielt mich an einem Möbel fest.

Ruth rief an, sie wollte kommen und mir Gesellschaft leisten. Sie kam mit einer Freundin. Es wurde alles sehr hektisch. Wir entschlossen uns, zu einem bekannten Ehepaar zu fahren, das in einem Haus mit Garten wohnte. Dort setzte ich mich in einen Liegestuhl, ging, von Berndt gestützt, im Garten umher, aß Traubenzucker. Die Wehen kamen weiterhin alle fünf Minuten, und ich atmete fleißig. Zwischendurch versuchte ich, mich zu entspannen.

Nach ein paar Stunden wurden die Wehen so schmerzhaft, daß ich die Hebamme verständigte. Diese war sehr aufgeregt. Warum ich mich nicht früher gemeldet hätte, sie habe die ganze Zeit auf meinen Anruf gewartet und sich nicht getraut, aus dem Haus zu gehen. Da ich jedoch die ganze Zeit mit der Atmung und den Wehen so gut allein zurechtgekommen war, hatte ich keine Veranlassung gesehen, so früh ins Krankenhaus zu fahren. Die Hebamme bestellte uns nun sofort dorthin.

Jetzt bekam ich auch das Gefühl, daß es Zeit wurde. Ich wußte schon nicht mehr, welche Stellung ich während der Wehen einnehmen sollte. Es fiel mir schwer, meinen Körper zu kontrollieren. Er bebte, krampfte sich zusammen, es zog mich zu Boden. Ich wollte schreien, doch Berndt versuchte immer wieder, mich bei der Atmung zu unterstützen. Durch ihn fand ich den Rhythmus wieder, atmete weiter.

In der Klinik angekommen, es war gegen 13.30 Uhr, empfing uns die Hebamme und untersuchte mich sofort, was ich als unangenehm empfand. Sie sagte, der Muttermund sei schon vier Zentimeter offen, und meinte, Du würdest um etwa 17 Uhr geboren werden.

Jede Berührung war mir zu viel. Ich wollte in Ruhe gelassen werden. Dann noch das Rasieren – ich konnte mich nicht mehr dagegen wehren, ließ alles mit mir geschehen. Nach dem Einlauf kam ich von der Toilette nicht mehr herunter. Ich kauerte am Boden, dachte, ich schaffe es nicht mehr bis in den Kreißsaal. Die Wehen überfielen mich fast jede Minute. Es gab keine Zeit, Luft zu holen.

Berndt erledigte gerade irgendeine Formalität bei der Krankenhausverwaltung. Die Hebamme kam, holte mich zurück, untersuchte mich wieder. Danach wurde sie unruhig, telefonierte mit Dr. N. Ich lag im Bett, konnte und wollte auch nicht mehr hinaus. Berndt war wieder da, hielt mich fest und atmete mit mir, so gut es ging. Ich wollte schreien, Berndt versuchte jedoch immer wieder, mich in den Atemrhythmus zurückzubringen. Es gab keine Pausen mehr zwischen den Wehen. Ab und zu fragte ich nach Dr. N.

Zu ihm hatte ich Vertrauen, denn er hatte mich die ganze Schwangerschaft hindurch betreut. Er praktizierte die »sanfte Geburt«, versprach mir, keine Schmerzmittel zu geben. Die Hebamme fand ich nicht so sympathisch. Sie hielt sich jedoch an Dr. N.s Anweisungen.

Warum kam der Arzt denn nicht? Es mußte doch bald soweit sein – oder doch nicht? Ich schaute auf die Uhr, es war erst 14.30 Uhr. Sollten diese brutalen Wehen wirklich noch bis 17 Uhr so weiter gehen? Ich war am Verzweifeln, hatte keine Lust mehr. Nie hätte ich mir so einen Schmerz vorstellen können – nie wieder ein Kind!

Bei jeder Wehe schlug ich Berndt auf die Schulter. Hinterher tat es mir leid, fragte, ob es ihm weh tue. Er sagte, ich solle ruhig weitermachen, wenn es für mich eine Erleichterung sei.

Endlich kam Dr. N. Er streichelte mir über den Kopf, fragte, wie es mir gehe. Ich konnte nicht mehr antworten, denn die nächste Wehe war schon da. Dr. N. wollte mich wieder untersuchen. Ich preßte die Beine zusammen, jammerte, sie sollten mich doch bitte liegen lassen. Nach einigem Hin und Her gelang es der Hebamme und dem Arzt jedoch, daß ich mich ausstreckte und meine Beine öffnete.

Ich war willenlos, erschöpft, müde und kapierte erst gar nicht, was Dr. N. meinte, als er sagte: »Pressen Sie mal!« Die erste Preßwehe nahm ich nicht wahr, da ich versuchte weiterzuatmen. Dr. N. gab das Kommando: »Nicht mehr atmen, Beine festhalten, pressen!« Ich merkte nur noch, wie die Hebamme und er meine Füße packten – die nächste Wehe. Ich preßte mit den letzten Kräften, hörte meine Laute, es war, als röhrte ein Hirsch, nein, es war noch anders, gewaltig und unwirklich, ein nie gehörtes Brüllen. Ich preßte und preßte, hatte jedoch nicht das Gefühl, als ginge irgend etwas weiter.

Berndt und der Arzt redeten mir zu, der Kopf sei schon zu sehen, ich solle weitermachen. Das Pressen war zwar anstrengend, und ich hatte das Gefühl, unmenschliche Kräfte anzuwenden, aber es war auch erleichternd. Ich empfand keine Schmerzen mehr. Dann hörte ich ein komisches Ratschen, es war der Dammschnitt. Dr. N. meinte, es ginge nicht anders. Es tat nicht weh.

Dann nochmal pressen – ich spürte etwas aus mir herausgleiten. Berndt sagte: »Der Kopf, es ist da, das Kind ist da!« Dann sah ich Dich, das heißt ich sah als erstes Deinen Penis und wußte, daß Du ein Junge bist. Ich schrie: »Ein Junge, Mensch, ein Junge! Ist er gesund, ist alles o. k.?« Nun heulte ich, und Berndt weinte auch – ich sah ihn zum ersten Mal weinen.

Du wurdest auf meinen Bauch gelegt, und ich konnte Dich sehen, anfassen, streicheln. Dieses Gefühl, Deinen kleinen, warmen, feuchten Körper auf meinem Bauch. Du bewegst Dich, möchtest saugen. Ich versuche, Dir meine Brustwarze in den Mund zu schieben. Es gelingt – ich empfinde ein nie gekanntes Glück. Die Schmerzen sind weg. Du bist da. Wie soll man dieses Glück beschreiben? Ich weiß es nicht. Die Nachgeburt und das Nähen spüre ich nicht mehr. Ich sehe nur Dich, streichle und küsse Dich, will Dich nie wieder loslassen.

Später im Zimmer liegst Du in Deinem Bett, und Dein Vater und ich starren Dich die ganze Zeit nur an. Deine Augen sind offen. Wir können es einfach nicht fassen. Du bist unser Kind! Nachdem Dein Vater gegangen ist, beobachte ich Dich noch lange, berühre Deine Finger, rede mit Dir. Ich habe das Gefühl, Du beobachtest mich auch. Wir lernen uns kennen. Ich fange an, Dich zu lieben.

Mein Sohn, Du wirst in einem Monat zwei Jahre alt. Zwei Jahre, es ist unvorstellbar. Was war in diesen zwei Jahren? Sie gingen so schnell vorbei. Du läufst wie ein Wiesel über die grünen Wiesen, es ist wieder Sommer. Du redest lustige Wörter und Sätze. Du bist ein süßer kleiner Kerl, voller Energie, Tatendrang und Neugierde, manchmal etwas ängstlich, aber das ist ja kein Wunder. Ein Wunder ist für mich, daß Du nach allem, was passiert ist, noch so »gesund« wirkst: der ewige Streit mit Deinem Vater, die Umzieherei, Deine deprimierte Mutter. Die einzige Freude, die ich empfand, war die, Deine Entwicklung zu beobachten.

Ich will schreiben, doch es ist schwierig. Tagsüber bist Du unermüdlich damit beschäftigt, mich in Trab zu halten. Bloß nicht ausruhen ist Deine Devise. Wenn Du mal kurz schläfst, bin ich entweder selbst zum Umfallen müde, oder ich nutze die Zeit, die anfallende Hausarbeit zu erledigen.

Im Moment denkst Du Dir immer neue Spielchen aus, um mich hier von der Liege zu entfernen. Es ist zwar heiß, und ein paar Spritzer Wasser schaden nicht, aber konzentrieren kann man sich dabei auch nicht. Dein Vater schläft, obwohl er Dich lange nicht gesehen hat und eigentlich auch einmal wieder dran wäre mit Aufpassen.

Es macht mich immer noch aggressiv, wie er alles mir überläßt und nicht danach fragt, ob ich auch einmal Zeit für mich brauche. Tag und Nacht bin ich bei Dir, keiner löst mich ab, wie kann das gutgehen? Wie gesagt, es wunderte mich, daß Du bis jetzt noch keine wesentlichen Verhaltensstörungen zeigst.

Wir sind zweimal umgezogen nach Deiner Geburt. In Tölz konnte ich mich nicht mehr zurechtfinden, denn ich hatte mit den Leuten dort Schwierigkeiten. Ein Grund dafür war auch meine mangelnde Energie. Sämtliche Kräfte gingen im Kampf um die Beziehung mit Deinem Vater und im Bemühen, den Alltag zu bewältigen, drauf. Ein weiterer Grund waren meine starken Depressionen, die mich teilweise so stark lähmten, daß ich nicht fähig war, jemanden anzurufen. Außerdem kam ich mit dem typischen Kleinstadtleben nicht mehr zurecht.

An Kindern mangelte es zwar nicht, aber die dazugehörigen Mütter rissen mich nicht vom Hocker. Diese angeblich »heile« Welt, Mutter, Vater, Kind, Vater arbeitet, Mutter macht die Hausarbeit – so das Übliche. Mir grauste davor. Und dann die Gespräche, über das Saubermachen, über die Preise im Supermarkt, über das Fernsehprogramm. Ab und zu sind solche Gespräche sicher ganz informativ, doch nach einiger Zeit hatte ich das Gefühl, diese Treffs nur für Dich, Fabian, wahrzunehmen, damit Du jemanden zum Spielen hattest.

Die anderen Bekannten von früher, aus meiner »Rumflippzeit«, konnten mit mir als Mutter nichts mehr anfangen. Und ich muß sagen, mich interessierten sie auch nicht mehr. Sie gingen immer noch in dieselben Kneipen, redeten immer noch über die gleichen Dinge.

Also, was sollte ich noch länger in dieser Stadt, deren Umgebung zwar sehr reizvoll ist, deren Kleinbürgertum mir jedoch auf den Geist ging. Ich wollte wieder nach München, »meine Leute« öfters treffen, neue Menschen und gleichgesinnte Frauen kennenlernen. Ich konnte den Gedanken nicht ertragen, so zu werden wie die Frauen, die ich in dieser kleinen Stadt kannte. Nun sicher, es gibt auch dort Ausnahmen, aber was ich brauchte und brauche sind Anregungen, Auseinandersetzungen mit Leuten.

So griff ich bei der ersten Gelegenheit zu. Eine Frau aus München, die ich zufällig traf und dann auch näher kennenlernte, bot mir eine Wohngelegenheit in ihrem kleinen Häuschen an. Sie hatte sich gerade von ihrem Freund getrennt und wollte nicht alleine wohnen. Irgendwie wollte ich auch durch die räumliche Veränderung eine Veränderung in der Beziehung zu Berndt herbeiführen. Er fand es ebenfalls gut, nach München zu ziehen, wir sprachen jedoch nicht von Trennung.

Berndt fand eine Wohnmöglichkeit bei seinem Freund. Es gab viel Krach damals, als er merkte, daß ich dazu tendierte, mich selbständig zu machen. Ich wollte wieder ein eigenständiger Mensch werden, zu mir kommen, eigene Sachen machen, selbstbewußter werden. Doch es änderte sich nichts. Ich befand mich in einem Teufelskreis, aus dem ein Ausbrechen unmöglich schien.

Der Freund meiner Mitbewohnerin kam aus dem Ausland zurück, und alle gemeinsamen Pläne galten auf einmal nicht mehr. Sie wohnte nun mehr bei ihm als mit mir zusammen und war auch wegen ihrer Arbeit oft nicht daheim.

Also saß ich wieder allein. Zwar in einem schönen Häuschen mit Garten, aber es war wieder niemand da, mit dem ich hätte reden können oder der mit Dir mal was unternahm. Dazu kam wieder die Umgebung (Vorortmilieu), Ein- oder Zweifamilienhäuser, in denen gutsituierte Bürger leben, Kleinfamilien, Frauen, die immer schick gekleidet sind, auf ihren Mann warten, bis er abends nach Hause kommt, die ständig kochen, waschen, bügeln und immer alles in Ordnung haben. Es ist in Ordnung, wenn sie sich dabei wohlfühlen, sicher, doch ich konnte mich nie mit dieser Lebensweise anfreunden.

Immer mehr kam mir der Gedanke, wieder in einer Wohngemeinschaft zu wohnen, zusammen mit Leuten etwas zu machen. Ich dachte auch daran, daß es für Dich besser wäre, wenn Du nicht den ganzen Tag mit mir allein zusammen bist.

Obwohl sich zwischen mir und Deinem Vater nicht viel verändert hatte, wir nach wie vor viel stritten und er mich nicht verstand, mich als ewig unzufriedenen Menschen abstempelte, besuchte er uns oft und schimpfte über das ständige Hin und Her zwischen seiner Wohnung und meiner.

Meistens war ich froh, wenn er kam, und wagte nicht, mich

mit ihm auseinanderzusetzen, aus Angst, er könnte wieder gehen, und damit drohte er mir oft. Er machte mir des öfteren den Vorschlag, wieder zusammenzuziehen. Ich hatte zwar eine unheimliche Angst davor, doch es war auch immer noch ein Stückchen Hoffnung da, es könnte zwischen uns doch noch klappen.

Oh, Fabian, ich merke, wie ich versuche, mich zu rechtfertigen, mich zu entschuldigen oder Dir klarzumachen, wieso Dein Vater und ich nicht mehr zusammen sind, und dabei schreibe ich nicht über die schönen Dinge, die ich mit Dir erlebe.

Ja, alles was schön war in der letzten Zeit, kam von Dir. Leider konnte ich das Zusammensein mit Dir manchmal nicht richtig genießen. Das Gefühl, für alles allein verantwortlich zu sein, der unerfüllte Wunsch, mir die schönen Erlebnisse, aber auch die Probleme mit jemandem teilen zu können, machten mich immer depressiver und trauriger. Dabei warst Du von Anfang an ein so lebendiges, waches und bezauberndes Kind. – Warum konnte ich die Zeit mit Dir nicht noch viel intensiver und vor allem fröhlicher erleben?

Ich muß dazu sagen, daß es sicher nicht nur die Probleme mit Berndt waren, die mich so veränderten, es spielte sicher auch meine eigene Entwicklung eine Rolle.

Mir machte die völlige Umstellung meines Lebens Schwierigkeiten, die große Verantwortung, die Angst um Dich. Es war alles neu, es gab so viel zu lernen, Abschalten war nicht drin. Ich mußte mich erst daran gewöhnen, Mutter zu sein, diesen »Fulltime-Job« zu akzeptieren.

Manchmal kam ich mir abgekapselt vor, weit entfernt von der übrigen Welt. Alle ehemaligen Bekannten ohne Kinder konnten sich nicht vorstellen, wieso ich keine Zeit mehr hatte, daß ich oft zu müde war, um abends auszugehen, oft nicht mal mehr die Kraft hatte anzurufen. Sie distanzierten sich immer mehr. Dann dieses kinderunfreundliche Land, in dem Hunde mehr Rechte haben als Kinder. Wo man Angst haben muß, das Kind könnte einen Laut von sich geben, wenn man ausfährt, einkauft, in ein Restaurant geht. All diese Dinge werden zum Problem. Frauen mit Kindern gehören nicht dazu, passen nicht in unsere moderne Gesellschaft, sie werden abgeschoben, auf Spielplätze, sie gehören ins Haus, ihre Arbeit mit den Kindern wird nicht anerkannt.

Wenn man davon anfängt, wie anstrengend und aufreibend die Arbeit mit Kindern sein kann, dann wird nicht hingehört.

»Was will die schon, mit einem Kind, kann den ganzen Tag zu Hause bleiben!« Was zählt, ist die »wirkliche Arbeit«, die in einem Betrieb oder so. Es ist schwer geworden, die Dinge zu tun, die ich früher gerne gemacht habe, ein Buch lesen zum Beispiel.

Jetzt bist Du bald zwei Jahre alt, und ich fange langsam wieder an, etwas für mich zu tun, und wenn ich jetzt darüber schreibe, so stümperhaft, so zwischendurch, dann bin ich stolz darauf.

Wir zogen also wieder aus, aus diesem kleinen Häuschen mit Garten. Wir wollten es noch einmal probieren, zusammen, ein letztes Mal. Die einzige Möglichkeit, mit Deinem Vater zusammenzuleben, ohne ihn zu überfordern, ohne ständig auf ihn zu warten, ohne die Einsamkeit der vergangenen Jahre, sah ich darin, in eine Wohngemeinschaft zu ziehen.

Berndt war einverstanden, neue Pläne wurden gemacht, doch mir fiel nicht auf, wie wenig Mühe er sich gab, eine passende Wohngemeinschaft für uns zu finden. Ich war so voller Hoffnung. Also bemühte ich mich allein, telefonierte, schaute nach Annoncen und fand schließlich eine Wohngemeinschaft mit Kind, in die ich mit Berndt einzog. Anfangs lief alles sehr gut. Berndt engagierte sich und half sogar im Haushalt.

Dann fing er mit der Schauspielschule an, und plötzlich interessierte er sich weder für Dich noch für die Wohngemeinschaft und schon gar nicht für mich. Ich versuchte dieses Verhalten zu verstehen, schließlich war die Schule etwas Neues, was ihn sehr beschäftigte. Doch als sich noch nach Wochen nichts geändert hatte, versuchte ich, mit ihm zu reden, ich wollte erfahren, was mit ihm los war. Er jedoch reagierte nur aggressiv und wollte in Ruhe gelassen werden.

Während ich schreibe, ist draußen ein wunderschöner Frühlingsabend und lauer Wind. Wie schön ist so ein Abend, wenn man glücklich sein kann, sich die Freude mit jemand teilen kann. Ich denke an Dich, Fabian, wenn ich Dich tagsüber beobachte, wie Du mit Deinen kleinen braunen Beinchen über die Wiesen läufst, auf der Suche nach neuen Entdeckungen, wie Du lachst und weinst, wie Du spielst und immer neue Sätze redest. Ich möchte Dich immer wieder abknutschen, Dich festhalten. Ich liebe Dich sehr!

Ein Abend wie heute, Du willst nicht schlafen, machst Theater im Bett. Es ist schon spät, und ich will seit langem wieder einen Film im Fernsehen anschauen, der mich sehr interessiert.

Ich schimpfe mit Dir, versuche Dir klar zu machen, daß ich auch einmal Zeit für mich brauche. Du weinst weiter. Ich habe Aggressionen auf Dich. Ich will nicht, nein, ich will auch einmal etwas für mich tun! Tag und Nacht immer nur Du – ich will auch mal ich sein, nicht immer nur Du! Dann halte ich es nicht mehr aus, Dich jammern zu hören, ich umarme und küsse Dich, streichele Dich, bis Du einschläfst. Du brauchtest Zärtlichkeit, wie gut kann ich das verstehen – der Film ist in der Zwischenzeit zu Ende.

Dein Vater hat Schluß gemacht, hat mir, in der Badewanne sitzend, mitgeteilt, unsere Beziehung sei zu Ende. Ich sagte o. k. So oft hatte er in den letzten Jahren auf diese Art und Weise Schluß machen wollen, um mich unter Druck zu setzen. Damit wollte er weiteren Auseinandersetzungen ausweichen. Diesmal nicht, nein, nicht schon wieder dieses Spiel.

Ich blieb hart, wollte jedoch wissen, wie er sich die Zukunft, so weit sie Dich, Fabian, angeht, vorstellt. Sein Kommentar: »Na ja, es wird schon irgendwie gehen.« Er wollte sein Leben leben, sich um nichts kümmern müssen, in Ruhe gelassen werden und trotzdem in der Wohngemeinschaft wohnen bleiben.

Wie aber sollte dieses möglich sein?

Ich fuhr mit Dir in Urlaub und versuchte nachzudenken. Nein, lieber keine Beziehung als so eine, lieber alleine mit Dir, nur nicht so. Wir waren wieder zu Hause, und Berndt setzte mich, obwohl er diesmal anscheinend Ernst machte, die Beziehung als beendet betrachtete, unter Druck, verhinderte, daß ich ausgehen konnte, spielte den Eifersüchtigen, schlug mich sogar.

Ja, er hat mich geschlagen, obwohl es nie einen Grund zur Eifersucht gab. Ich war immer nur damit beschäftigt, unsere Beziehung wieder in Ordnung zu bringen. Er schlug mich, obwohl ich am Tag zuvor einen Liebesbrief gefunden hatte, einen Brief, geschrieben von ihm an eine Frau, die er kennengelernt haben mußte genau zu der Zeit, als wir umgezogen waren, als er mit der Schauspielschule angefangen hatte, als er sich zurückgezogen und mir vorgeworfen hatte, ich würde unsere Beziehung kaputtmachen.

Jetzt ist er ausgezogen, wir sind allein.

Ich wollte Dir trotz allem Deinen Vater nicht vorenthalten. Du solltest ihn wenigstens ab und zu noch sehen. Ja, er kam ab und zu, spielte eine halbe Stunde mit Dir, ließ Dich sitzen und las irgendwelche Zeitschriften. Du weintest, doch das kümmerte ihn nicht. Dann duschte er, machte sich schön und verschwand. Er hat schon wieder eine Neue, er hat es zugegeben, macht sich ein schönes Leben, geht an diesen schönen Sommerabenden in Schwabing spazieren, mit einer anderen, denkt nicht mehr an Dich, an mich. Es ist vorbei, ich will ihn nicht mehr sehen.

Doch wie geht es Dir dabei?

Du verstehst es noch nicht, fragst laufend nach ihm, es tut mir weh, verdammt weh. Müßte ich nicht doch Dir zuliebe den Kontakt zu ihm aufrechterhalten und meine Empfindungen zurückstellen? Manchmal glaube ich, er hat nie richtig geliebt, nie wirklich etwas empfunden, wie könnte ein Mensch sonst so eiskalt reagieren?

Lieber Fabian, ich schreibe all dieses nur, um meine Wut, meinen Haß zu verarbeiten und um Dir zu erklären, warum Dein Vater und ich nicht mehr zusammen sind. Verstehst Du, ich konnte dieses Spiel nicht mitmachen, ich wäre dabei draufgegangen.

Ich will wieder leben, will wieder fröhlich werden, für Dich, für mich, verstehst Du das? Obwohl ich psychisch und körperlich am Ende bin, versuche ich meine letzten Kräfte zu sammeln.

Ich muß etwas tun, um Kontakte zu finden, für Dich Kinder, für mich Menschen, die mich verstehen. Ich habe mich bei der Fachhochschule angemeldet, will wieder studieren, was tun. Er hat versucht, immer schon versucht, alles, was ich getan habe, schlechtzumachen. So zum Beispiel die Wohngemeinschaft, in der wir jetzt leben.

Doch ich lasse mich nicht mehr beeinflussen, ich stehe zu dem, was ich tue. So bin ich auch froh, daß ich mit Leuten leben kann, die mich akzeptieren, die mich ernst nehmen und mir zuhören. Was wäre, wenn ich jetzt allein leben würde? Ich würde wahrscheinlich durchdrehen, allein mit alldem, was ich erlebt habe, und sicher hätte ich es nicht geschafft, mich von dieser Beziehung zu lösen.

Diese Geschichte ist wahrscheinlich nichts Besonderes, nichts Neues, doch ich mußte sie schreiben, für mich und für Dich, und ich konnte meine Gefühle bei weitem nicht so beschreiben, wie ich sie wirklich empfunden habe – doch jetzt ist mir wohler.

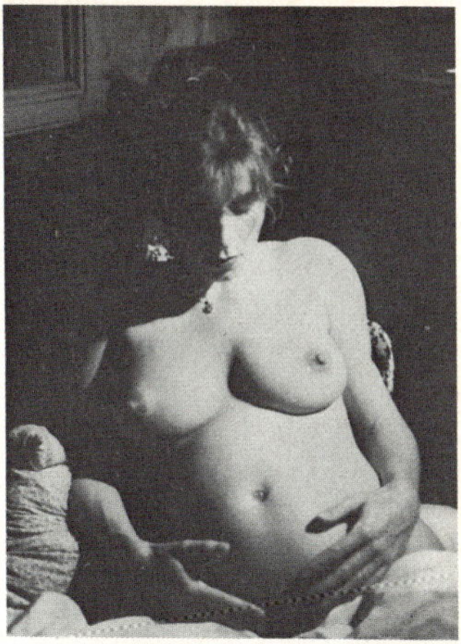

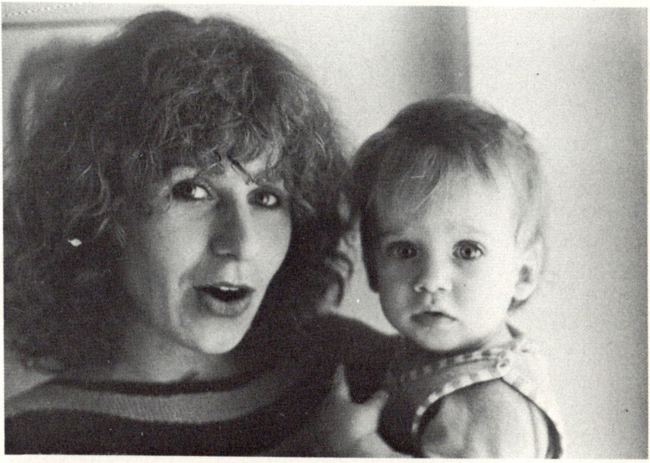

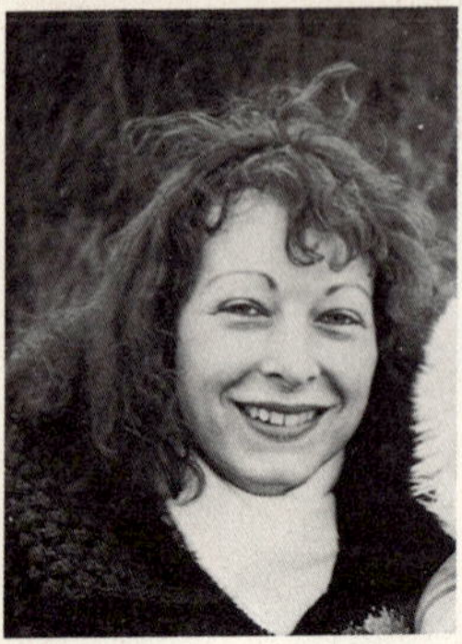

Angelika-martina, 1952 in Frankfurt geboren.
Nach meiner sozialpädagogischen Ausbildung arbeitete ich fünf Jahre in der Familienberatung. Cosima-Klarissa, 1980 mit Down-Syndrom geboren, also als mongoloides Kind, war meine erste Tochter. 14 Monate später bekam ich Verena-Ines, ein völlig gesundes Baby. Seit neuestem bin ich alleinerziehende Mutter, da mein Ehemann uns verlassen hat.

Die Tropfen rollten im Kreis über das Testpapier. Meine Spannung wuchs. Jetzt war das Papier dunkler geworden – oder nicht? Die Sprechstundenhilfe nickte.

»Positiv«, sagte sie. »Tatsächlich ..., es ist also wahr?« Ich konnte es kaum fassen. »Ja, Sie bekommen ein Baby.« Sie lächelte mir aufmunternd zu. »Sollen wir gleich einen Termin für die Untersuchung ausmachen?«

Während ich wie betäubt und ziemlich gefühlsleer dastand, Termine und Formalitäten absprach, war mein Denkapparat nur mit einer Frage beschäftigt: Wie überrasche ich meinen Mann am liebevollsten mit dieser Neuigkeit? Sollte ich statt zweier Gedecke am Abendtisch ein Kinderbesteck dazulegen? Wir würden feiern. Ja! Richtig feiern. Die Nachbarn einladen. Staunen würde er sicher, mein Mann, über dieses erhoffte, jedoch unerwartet eingetretene Ereignis. Zwei Jahre wünschten wir uns ein Kind und hatten vor geraumer Zeit diesen Wunsch »zu den Akten gelegt«, denn das Ergebnis verschiedener Untersuchungen machte uns nur zu deutlich, daß wir so gut wie nie Kinder würden bekommen können. Wir hatten uns wehmütig mit der Kinderlosigkeit abgefunden und endgültig beschlossen, uns keinen technischen Manipulationen mehr zu unterziehen. Zwar hatten wir unser Haus auf dem Land im Hinblick auf Kinder gekauft, aber wir würden auch zu zweit und mit Katze und Hund darin glücklich werden.

Wir waren nicht unglücklich. Damals kannte ich noch nicht das heiße, das unstillbare Sehnen nach einem Kind, welches

Wallfahrten, Gelöbnisse und beschwörende Fruchtbarkeitsriten hervorbringt. Nichts ahnte ich noch von jenem ausschließlichen, dem Wahnsinn verwandten Hineinhorchen in den eigenen Körper. Wir hatten uns auf ein Leben eingestellt, das neben der Erfüllung vielfältiger Wünsche Reisen, berufliche Karriere und uneingeschränkte Geselligkeit im Freundeskreis als Trostpflaster bereithielt.

Und nun war plötzlich unser abgelegter Wunsch in Erfüllung gegangen! Auf dem Heimweg erstand ich eine Flasche Sekt, denn langsam begann Freude in mir zu entstehen. Immer mehr und mehr, bis ich beim abendlichen Anruf meines Mannes, der sich auf einer Geschäftsreise befand, nicht mehr an mich halten konnte und ihm über eine lange Leitung mitteilte, daß er nun doch noch Vater werden würde. Damit waren natürlich meine Überraschungspläne dahin. Der zukünftige glückliche Vater trank auf unser Wohl schon gleich ein Glas in seinem Domizil, während ich damit bis zum nächsten Abend wartete.

Der wurde dann auch sehr aufregend, denn es war ja schon die 17. Woche, und wir hatten noch viel zu tun vor der Geburt. Wir stellten begeistert fest, daß es ein fest sitzendes und damit gesundes Kindchen sein müßte, denn noch vor wenigen Tagen war ich nichtsahnend stundenlang über einen höckrigen Hang gerodelt. Wir hatten viel Schnee in diesem Jahr, und ich hatte seit Jahren zum ersten Mal wieder eine richtige Rodellust, sauste jauchzend den Berg hinunter, genoß die Schneeflocken im Gesicht.

Nachdem ich nun von meiner Schwangerschaft erfahren hatte, gab ich zwar sofort den Wintersport auf, nahm mich aber auch in den folgenden Monaten nicht sonderlich in acht. Ich wanderte, grub und hackte schweißströmend im Garten, tapezierte, lackierte und fuhr gezwungenermaßen fast bis zur letzten Stunde Auto. Ich fühlte mich stark und gesund, meine Stimmungslage war so stabil wie sonst nie. Mit Stolz vermerkte ich Monat für Monat das wachsende Wölben meines Bauches. Außer einem unbändigen Durst auf Tomatensaft entwickelte ich keine weiteren typischen Schwangerschaftsgelüste.

Nur hier und da, wenn ich nach dem gewünschten Geschlecht des Kindes gefragt wurde und darauf mit dem alleinigen Wunsch nach Gesundheit antwortete, ergriff Unsicherheit mein Innerstes, spürte ich von Ferne ein unbestimmtes Ahnen. Aber mein Mann oder meine Mutter beruhigten mich immer gleich wieder: »Fast alle Kinder kommen gesund zur Welt, mach dir keine Gedanken. Denke an etwas Schönes, lies Schönes, höre schöne Musik. Mach dich nicht verrückt. Rede kein Unglück herbei!« Auch mein Gynäkologe beruhigte mich. Zwar gäbe es keine Garantie, aber in der Mehrzahl kämen gesunde Kinder zur Welt. Besorgnis über die Gesundheit des Kindes hätten fast alle schwangeren Frauen, und das sei auch ganz normal.

Ich schlug dem Arzt eine Fruchtwasseruntersuchung vor. Aber diese wird erst bei Frauen über 35 Jahren durchgeführt. Ich war 28 und viel zu jung. Zu jung für die Untersuchung und zu jung für ein krankes Kind. So sahen es die Ärzte. So wurde es statistisch ermittelt.

Das Beruhigende blieb beunruhigend. Ich versuchte zu denken, daß sicher alle recht hatten und nur ich mit meiner Besorgnis ein wenig übertrieben ängstlich reagierte. Doch es half nichts. Je dicker mein Bauch wurde, um so machtvoller wurde die Angst, wuchs mit dem Bauch, still und tief in mir. Geheimgehalten fast vor mir selbst, kroch sie nachts durch die um den Bauch gelegten Handflächen bis in die Fingerspitzen, während sich gleichzeitig meine Gedanken gleichsam beschwörend durch die Bauchdecke bohrten, als könnten sie dort etwas sehen.

Ich unternahm keinen Versuch mehr, den Gesundheitszustand meines Kindes feststellen zu lassen. Ich sprach kaum noch über dieses Thema, außer in beiläufigen Bemerkungen, denen keiner meine tatsächliche Besorgnis entnehmen konnte. Es gab auch viele Tage, an denen nichts anderes mich bewegte, als die Freude am Alltäglichen, es gab Tage, an denen ich sicher war, ein gesundes Kind zu tragen. Ich liebte es bereits so, wie wohl alle werdenden Eltern sich ihr Kind erträumen: hübsch und geistig wie körperlich wohlgestaltet.

Dieses Kind sollte ruhig und ohne Hysterie zur Welt kommen. Deshalb besuchten mein Mann und ich einen Lamaze-Geburtsvorbereitungskurs in dem Krankenhaus, das wir für die Geburt ausgesucht hatten. Wir lernten die Kreißsäle, die Neugeborenenstation und die Rooming-in-Räume kennen. Während eines Informationsabends konnten wir auch erste Kontakte zu Ärzten und Hebammen aufnehmen.

Das alles wirkte auf mich sehr beruhigend, und ich hatte wenig Angst, als die Wehen begannen und wir ins Krankenhaus fuhren. Es war Donnerstag nacht. Am Freitag morgen ließen die Wehen nach. Ich verbrachte den Tag und die darauffolgende

Nacht wieder zu Hause, obwohl die Wehen um die Mittagszeit wieder stärker und regelmäßiger geworden waren. Erst gegen vier Uhr morgens fuhren wir erneut ins Krankenhaus.

Die Hebamme bestätigte, daß die Geburt jetzt endgültig begonnen habe, es aber noch Stunden dauern würde. Mein Mann und ich wanderten den Flur hinauf und hinab, bis ich mich hinlegen mußte. Ich war überwältigt von der Übermacht des Wehenschmerzes, der gleich einem zweischneidigen Messer unbarmherzig zwischen meinen Lendenwirbeln schnitt und bohrte. Ich wurde gut betreut.

Die Hebamme und der Arzt kamen regelmäßig. Mein Mann saß neben mir, hielt meine Hand. Wir sprachen kaum noch. Nach Stunden war ich wie betäubt. Meine Identität hatte sich verflüchtigt. Ich, ein Bündel Frau, vom Schmerz in Höhen und Tiefen, in flammendheiße Abgründe gerissen, ihm hingegeben in vernebeltem, hinter dämpfenden Wattewänden aufflackerndem Bewußtsein, daß er notwendig und natürlich sei. Irgendwann verließ mein Mann mit der Hebamme den Raum. Da geschah es.

Alle Macht der Erde zog mir die Mitte des Leibes in einem mächtig und unwiderstehlich ansteigenden Druck zusammen. Gurgelnde Schreie aus meinem Mund. Ich fühlte mich hilflos und verloren, da keiner bei mir war, mir sagen konnte, was da eben mit mir geschah. Jäh aus dem Hindämmern in die Gewalt körperlichen Lebens gerissen, schrie ich mit unbekannter Stimme um Hilfe. Nachdem mich dieser Druck noch zweimal überfallen hatte, erschien die Hebamme, nahm sogleich die veränderte Situation wahr und verfrachtete mich im Eiltempo auf das Geburtsbett. Auch mein Mann war auf einmal wieder da. Ich fühlte seine Hände auf meinem Rücken.

Es ging schnell, ich war plötzlich hellwach, alle Müdigkeit gewichen, mich überfiel ein strahlend warmes Glücksgefühl, da ich jetzt gleich mein Baby gebären und es an meinem äußeren Körper spüren würde. Ich schrie immer noch. Erst als die Hebamme mir kurz erklärte, daß ich nicht zu schreien brauche, wenn ich den Mund fest zumache und den Druck nach unten herauspresse, wurde mir deutlich, was ich im Vorbereitungskurs gelernt hatte. Endlich wußte ich wieder, was ich zu tun hatte. Ich preßte mit aller Kraft, während rechts und links der Arzt und die Hebamme mithalfen und mein Mann mir Rücken und Nacken stützte.

»Es ist blond«, verkündete die Hebamme. Ich lachte zwischen zwei Wehen und dachte: gleich mein Kindchen, gleich haben wir es geschafft! Dann hörte ich Zurufe und gehorchte ihnen und der Gewalt, die von meinem Körper Besitz ergriffen hatte. Pressen-pressen-pressen. Gut so. Ja, weiter so. Fest, fest pressen. Weiter, weiter. Atemnot. Luftleere. Alles heraus. Den ganzen Bauch nach außen pressen. Nur nicht aufhören. Es muß jetzt raus, das Kind. Die Hände meines Mannes drückend auf dem Rücken, ein Bersten in meinem Kopf. Dann sah ich es herausschießen. Wie ein blauer Blitz. Der Kopf war nach einer Seite sich hochwölbend verschoben. Es sah anders aus! In der ersten Sekunde des Anschauens produzierte mein Gehirn das Wort »mongoloid« – wie eine riesige Schlagzeile. »Es ist ein Mädchen«, hörte ich.

Der Schock verdunkelte die Welt, schuf tödliche Leere, atemlose Stille wie im Zentrum eines Hurrikans. Über mir mein Mann mit Freudentränen in den Augen. Und in mir die Frage: Wie soll ich es ihm sagen, wie kann ich es ihm erklären, wie werden wir jetzt leben? Man legte mir das blaue Frischgeborene auf den Bauch. In meiner Erstarrung hatte ich weder den ersten Schrei noch die Abnabelung wahrgenommen.

Tot sein, dachte ich, und Verzweiflung kroch wie ein klebriger Sumpf an mir hoch, zog mich hinab, verstopfte die Sinne, ließ mich nicht sterben, doch mir war zum Ersticken, zum Ersticken von dem Leben, das ich geboren hatte. Ich begehrte auf, wollte das nicht aushalten müssen, mein Herz sollte stillstehen. Tot sein, nichts hatte ich bis zu diesem Augenblick in meinem Leben je sehnlicher gewünscht. Ich legte beide Hände sachte um den winzigen Bläuling, fühlte Ärmchen, Beinchen und Pobäckchen.

Dann wurde das Kind zum Baden geholt. Arzt, Hebamme und mein Mann gingen deshalb in ein Nebenzimmer, obwohl der Kreißsaal alle notwendigen Einrichtungen hatte. Ich fühlte mich in der Gewißheit meines Verdachtes bestätigt. Lag da, hellwach, Fluchtgedanken. Nebenan Geflüster. Bald darauf betrat der Oberarzt durch den Kreißsaal das Nebenzimmer. Wieder eine Bestätigung. Es stimmt, es stimmt, was ich erkannt habe, und gleich werden sie kommen, um es mir zu sagen. Aber nichts geschah. Ich wartete und wartete, während mein gesamtes Ich vor Entsetzen zerbarst.

Nach langer Zeit schob die Hebamme das Bettchen mit dem Kind neben mich. Sie ging, ohne etwas gesagt zu haben. Ich sah hinüber. In mir Ungläubigkeit, Trauer, Tränenleere und der unendlich sich wiederholende, echotönende Schrei: Nein ... nein ... nein!

Hinter den Gitterstäben erblickte ich ein gezeichnetes Gesicht. Schräge Äuglein, seltsame Ohren und eine Zunge, die beständig zwischen den Lippen hinein und heraus züngelte. Während ich fassungslos schaute, entstand eine Bewegung in mir, die nicht wahrhaben, sondern verdrängen wollte, was ich doch überdeutlich erkannt hatte. Ich kämpfte sogleich vehement dagegen an. Ich wollte nicht mehr beruhigt werden, nicht mehr vertröstet, denn ich *wußte* es doch! Meine Gewißheit war so sicher wie die Tatsache, daß ich noch lebte. Regungslos verfolgte ich den Streit in meinem Inneren, den Blick dem Neugeborenen zugewandt, die Augen hungrig das Fremde in dem bläulichen Gesicht erforschend.

Mein Mann war nicht mehr zu mir gekommen. Warum, wußte ich nicht, aber es war gut so. Ich brauchte keine Freude zu heucheln, konnte mich dem Sturm in mir selbst überlassen. Später erfuhr ich, daß der Arzt ihn sofort nach der Entbindung mit der Andersartigkeit des Kindes vertraut gemacht hatte. Danach konnte mein Mann mir wohl ebensowenig frei unter die Augen treten wie ich ihm. Der Schock, eine schwachsinnige Tochter zu haben, erschütterte ihn derart, daß er monatelang unter furchtbaren Erstickungsanfällen litt. Er war sich, als der Arzt ihm die Mitteilung machen mußte, noch nicht über die Schwere der Behinderung im klaren. Ihm blieb die Hoffnung. Er hoffte, bis das Ergebnis der Chromosomenanalyse schriftlich vor ihm lag. Und ich, obwohl ohne Hoffnung, nahm ihm die seine nicht. Ich wußte, was das Wort »Mongolismus« bezeichnet. Während meiner Berufsausbildung hatte ich einmal in einem Heim für geistig behinderte Kinder gearbeitet. Nach drei Tagen flüchtete ich, hielt nicht durch, wollte das Schwere nicht zu einem Teil meines Lebens machen. Ich kann es nicht, sagte ich damals. Und ging.

Jetzt war das Schlimmste, das Unausdenkbarste, geschehen. Das, was ich nie haben wollte, war aus *mir* entstanden und zum Leben geboren. Das Schreckliche gehörte mir, mir allein. Weder konnte ich es wegleugnen noch ignorieren, noch konnte ich es verlassen. Niemand würde mir die Last abnehmen. Es gab keinen Weg zurück in das vergangene unbeschwerte Leben. Nur den Weg nach vorne. Das Unmögliche erleben, durchleben, überstehen. Aber ich würde es nie überstehen. Es würde dauern bis zu meinem Tod und darüber hinaus.

Unlösbar hing mein Schicksal nun mit dem Leben des Kindes zusammen, von dessen Anblick ich nicht genug bekommen konnte. Und in jeder neuen Sekunde meinte ich, in der nächstfolgenden endlich begreifen zu können. Oder aber aus dem Traum zu erwachen, ganz plötzlich befreit zu sein und zu lachen, lachen, lachen. Aber nichts geschah. Nichts veränderte sich. Verloren stand ich zwischen den zerfetzten Mauern, die einmal mein Leben gebildet hatten, im Schutt einer unübersehbaren Trümmerhalde, ohnmächtig, haltlos, ohne Schutz und Mut.

Ich sah das Kind an. Mein Kind. Mein Baby. Ich hatte es voller Sehnsucht und Liebe erwartet, und nun hat es meine Welt in einem Sekundenbruchteil in sich zusammenfallen lassen. Ich konnte es nicht begreifen, so sehr ich mich auch mühte.

Und langsam begann das Kind, das ich monatelang stolz in mir getragen und genährt hatte, zu sterben. Es starb die Liebe vieler Wochen und Monate, es starb die Hoffnung und mit ihr jede Vorstellung von dem zukünftigen Leben. Nichts war mehr so, wie es gewesen war oder sein sollte. Inmitten eisgrauer Leere erwuchs mir ein neues Dasein, durchstieß der grausamste aller Schmerzen Leib und Seele. Könnten doch diese Schmerzen mein Kind gesund machen, ich würde sie gerne Stunde um Stunde aushalten. Müßte ich einen Teil von mir für seine Gesundheit geben, ich hätte es bedenkenlos getan.

Noch immer lag es in seinem Bettchen neben mir. Aber es lag so fern, unerreichbar für meine Arme. Wie gerne hätte ich es jetzt in meine Arme genommen, es gestreichelt und ihm Trost zugeflüstert. Trost über sein Schicksal, Trost über mein Schicksal, seine Fremdheit und Vertrautheit erfahren. Ich wollte es anfassen und mit ihm die Illusion halten, das ferne Gefühl aufspüren, des Kindes Mutter zu sein. Ich wollte ihm ins Ohr flüstern: Geh zurück Kindchen, geh zurück in meinen Bauch, dort ist es besser für dich. Und für mich und deinen Vater ist es auch besser. Am besten, du würdest sterben und mit dir alle Probleme. Es ist noch nicht zu spät. Es könnte noch fast wie früher werden, wenn du jetzt fortgingest. Gott, nimm dieses Kind zurück.

Jeder Blick in das kleine Gesicht durchbohrte mein Herz. Wie sollte ich begreifen, daß dieses Kind dort mein Kind war? Es gibt doch Wunder. Wäre der Tod jetzt nicht ein Wunder? Aber ich spürte, daß er nicht kommen würde. Nicht für mich und nicht für mein Kind. Doch irgendein

Wunder mußte geschehen, mußte ... Wie sollten wir sonst weiter leben können?

Nach zwei Stunden, den grauenvollsten und unbegreiflichsten meines Lebens, wurden wir getrennt. Das Baby kam auf die Säuglingsstation und ich ins Krankenzimmer. Dort schüttelte man mir die Hand. Glückwünsche. Krampfhaft lächelte eine Maske auf meinem Gesicht. Ob ich eine Stärkung wünsche? Ja, nur ein wenig zu trinken. Dann lag ich da. Starrte Stunde um Stunde an die weiße Decke. Unendlichkeiten kreisender Gedankenströme in meinem Gehirn, immer von neuem beginnend das Schrecknis, wie eine defekte Schallplatte. Endlose, unabsehbare Trauer. Unstillbarer Schmerz. Hoffnungslosigkeit und Angst brachte die Geburt meines Kindes über mich. Liebe begraben. Zerbrochen die Welt. So begann das Leben mit Cosima.

Am späten Nachmittag betrat mein Mann das Krankenzimmer. Er brachte Blumen mit und Fotos, die er gerade eben auf der Neugeborenenstation von unserem Kind gemacht hatte. Er schien glücklich, wie könnte ich ihn schonen? Was könnte den furchtbaren Schicksalsschlag abschwächen, wenn ich ihm sagte, daß seine Tochter unheilbar krank ist.

»Du, Liebling, so richtig werde ich mich erst über das Baby freuen, wenn mir der Kinderarzt seine Gesundheit bestätigt hat«, begann ich. »Wann kommt der Arzt?« fragte mein Mann und ließ meine Hand nicht los. »Am Dienstag. Denn weißt du, ich habe so ein komisches Gefühl. Das Kind sieht doch ein wenig anders aus, findest du nicht?« Das Wort »mongoloid« wagte ich nicht auszusprechen. Es kam mir nicht über die Lippen, so als schiene erst das Aussprechen die Realität zu bedingen.

»Ja, weißt du. Der Arzt hat nach der Entbindung mit mir gesprochen. Er hat den Verdacht, daß das Kind mongoloid ist. Allerdings fehlt ein wichtiges Kennzeichen, die Querfalte vom Daumen zum kleinen Finger. Deshalb konnte er es nicht hundertprozentig sagen.« – »Ich wußte es. Ich sah es bereits in der ersten Sekunde.« – »Ich habe nichts gesehen, nur den schiefen Kopf.«

Mein Mann wurde nun von einer Schwester aus dem Zimmer geschickt, da die Babys zum Stillen gebracht wurden. Dies schien mir unerträglich. Jetzt von meinem Mann getrennt zu werden! Deshalb verließ ich mit ihm das Zimmer, und wir wanderten wieder den Flur hinauf und hinab wie vor der Geburt. Es gab kein Zimmer, in dem wir uns ungestört hätten aussprechen können. Es gab keinen, der sich unserer Qual annahm, uns Hilfe in den ersten Stunden anbot. Die Schwestern, denen wir begegneten, schienen ihren Blick von uns abzuwenden. Ich dachte, daß sie es doch sicher schon alle wußten, aber sie behandelten uns trotzdem wie Luft. Ich fühlte mich wie eine Aussätzige, von vorne umgangen, von hinten angestarrt. Als der Arzt, der mir bei der Geburt geholfen hatte, uns entgegenkam, sprach ich ihn an.

»Ich weiß es, Herr Doktor.« – »Haben Sie es Ihrer Frau gesagt?« fragte er meinen Mann. »Ich habe es selbst gesehen. Im ersten Moment.« – »Wie konnten Sie das? Ich selbst weiß es nicht einmal definitiv.« – »Ich habe es gesehen. Es hat ein typisches Gesicht.« Die Stationsärztin trat zu uns und widersprach mir. »Es hat kein typisches Gesicht, nur etwas schräge Augen. Und die haben Sie auch. Genausogut kann das Kind die Augen von Ihnen haben.« Ich schüttelte den Kopf und sagte nur ja, ja, als der Arzt meinte, ich solle die Beurteilung des Kinderarztes abwarten. Dann fragte ich noch, warum ich nicht, wie besprochen, in ein Rooming-in-Zimmer gelegt worden sei und warum ich mein Baby noch immer nicht sehen dürfe.

Man versprach, dafür zu sorgen, daß ich das Baby noch am gleichen Abend zu sehen bekäme. Dann waren wir wieder alleine. Bisher hatten wir ganz ruhig gesprochen. Noch waren die Gefühle nicht ausgebrochen, hielt der Schock uns wie unter Narkose. Das Umherlaufen hatte mich mittlerweile sehr schwach gemacht, ich wollte mich wieder hinlegen, bat nur noch meinen Mann, ein Buch über Mongolismus zu besorgen. Dann legte ich mich wieder ins Bett.

Mein Mann ging in die Stadt und kam bald mit einem Buch wieder, dem einzigen, das er hatte finden können in der Frankfurter Innenstadt. Ich versteckte es unter dem Kopfkissen. Er hatte auch mit der Stationsschwester gesprochen. Morgen würde ich in ein Rooming-in-Zimmer umgelegt, oder übermorgen. Zu diesem Zeitpunkt hatte mein Mann schon unsere nächsten Verwandten und Freunde vom Sachverhalt informiert. Meine Mutter gab, schwer getroffen, zu, daß sie fast in Erwartung eines Schicksalsschlages gewesen und jetzt kaum erstaunt sei, da ich ihr in der Schwangerschaft mit meinen bösen Ahnungen die Sicherheit für ein gesundes Enkelkind genommen hätte. Alle reagierten auf die Nachricht mit Schrecken, aber keiner wollte uns alleine lassen in unserer Not. Jeden Tag kam irgend jemand, sie hatten sich wohl abgesprochen. Sie weinten mit mir, machten Mut, aber es gab keinen Trost. Alle fragten: Warum passiert das gerade dir? Und ich fragte jede Stunde sechzigmal: Warum gerade ich?

Rings um mich hielten die Frauen glücklich ihre gesunden Kinder in den Armen, begutachtend, ob die Nase zu spitz oder die Haare zu spärlich seien. Neid auf die glücklichen Eltern konnte ich nicht empfinden, aber ihre Freude schmerzte unsäglich. Ich sehnte mich danach, alleine zu sein, alleine mit mir und meinem Kind.

Noch an diesem Abend besprachen mein Mann und ich, daß wir unser Kind nicht irgendwie verheimlichen wollten. Wir wollten uns zu ihm bekennen, und dann würden wir ja sehen, wer wirklich unser Freund war und wer nicht. Dies war der erste Schritt auf dem Weg, das Kind anzunehmen. Damit sagten wir ja, teilten unser Leid, machten das Unerträgliche, das Verzweifelte ertragbar. Als wir uns an diesem Abend trennten, wußten wir, daß der heutige Tag uns und unser Leben bis in unabsehbare Zukunft verändert hatte.

Später brachte man mir mein Kind, weiß, sauber und schlafend. Während ich es ansah, wurde mir deutlich, wie sehr ich mich über seine Geburt hätte freuen können in einer Welt, die nicht geistige oder körperliche Unversehrtheit als Norm für vollwertige Mitgliedschaft voraussetzte. Ich streichelte vorsichtig über das winzige Gesichtchen, um das Kind zu wecken, da ich es stillen wollte. Aber es erwachte nicht. So ließ ich es ruhig in meinen Armen schlafen, bis die Schwester es wieder abholen kam.

Die Nacht brachte keinen Schlaf und kein Vergessen. Unaufhörlich eilten schreckliche Szenen vorbei, tauchten Bilder der Scham auf. In einer sich in unzähligen Nächten wiederholenden Szene durchschritt ich mit meiner noch kleinen Tochter eine belebte Straße. Die Menschen schauten hinter uns her, und ihre ablehnenden und mitleidigen Blicke blieben an mir kleben, wie die Fliege am Honig. Je weiter die Straße hinaufführte, um so älter wurden meine Tochter und ich. Zuletzt war ich eine alte, gebeugte Frau mit einem alten Kind an der Hand, die sich immer noch schämte, wenn fremde Augen sie anstarrten.

Als in der Früh die Säuglinge zum Stillen gebracht wurden, war ich froh über die Unterbrechung, nahm mein Kind entgegen und legte es an die Brust. Nachdem es wenige Male gesaugt hatte, fiel es wieder in Schlaf. Ich stupste es, aber mein Baby schien im Gegensatz zu allen anderen Babys, die an den Brüsten ihrer Mütter schmatzten, keinen Hunger zu haben. Ich war ein wenig traurig, fühlte mich ungebraucht.

So war es fast bei jeder Mahlzeit, ich blieb deprimiert zurück, weil mein Kind kaum trinken wollte. Ich dachte, daß es an den festen Zeiten liege, zu denen die Kinder gebracht wurden. Um das zu vermeiden, hatte ich Rooming-in gewünscht. Ich wollte mit meinem Kind bekannt und vertraut werden, mich auf seine Bedürfnisse einstellen, denn gerade dieses Kind brauchte mich und meine Muttermilch dringend. Ich war fest entschlossen, zu stillen. Doch das Krankenhaus gab mir vorerst keine Chance. Auch an diesem Tag wurde ich nicht mit meinem Baby zusammen in ein neues Zimmer gelegt. Erst am dritten Tag stopfte man uns zu weiteren vier Müttern, die glücklich und aufgekratzt das Zimmer mit ihrer Geschäftigkeit überquellen ließen. Hinzu kamen einige Väter, die von morgens bis abends fast ununterbrochen im Zimmer waren. Zeitweise kam richtige Partystimmung auf, Witze flogen hin und her, Gelächter füllte den Raum.

Ich litt, litt furchtbar. Unmenschliches verlangte man von mir. Sollte ich lachen, Späße machen? Das konnte ich nicht. Nein, ich konnte der Gesellschaft nur den Rücken zukehren, meine Verzweiflung verstecken. Ich wußte ja, daß alle »es« wußten, aber sich unwissend gaben, nicht gestört werden wollten in ihrem Glück. Alle, einschließlich der Ärzte und Schwestern, verweigerten auch bei Andeutungen meinerseits das Gespräch. Sie taten, als sei an uns nichts anders als an den anderen.

Ich konnte es nicht ertragen, brauchte Ruhe, Ruhe, Ruhe. Und Verständnis, Gespräch. Kein Totschweigen. Ich beschrieb der Stationsschwester meine Situation, bat um ein Einbett- oder Zweibettzimmer, das ich auch bezahlen würde. Aber sie blieb ungerührt. Es gab für mich kein anderes Zimmer.

Als mein Mann kam, fand er an meiner Stelle nur ein Häufchen Elend vor, kaum eines Wortes fähig, zerschlagen vom Glück der anderen. Sofort wurde er aktiv, und ich wurde tatsächlich am nächsten Tag in ein anderes Zimmer gelegt, das bisher nur von einer Japanerin bewohnt wurde. Es war der Tag, an dem der Kinderarzt unser Baby untersuchen sollte. Obwohl ich seit drei Tagen überhaupt nicht geschlafen hatte, spürte ich keine Müdigkeit. Eine Spannung hatte schon frühmorgens von mir Besitz ergriffen, sie gipfelte in äußerster Ruhe und scheinbarer Gefaßtheit.

Ich hatte mich in dem neuen Zimmer eingewöhnt, mein Baby

war schon den ganzen Tag bei mir. Zwar saugte es kaum an der Brust, so daß ich mich mit der Flasche bemühen mußte, ihm ein wenig Nahrung einzuflößen, aber trotz allem fühlte ich mich seltsam erleichtert. Fast den ganzen Vormittag trug ich das Kind auf meinen Armen, hielt es an der Brust oder lag mit ihm im Bett. Ich fühlte mich unbeobachtet und frei, mich dem Kind zu nähern, es sachte zu wiegen, während ich gleichzeitig darum betete, daß Gottes Wunder – der Tod – sich ereignen sollte. Ich verharrte Stunde um Stunde, das Kind anschauend, suchte die äußeren Merkmale der Krankheit. Weit öffnete sich der Irrgarten der Sehnsüchte, und zwischen seinen bebenden Mauern wandelte ich mit meinem Kind und tat all die Dinge, die wir nie miteinander würden tun können. Wir lasen Bücher, sahen Filme, berichteten von unseren ersten Liebeserlebnissen, wir durchreisten fremde Länder, bewunderten ferne Kultur, redeten und redeten. Als Enkelkinder mich dann bereits jauchzend umtobten, erfaßte mich die Welle der Wahrheit. Nichts von dem allen würde sein. Nichts. Aber die Träume hatten mich weich gemacht, der Zweifel an des Kindes Krankheit wurde spürbar, entfaltete sich. Vielleicht, vielleicht hatte ich mich geirrt.

Einmal ging ich mit meinem Kind an das Bettchen des japanischen Babys. Ich verglich die Gesichter und die Augen. Der Begriff »Mongolismus« leitet sich von der Augenform des asiatischen Menschen her. Die Augen der Babys müßten sich also gleichen, wenn mein Kind wirklich krank wäre. Aber es gab keine Ähnlichkeit. Das japanische Baby sah gesund aus. Mein Baby sah *anders* aus.

Gegen Mittag wurden die Neugeborenen zur kinderärztlichen Untersuchung geholt. Zwei Stunden wartete ich in beklommener Hoffnung, wanderte angespannt im Zimmer hin und her, schaute alle zehn Minuten auf den Gang, um den Arzt nicht zu verpassen. Mit jeder Faser meines Körpers lauerte ich auf jenen Moment, der das Urteil bringen würde. Beim Laufen zitterten die Knie, und Angstschweiß kroch aus jeder Pore.

Eine Schwester trat in das Zimmer und eröffnete mir, daß ich wieder verlegt werden müßte, da die Japanerin entlassen würde und keine weiteren Mütter zum Rooming-in bereit seien. Ich war wie gelähmt. Das konnten sie doch mit mir nicht machen. Hatten sie denn gar kein Gefühl? Ich bat, vor dem Umziehen wenigstens noch mit dem Arzt sprechen zu können. Nachdem er mich begrüßt hatte, wandte er sich mit zackigen Schritten der Sitzecke zu.

Ich fragte in die zum Reißen gespannte Stille: »Hat sich mein Verdacht bestätigt, Herr Doktor?« – »Hundertprozentig, hundertprozentig«, erwiderte er. Ich setzte mich, die eiskalten Hände verschränkt, auf den Rand des Stuhles. Ich war vernichtet, fühlte nichts. »Ihr Kind hat fast alle äußeren Anzeichen. Die typische Schädelform, die tief angesetzten Ohren und die Augenfalte.« Pause. »Haben Sie den Untersuchungsschein für das Kind dabei?« – »Nein«, antwortete ich. »Auch der bei mongoloiden Kindern häufig auftretende Specknacken ist vorhanden, und die quadratischen Hände mit kurzen, stumpfen Fingern.« Er erklärte in mein Schweigen, wie die Untersuchungsscheine zu besorgen seien, dreifach.

Ich saß stumm. Welch ein Ungeheuer hatte ich geboren: mit Specknacken, viereckigen Händen und stumpfen Fingern! Das war doch nicht mein Kind. So sah es nicht aus. So nicht. »Sie wissen ja sicher, daß ein schweres Los auf Sie zukommt?« Woher hätte ich das wissen sollen.

Er sprach weiter, erzählte von einem mongoloiden Jungen, der recht clever und lustig geworden sei und für die anderen Kinder im Kindergarten den Clown machte. Ich fühlte die Aggression in mir anwachsen. Ich hatte kein Kind geboren, auch so ein Kind nicht, damit es für andere den Clown macht. Er stand auf, reichte mir die Hand und verabschiedete sich, wobei er nicht vergaß, mich nochmals an die zu besorgenden Untersuchungsscheine zu erinnern. Auf einmal stand mein Mann in der Tür. Ich bewegte mich auf ihn zu. Schritt für Schritt, wie ein Roboter. Wagte nicht, wörtlich das Urteil des Arztes wiederzugeben. Ich spürte den Zusammenbruch höher steigen, Tränen. Todwund, sterben wollen, bebend, schluchzend in der verebbenden Welle des Schmerzes, spürte ich die Arme meines Mannes wie einen Mantel um mich gebreitet. Er war meine letzte Zuflucht.

Die Schwestern liefen geschäftig, nichts sehend umher. Eine nahm mich um die Schulter und sagte, wie glücklich ich sein könnte, so einen Mann zu haben, sie hätte schon viele Dramen erlebt.

An diesem Tag wurde ich erneut verlegt. Endlich in ein Zweibettzimmer, dafür hatte zornig mein Mann gesorgt. Der jungen Frau und ihrem Mann, die dort glücklich über die Geburt ihres Sohnes sprachen, eröffnete ich sogleich die Krankheit meines

Kindes und stieß auf Mitgefühl. Die glückliche junge Mutter weinte über die Andersartigkeit meines Kindes. Das schuf starke Fäden zwischen uns, die uns noch heute freundschaftlich verbinden.

Langsam begann ich nun, mich in dieser Atmosphäre der Offenheit gehen zu lassen. Ich weinte, weinte, weinte ..., endlos, unvermeidbar. Jedem Blick auf mein Kind folgte tränennasse Trauer. Mein Mann kam mehrmals täglich. Warm und geborgen hielt er es manches Mal an seinem Körper, betrachtete es traurig, aber voll Liebe, und ich spürte, daß meine Fluchtgedanken und Todeswünsche bei ihm kein Echo erzeugen würden. Er liebte das Kind, bejahte es von Anfang an, machte sich nur Sorgen um seine Gesundheit, wünschte ihm nichts Böses. Das gab mir Richtung und Mut.

Gleichermaßen das Verhalten einer herzenswarmen, gesprächsoffenen Nachtschwester, die mein Kind jeden Abend zärtlich in ihren Armen wiegte. Sie fand Cosima süß und reizend, von den Merkmalen des Mongolismus kaum gestreift. Vielleicht sei sie nur ganz wenig behindert. Sie würde Cosima nehmen, wenn ich sie nicht wollte. Das zu erleben tat unbeschreiblich wohl. Oft nahm ich das Buch zur Hand, las, daß mein Kind durch einen ursächlich unbekannten »Unfall der Natur« seit der Zellteilung statt 46 nun 47 Chromosomen in jeder Körperzelle hat und dadurch an Geist und Körper schwerwiegend und unheilbar geschädigt ist, versuchte, die Zukunft abzusehen, und stand doch nur vor unüberwindbar hohen Bergen.

Doch es gab auch Momente lächelnder Zärtlichkeit mit Cosima, wie ich sie nun immer häufiger flüsternd nannte. Der Tod, um den ich für sie gebeten hatte, rückte immer ferner, bis er mir nicht mehr wünschenswert erschien. Vielmehr stellte ich mir jetzt immer häufiger vor, daß mein Kind nur *so* aussah, aber gar nicht *so* war.

Am Tag der Entlassung konnte ich das Weinen noch nicht vermeiden. Bis es soweit war, dauerte es viele Wochen. Doch da unsere Bekannten und Nachbarn durch meinen Mann bereits informiert waren, brauchte ich mich auch nicht krampfhaft zusammenzunehmen. Ich brauchte nichts zu verheimlichen, sondern konnte offen über das Kind sprechen. Tag für Tag nahmen wir Geschenke und Glückwünsche entgegen und ermutigende Ansprache, denn jetzt stellte sich heraus, daß fast ein jeder irgendein behindertes Kind in seiner Verwandtschaft oder Bekanntschaft kannte. Auch in unserem Dorf hatte es schon einmal solch ein Kind gegeben, es war akzeptiert und geliebt worden. Und es war nicht dumm gewesen, konnte vieles. Vor einigen Jahren sei es, noch jung, gestorben ..., leider ... oder Gott sei Dank, denn es hatte sehr gelitten.

So lebten wir mit Cosima unter dem Schutz einer kleinen Gemeinschaft, wurden nicht gemieden oder bemitleidet. Das Leben ging seinen Lauf, sah nur für uns verändert aus. Die Probleme waren sehr groß, angefangen bei den Stillschwierigkeiten, die zusätzliche Flaschenernährung erforderten, bis hin zu den wöchentlichen Autofahrten in die entfernter gelegene Kreisstadt, um dort bei einer speziell ausgebildeten Krankengymnastin Übungen zu erlernen, mit deren Hilfe Cosima in ihrer körperlichen Entwicklung möglichst altersgemäß voranschreiten sollte.

Diese Übungen führte ich zu Hause täglich mehrmals durch, was Disziplin erforderte. Ein Kinderarzt, den wir uns nach der Entlassung aus dem Krankenhaus gesucht hatten, zeigte viel Verständnis und informierte uns über Fördermöglichkeiten. Er hatte uns die Gymnastik empfohlen und eine Überweisung geschrieben an eine Kinderklinik, deren Chefarzt sich besonders mit mongoloiden Kindern beschäftigt und eine Frischzellentherapie durchführt. Zwar wurde uns davon von allen Schulmedizinern abgeraten, aber ich ging mit der zehnwöchigen Cosima trotzdem dort in Behandlung. Sie war umfassend, beinhaltete Gymnastik, Logopädie, medizinische Untersuchung und medikamentöse Verordnung sowie die Zellimplantation.

Bis heute stehe ich in dem von den Medizinern verursachten Zwiespalt, ob ich meinem Kind wirklich etwas Gutes tue. Doch bislang haben sich noch keine negativen Auswirkungen gezeigt. Und wie unser Kind sich ohne Implantation entwickelt hätte, ob genauso gut oder schlechter, werden wir nie erfahren. Es ist nicht zuletzt eine Sache des Glaubens.

Neben all diesen Beanspruchungen entwickelte sich unser Familienleben recht angenehm. Cosima war ein liebes Kind, wir nahmen sie zu allen Besuchen mit, und alle fanden sie süß. Mein Mann saß häufig abends mit Cosima im Schaukelstuhl und spielte ihr Lieder auf der Mundharmonika vor. Er liebte Cosima ohne Bedingung und war froh, lieber so ein Kindchen zu haben als gar keines. Wir glaubten beide, daß ein Sinn in Cosimas Existenz liegen mußte, auch wenn wir ihn noch nicht erkannten.

Tagsüber hatte ich sie häufig bei mir, sang, sprach und erklärte. Eines Tages verzog sie dabei ihr Gesichtchen. Der Mund wurde immer weiter und runder. In den Augen begann ein Strahlen, das sich wie Licht ausbreitete. Und ich begriff überwältigt, daß mein Baby lachte. Ein zahnloses, seliges, göttliches Lachen. Es beglückte mich bis zum Schmerz. In einem Strom von Liebe zu Cosima lösten sich meine ganze Verzweiflung und Mutlosigkeit auf. Zurück blieb mein Erschrecken darüber, daß ich dieses Kind nicht hatte haben wollen, daß ich es am liebsten nicht geboren hätte und mir so nie das tiefe Glück dieses Lachens zuteil geworden wäre. Zurück blieb die Frage, ob Krankheiten des Ungeborenen uns berechtigen, seinem Leben ein zwar wohlmeinendes, aber unfreiwilliges Ende zu setzen. Mit nassen Augen hockte ich vor meinem lachenden Baby und war froh, daß es lebte.

In diesem Augenblick war Cosima mir zum zweiten Mal geboren. Mit meiner Liebe zu ihr versammelten sich Wille und Kraft. Ich würde keine Anstrengung und keinen Verzicht scheuen, damit sie die ihr gegebene Geisteskraft voll würde ausschöpfen können, um später eine reiche Grundlage für ein würdiges, möglichst selbständiges Leben haben zu können.

Bald darauf entstand eine große Sehnsucht in mir. Es war nicht gut zu dritt zu bleiben. Wenige Monate später spürte ich, Cosima auf dem Schoß wiegend, ein neues Kind in meinem Bauch sich regen.

Die Schwangerschaft verlief unproblematisch. Natürlich hatte ich zeitweise starke Ängste, die auch durch das gute Ergebnis der Fruchtwasseruntersuchung (Amniozentese) nicht schwanden. Obwohl mir diese Untersuchung zu 99 Prozent ein gesundes Mädchen versprach, war ich unruhig. Beschwor Gott, mir ein gesundes Kind zu geben. Als dann die Wehen einsetzten, verließen mich alle Befürchtungen. Wieder dauerte es Stunden, Stunden, Stunden – genau wie bei Cosimas Geburt –, bis ganz plötzlich und überraschend der Preßdruck über mich kam. Zwischendurch bemerkte ich, daß die Hebamme und der Arzt sich bemühten, die Geburt schnell voranzutreiben. Sie schienen mir etwas hektisch. Als mein Baby herausschoß, glitschig dem Arzt in die geöffneten Hände rutschte und fast zu Boden fiel, wußte ich warum. Ich sah die Nabelschnur zweimal um den kleinen Hals geschlungen. Das Köpfchen und der Körper waren sehr blau. Zwischen den Augenbrauen leuchtete rot ein kleines Mal. Am erschreckendsten waren jedoch die wulstigen, blutunterlaufenen Augenhöhlen. Kurz: mein Baby sah entsetzlich aus – aber normal! Der Arzt verhielt sich normal, die Hebamme verhielt sich normal. Es war nichts Geheimnisvolles im Raum wie bei Cosimas Geburt.

Bald darauf sagte mir der Arzt, daß mein Kind, soweit er es nach den ersten Untersuchungen beurteilen könne, völlig gesund sei. Ich wartete auf das große Glücksgefühl. Aber nichts geschah. Ich war leer, ausgesaugt, hatte keine Kraft mehr fürs Glück-Empfinden. Nur mein Wunsch, das Baby in den Arm zu nehmen und mit ihm alleine zu sein, war wieder da. Und wieder mußte ich viele Stunden warten. Am zweiten Tag ihres Erdenlebens begann Verena mit dem Schreien. Sie schrie stundenlang, und nichts konnte sie beruhigen. So versuchten wir es schon im Krankenhaus mit einem Schnuller. Auch die Säuglingsschwestern zeigten sich hilflos, da keine Beruhigungsmethode half.

Zu Hause ging es so weiter. Monatelang schrie Verena tagsüber und während der Nacht viele Stunden. Mir war, als trauere sie der verlorenen Heimat im Mutterbauch nach. Eines Tages war meine Kraft zu Ende. Ich konnte sie nicht beruhigen. Ich wollte endlich einmal richtig schlafen. In dieser Nacht schrie sie nicht. Seit dieser Nacht war sie ruhig.

Beim Stillen gab es ähnliche Probleme wie damals bei Cosima. Ich mußte zufüttern. Jede Mahlzeit dauerte mindestens eine Stunde, oft länger. Mein Kind schaute mich niemals dabei an, obwohl das Gesicht der Mutter doch das liebste Objekt für erste optische Eindrücke und Forschungen sein soll. Die Angst der vorgeburtlichen Phase erstand von neuem. Ich beobachtete Verena sehr aufmerksam. Sie war ungeheuer zappelig, fast krampfig – ob aus Aktivität oder Nervosität war mir unklar. Sie zeigte sich sehr schreckhaft, zuckte bei kleinsten, unbekannten Geräuschen (und unbekannt waren fast alle) zusammen und schrie. Wenn mein Mann hustete, mit der Maschine ein Loch bohrte oder Cosima laut spielte, geriet sie außer sich vor Angst und schrie. Sie nahm trotz großer Bemühungen meinerseits kaum Blickkontakt auf. Sie lächelte nicht Menschen, sondern Gegenstände an. Sie schien an Menschen höchst uninteressiert. Der Kinderarzt fand Verenas Verhalten auch etwas seltsam, wagte aber die Hypothese, daß sie aktiv, etwas nervös und sehr neugierig sei. Ich dagegen hatte Sorge, daß sie autistisch sei.

Wenn ich mit meinem Mann über diese Angst sprechen wollte, spürte ich seine innere Zurückhaltung. Ich kam bei ihm nicht an. Sprach dann auch mit anderen nicht mehr darüber. Unsere

Ehe war nun ziemlich belastet. Das Leben drehte sich zum größten Teil um die Kinder. Obwohl ich meinem Mann auf jede erdenkliche Weise das Gefühl, abgedrängt und ausgeschlossen zu sein, ersparen wollte, konnte ich doch nicht gegen meine natürlichen Instinkte handeln. Wenn die Kinder mich wirklich brauchten, war ich für sie da. Und das war für ihn manches Mal zu viel.

So entstand zwischen uns eine Distanz, zumal er sich überhaupt nicht mit der Pflege der Babys befaßte. Durch sein Nichtbeteiligt-sein-Wollen schloß er sich selber aus, ohne es zu bemerken. Auch die Frühfördermaßnahmen wie Gymnastik und Spieltherapie für Cosima fanden nur nach außen seinen Beifall. Mir gegenüber äußerte er sich: »Warum das Ganze? Aus ihr wird sowieso kein Professor.« Er entfernte sich von uns in kleinen Schritten.

Manchmal hatte ich den Eindruck, er käme wieder auf uns zu. Als Verena endlich Blickkontakt aufnahm, Menschen anlachte, nahm er wenig Anteil an meiner glücklichen Erleichterung. Nach Verenas erstem Lebensjahr ließ er immer öfter hie und da Bemerkungen fallen, die eine negative Grundeinstellung erahnen ließen. Die Kinder – obwohl gewünscht – schienen ihm nun eher eine Last als eine Lust zu sein.

Um so mehr bemühte ich mich, beide an ihren Vater zu binden. Ich ließ sie für den Papa Blümchen pflücken, hieß sie ihm entgegenlaufen, wenn er nach Hause kam. Tagsüber erzählte ich häufig vom Papa, und wenn er morgens wegfuhr, stellte ich mich mit ihnen ans Fenster, und wir winkten zum Abschied. Die Kinder hingen mit unbedingter, zärtlicher Liebe an ihrem Papa, schmusten gerne mit ihm, forderten ihn zum Spielen auf. Aber letztlich ließ er sich kaum vereinnahmen. Es hielt ihn nicht lange bei den Kindern, seine Freude an ihnen und ihrer Entwicklung war sehr gering.

Ich entdeckte eine gewisse Gleichgültigkeit, die mich tief schmerzte und die schließlich auslösend für meine wachsende Dominanz in Erziehungsfragen gewesen sein mag. Eher gegen seinen Willen stellte ich Verena und Cosima in einem Waldorf-Kindergarten vor. Sowohl Cosimas als auch später Verenas Aufnahme wurden mir zugesagt. Das wäre für mich ein Grund zum Feiern gewesen, aber mein Mann zeigte sich eher über meine pädagogischen Faxen und Ansprüche verärgert. So lebten wir in einem zum Teil gespannten, zeitweise aber auch harmonischen Verhältnis. Im Dorf hielt man uns für eine Art Bilderbuchfamilie. Manchmal hielt ich uns auch dafür. Eine Woche vor Cosimas drittem Geburtstag verließ mein Mann die Kinder und mich – ohne Vorwarnung. Es gab keine Auseinandersetzungen, keine lauten Eifersuchtsszenen, aber auch keine Gespräche. Wie Fremde, die einander auf den ersten Blick unsympathisch sind, standen wir uns gegenüber. Die Kinder verhielten sich in ihrer Arglosigkeit zärtlich wie immer, aber er packte scheinbar ungerührt weiter seine Koffer und Kartons.

Ich begrub den Verzweiflungsschrei in meinem Innersten, verdrängte die quälenden Gedanken über die Vaterlosigkeit meiner Kinder, ließ die gespannte Not in die Suche nach einer neuen Wohnung fließen. Keiner, der es nicht am eigenen Leib verspürt hat, wird ermessen können, was es heißt, als Frau für die Sünden des Mannes gestraft zu werden: Es gab keine Wohnung für mich und die Kinder, denn wir waren nun keine »ordentliche Familie« mehr. Jetzt war ich nur noch eine alleinstehende Frau mit zwei Kleinkindern, Katze und Hund – statuslos, weil nicht berufstätig –, ein unsicherer Mieter, weil von der Zahlungswilligkeit des Mannes abhängig. In dieser Situation kam mir die Idee, andere Frauen zu suchen, mit denen mich ein ähnliches Schicksal, ähnliche Erfahrungen und Lebensumstände verbanden. Ich fand sie über Zeitungsinserate, in denen ich nach Müttern zur Gründung einer Hausgemeinschaft suchte.

Nun stehe ich mitten in diesem Prozeß der Neuorientierung meines gesamten Lebens, und es wächst eine Sicherheit, eine Gewißheit, daß mir und den Kindern die Tore offenstehen, trotz aller vordergründigen Hemmnisse.

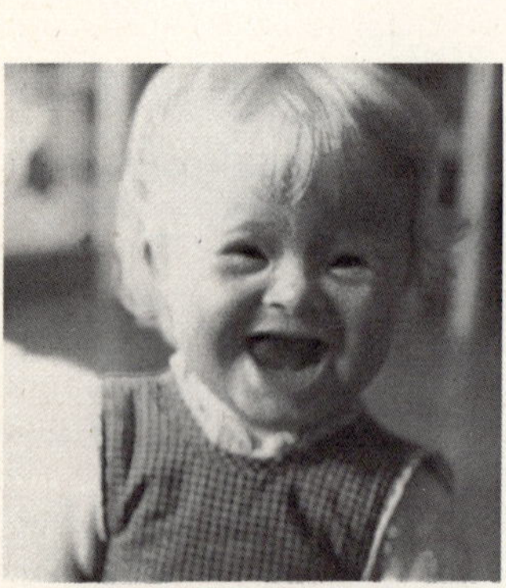

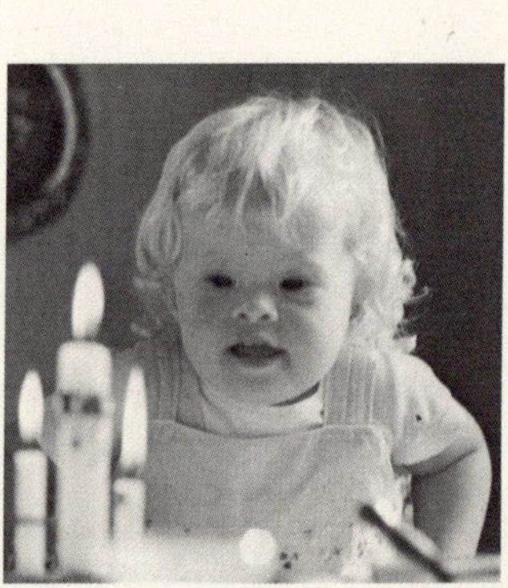

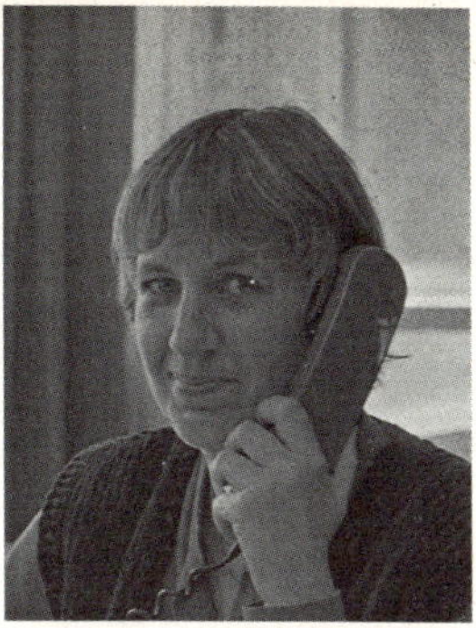

Sabine, 1948 in Berlin geboren. Ich war 33 Jahre, mein Mann Wolfgang 34, als ich unseren Sohn Ruben-Benjamin bekam. Die Geburt verlief schlimm, sie dauerte über 30 Stunden. Wir waren bereits zwölf Jahre verheiratet, ich hatte von Anfang an im Büro gearbeitet, da mein Mann noch studierte. Erst kurz nach der Entbindung erwarb ich meinen Kaufmannsgehilfenbrief und bin heute Versicherungskaufmann, vor allem aber Mutter.

»Des Menschen Herz erdenkt sich seinen Weg, aber der Herr allein lenkt seinen Schritt.« Diesen Bibelvers wählten wir für die Geburtsanzeige unseres Sohnes, da er uns der lebendige Beweis zu sein schien, daß es einen allmächtigen Gott tatsächlich gibt.

Wir hatten nach vielen Versuchen, eine Familie zu gründen, begonnen, uns mit unserer – stets ausgefüllten – Zweisamkeit abzufinden. Nach einer sehr intensiven Israelreise hatten wir zum allerletzten Mal den Versuch gemacht, zumal sich ein neuer Frauenarzt in dem Berliner Außenbezirk niedergelassen hatte. Schuldgefühle waren an sich nie aufgekommen, da unser »Vorteil« war, daß wir beide körperliche Mängel aufzuweisen hatten. So ging nun auch Wolfgang erneut in Behandlung, und wir »ernährten« uns eine Zeitlang von Hormonen. Auch nahmen unsere engagierten Ärzte Kontakt zueinander auf, sprachen die Behandlung miteinander ab, machten aber vor allem Wolfgang keinerlei Hoffnungen. Ich wurde vorsorglich gegen Röteln geimpft, weil ein Test keinerlei Abwehrstoffe ergeben hatte.

Dann – genau an dem Tag, als die Zeugungsunfähigkeit feststand, die Bestätigung meines Arztes: »Das, was Sie als Knubbel in Ihrem Unterleib verspüren, ist Ihre Gebärmutter, Sie sind schwanger!« Und das so unmittelbar nach der Rötel-Impfung und bei meinem noch immer sehr schlechten Gesundheitszustand ...

Erste Überlegungen meines Arztes liefen deswegen auf einen Abbruch hinaus. Auch wir wollten auf gar keinen Fall ein behindertes Kind haben, zumal ich mit behinderten Geschwistern aufgewachsen war und mir die Pflege nicht zutraute.

Es begannen nervenaufreibende Wochen, nächtelange Überlegungen, Arztbesuche, Informationssuche: Wie groß ist das Risiko für Mutter und Kind, was kann eventuell vorbeugend getan werden, kann es bei den vorhandenen Problemen überhaupt je zu einer weiteren Schwangerschaft kommen?

Zum Glück überall interessierte, sehr hilfsbereite Ärzte, die mehr als das »Normale« taten, sich zum Teil sogar privat engagierten. So schien es uns schließlich selbstverständlich, die Schwangerschaft fortzuführen und dafür zu beten, daß ein womöglich geschädigtes Kind doch noch eine Fehlgeburt auslösen möge.

Langsam kamen wir etwas zur Ruhe, und das war für diese Risikoschwangerschaft sehr dringend nötig. Allerdings blieben bange Fragen nicht aus: Wird wirklich alles gutgehen? Werden wir der Verantwortung gewachsen sein? Werden wir uns nach so vielen Jahren der erfüllten Zweisamkeit noch umstellen können? Wo überhaupt das Baby unterbringen? Bei all diesen Fragen und Problemen ließen meine Kräfte weiter nach. Selbstverständlich hieß es sofort, alle meine (heißgeliebten) Dienstreisen abzusagen, Urlaube wurden storniert, doch waren wir froh, einen »Schmalspururlaub« im Harz antreten zu können.

Allein schon die Fahrt verursachte jedoch so starkes Ziehen in meiner Gebärmutter, daß Bettruhe unumgänglich war, und so war wieder genug Zeit, sich Sorgen zu machen! Allein meinem äußerst verständnisvollen Partner ist es zu verdanken, daß wir diese Zeit trotzdem für uns nutzen konnten. Lieber Vater im Himmel: gib, daß es ein gesundes Menschlein wird! Insgesamt und trotz aller »Umstände« wurde es dann doch ein wunderschöner Urlaub.

Weitere Untersuchungen ließen den Geburtstermin immer unklarer werden: Mein Arzt ging von Anfang September aus, das Krankenhaus setzte einen noch früheren Termin an, während ich nach meinen Aufzeichnungen den 23. errechnete. Immerhin waren wir während unserer Behandlungen vorsorglich (und nach Meinung der Ärzte absolut unnötig) bemüht, eine Empfängnis zu vermeiden. Wir waren »nur« ein einziges Mal »leichtsinnig« – wie froh sind wir heute darüber!

Weitere Komplikationen stellten sich ein, meine Leberwerte wurden schlechter, die Nieren machten nicht mehr so recht mit, der Blutdruck sank in ungeahnte Tiefen, das Gewicht stieg enorm, Wasser sammelte sich in den Beinen. Ich hatte meine Arbeit bis zum Beginn der Mutterschutzfrist schon eingeteilt und vorausgeplant – nun wurde ich von einem Tag zum anderen »aus dem Verkehr« gezogen, mußte zu Hause liegen und regelmäßige Reistage einhalten.

Die Tatsache, daß mein Arzt im Vertrauen auf meine Vernunft nicht auch noch darauf bestand, mich ins Krankenhaus zu verlegen, machte es mir bei sommerlicher Hitze nicht viel leichter, mit nur täglich einem halben Liter Flüssigkeit auszukommen. Als passionierter Teetrinker genieße ich allein von diesem Getränk täglich sonst mindestens zwei Liter. Werden sich wohl all diese Strapazen lohnen? Wie schwer fällt es mir, die Fenster nicht zu putzen, ein Essen zu kochen, das ich nicht einmal abschmecken darf, salzlose Frühstückseier zu essen und dann trotz aller Strenge bei der Einhaltung der Ernährungsvorschriften nachts alle Stunde aufs Klo zu rennen. Zwischendurch nachts zahlreiche Wadenkrämpfe und Krämpfe in den einzelnen Zehen, von Hüftgelenkskrämpfen ganz zu schweigen. Dabei kann ich naturgemäß weder auf dem Bauch noch auf dem Rükken liegen. Bei meinen nächtlichen Wanderungen bemühte sich nicht einmal mehr unser Kater von seinem Schlafplatz . . .

Im Verwandtenkreis gaben wir nur so viele Informationen weiter, wie unbedingt nötig, denn meine Nerven waren noch viel schlechter als sonst. Ohne Wolfgangs tatkräftige Unterstützung im Haushalt, ohne sein unendliches Verständnis für meine überaus zwiespältigen Gefühle und ohne sein gutes Beispiel wäre ich nicht in der Lage gewesen, die Zeit zu überstehen und die Gedanken und Sorgen für die Zukunft einfach auch einmal beiseite zu schieben. So gab es dennoch viele Stunden, in denen ich mit Freude viele hübsche Babysachen, die die Kinder von Freunden einst trugen, für unseren Nachwuchs herrichtete. Es mußte einfach alles gutgehen!

Die Beschwerden wuchsen fast schneller als mein Bauch: Wasser, Zucker, schlechte Leberfunktion, es war einfach unmöglich, eine Diät zu finden, die alles berücksichtigt und gleichzeitig auch dem »Knubbel« nicht schadet. Anstrengende Monate.

Wie froh war ich dann, als der errechnete Termin erreicht war, an dem auch nach »meinem« Tag (ich hatte ja ein viel späteres Datum errechnet, als die Ärzte) schon eine Überlebenschance für das Baby gegeben war. Jeder weitere Tag konnte nun diese Chance nur verbessern.

Längst kamen zu den regelmäßigen Arztbesuchen auch noch Routinekontrollen im Krankenhaus. Da offensichtlich gerade alle Welt schwanger war, waren diese Besuche immer mit unendlichen Wartezeiten verbunden, die man auf unbequemen und harten Stühlen oder Bänken verbringen mußte. Schon bald begegnete ich immer denselben Gesichtern, und es half doch sehr, die Wartezeiten zu verkürzen, wenn wir unsere Erfahrungen austauschen konnten. Immerhin hatten wir alle den Eindruck, daß sich Ärzte und Hebammen gleichermaßen bemühten, uns trotz des großen Andranges nicht zur Fließbandnummer werden zu lassen. Als Risikoschwangere lernte ich bei diesen Besuchen sicher mehr Abteilungen und Menschen kennen als andere, »durfte« ich doch wochenlang täglich zum CTG (Cardiotogogramm zur Herztonkontrolle) oder zur Fruchtwasserspiegelung kommen: Unser Knubbel ließ sich sehr viel Zeit! Man war sehr um das Wohl des Kindes besorgt, interessierte sich aber kaum für meine wachsende Ungeduld, selbst nicht, als auch »mein« Termin schon verstrichen war. Fruchtwasser und Herztöne waren ja in Ordnung, was machte es da, wenn ich mich täglich in aller Frühe in die Klinik schleppen mußte?

Nun, einmal muß jede Schwangerschaft zu Ende gehen, und so traten auch bei mir an einem Samstag schon ganz früh Wehen auf. Ich hatte ja noch eine Fortbildung begonnen und mußte zur Schule gehen, von dort aus dann zum CTG (mit Rücksicht auf diese Verpflichtung durfte ich samstags immer später kommen, ein schwacher Trost für den jeweils abgebrochenen Sonntagsschlaf, denn darauf konnte man in der Klinik nicht auch noch Rücksicht nehmen). Zum Glück kamen die Wehen erst alle zehn Minuten. Zu Hause dann einen gemütlichen Mittagsschlaf und zum Verkürzen der Zeit und zur Ablenkung anschließend ein Einkaufsbummel (wie gut, daß es ein »langer« Samstag war).

Die Wehen verstärkten sich und kamen in immer kürzeren, aber sehr unregelmäßigen Abständen, was Wolfgang mit der Stoppuhr genau notierte. Nach dem Haarewaschen hätte ich die Nacht gern noch im eigenen Bett verbracht, aber da die Wehen schon sehr unerträglich wurden, machten wir uns gegen Mitternacht auf den Weg zur Klinik, wobei ich sehr fürchtete, wieder nach Hause geschickt zu werden, weil es noch nicht so weit sei.

Im weiteren möchte ich die Ereignisse der nächsten beiden Tage in Einzelheiten nicht schildern, es wäre für viele gewiß eher abschreckend. Aus eigener Erfahrung weiß ich nur zu genau, daß man gerade während der Schwangerschaft von allen Seiten so viele Beispiele geschildert bekommt, daß einem ganz angst und bange werden muß. Bei mir war es halt so, daß ich – so die Klinik – keine Komplikation ausgelassen hatte. Darum nur so viel: Wäre es noch möglich, würde ich jederzeit wieder eine Schwangerschaft wagen, selbst wenn ich vorher wüßte, daß sie ebenso verlaufen würde.

Sicher hatte ich bei allem sehr viel Glück, traf auf verständnisvolles Personal, das sich sehr bemühte, und durfte die ganze Zeit über mit Wolfgang zusammen sein, was eine sehr große Beruhigung und Hilfe für mich war.

Ein absolut unbeschreiblicher Moment, als ich unseren Sohn dann noch im Kreißsaal in den Arm nehmen konnte, mit Wolfgang und ihm eine sehr innige halbe Stunde verleben durfte ... Dieses kleine Wesen ist ein wirkliches Wunder, ein Geschenk Gottes!

Inzwischen ist ein halbes Jahr vergangen, viele Sorgen erwiesen sich seither als unbegründet, andere traten unerwartet auf, Schwangerschaft und Geburt sind trotz zahlreicher Beschwerden in unendliche Ferne gerückt. Unser Leben ist so total anders als vorher, nie hätte ich es mir so vorstellen können. Abends könnte ich zwar noch vor unserem Baby einschlafen, und von all den Plänen, die freie Zeit für mich zu nutzen, ist keiner verwirklicht, aber ich möchte keinen Moment missen. Es ist ein ganz intensiv schönes Gefühl, gebraucht zu werden und die Erfolge in so lebendiger Weise erleben zu können.

Diesen Bericht über meine Schwangerschaft habe ich nur nach einigem Zögern abgeliefert. Doris, die dieses Buch herausgibt, hat mich unmittelbar nach dem Lesen angerufen, um zu sagen, daß es sie sehr frustriere, nichts über den eigentlichen Geburtsverlauf erfahren zu haben, egal ob schön oder nicht schön. Daher will ich versuchen, doch noch darüber zu berichten. Es ist alles sehr weit weg, und ohne meine Tagebuchaufzeichnungen hätte ich die Einzelheiten nicht mehr zusammengebracht – vielleicht, weil sie alles andere als angenehm gewesen waren.

Da stand ich nun an der Kreißsaaltür und fürchtete, wieder weggeschickt zu werden, fürchtete außerdem, von Wolfgang getrennt zu werden und ohne ihn und seine Nähe gebären zu müssen. Ich kämpfte zwischendurch mit den Wehen, die nun schon alle drei bis fünf Minuten auftraten und die es zu veratmen galt, ganz so, wie ich es in den Kursen zur psychosomatischen Geburtsvorbereitung gelernt hatte. Ein schweres Stück Arbeit, wenn man – wie ich – noch nie richtig hat atmen können und in Ausnahmesituationen immer die Luft angehalten hat.

Während Wolfgang nun im Vorraum warten mußte, wurde ich sofort in keimfreie Kleidung gesteckt, erhielt ein unförmiges Nachthemd, mehr schon einen superweiten Mantel, sowie vom diensthabenden, sehr jungen Arzt die Auskunft, daß die zuständige Hebamme sehr energisch, ja mit »Haaren auf den Zähnen« versehen sei und daß sie es deswegen sicher nicht gestatten würde, wenn mein Mann beim obligatorischen Bad schon anwesend wäre. Wie sollte das nur weitergehen? (Es stellte sich zum Glück sehr bald heraus, daß von diesen Aussagen absolut nichts stimmte, im Gegenteil!)

Für eine erste, vaginale Untersuchung mußte dann zuerst einmal der noch sehr feste Schleimpfropf entfernt werden. Arzt und Hebamme untersuchten, wobei ich zuvor – wie auch bei allen weiteren Untersuchungen – um meine ausdrückliche Zustimmung gebeten wurde. Dann endlich auf eine Liege, um an einem Wehenschreiber angeschlossen zu werden. Dabei fand ich es ungeheuer hilfreich, auf dem Monitor ablesen zu können, wann die nächste Wehe kommen wird. Das Atmen ging dabei bestens.

Da jedoch der Muttermund trotz der – auf dem Schreiber nachgewiesenen – starken Wehen noch kaum geöffnet war, sollte ich die Nacht im sogenannten Vorwehenzimmer verbringen. Zunächst wurde ich aber noch auf die Entbindung vorbereitet: Im Bereich des Dammes wurden die Schamhaare entfernt und das sehr ausführliche, heiße Bad mußte ich nicht ohne Wolfgang nehmen.

Das waren schöne zwei Stunden, ich kam innerlich zur Ruhe und konnte auch um die Kraft beten, den für mich vorgesehenen Weg mit Zuversicht zu gehen, egal, ob uns ein krankes oder gar totes Baby erwarten würde! Wenigstens mein Partner würde mir erhalten bleiben, und das ist wohl schon mehr, als man eigentlich erwarten darf.

Vorerst hieß es aber doch noch einmal Abschied nehmen, eine kleine »Mütze« Schlaf würde Wolfgang gut tun, und auch ich wollte es wenigstens versuchen. Das Baby bewegte sich schon seit Stunden nicht mehr so, daß ich es spüren konnte. Wie seltsam still war es nach den vielen und wilden Bewegungen der letzten Monate in mir! Sicher war der Knubbel durch die unbekannten Ereignisse verschreckt.

Trotz ihrer Kürze war die Nacht endlos und anstrengend, ich schlief dauernd ein, wachte aber in jeder Wehe auf und hatte dann natürlich Mühe, den Atemeinsatz zu finden. Dazu war es mir unangenehm, meine so beneidenswert schnarchende Bettnachbarin (sie sollte ihr viertes Kind bekommen) zu stören. In der Frühe durfte ich dann zu Hause anrufen und Wolfgang bitten, zu kommen. Bis dahin trieb mir der Hunger das typische Krankenhausfrühstück rein, ich hatte schließlich seit dem vorangegangenen Mittag nichts mehr gegessen.

In großer Eile zog ich mich dann wieder an, denn Wolfgang wartete schon auf mich. Da ich bereits Fruchtwasseruntersuchung und CTG hinter mir hatte, durften wir durchs Gelände spazieren. Regelmäßig mußte ich mich jedoch zu den Kontrollen wieder einfinden und bekam jedesmal andere Anweisungen mit auf den Weg: »Versuchen Sie es doch einmal mit Treppensteigen, ganz hinten ist ein unbenutztes Treppenhaus, da können Sie sich ungezwungen bewegen.«

Nach einiger Zeit traute ich mich auch, dem Wolfgang bei den noch stärker werdenden Wehen mit unserem gesamten Gewicht am Hals zu hängen, dabei konnte ich die Wehe besser veratmen. Das klappte nach einigen Versuchen so gut, daß wir einen richtig schönen Vormittag hatten. Mein Muttermund öffnete sich dabei leider kein bißchen weiter, auch wenn wir die Treppen unermüdlich auf und ab liefen, ganz so, wie es der Arzt gefordert hatte.

Das Mittagessen ekelte mich fast, und so profitierte der hungrige Wolfgang, während ich daneben am Wehenschreiber lag und spürte, wie meine Kräfte nachließen. Ein weiteres, sehr warmes und wiederum ausführliches Bad sollte nun endlich einen Fortschritt bringen, brachte aber nur das Frühstück etappenweise im Rückwärtsgang wieder zutage. Dabei schwanden meine Kräfte so rapide, wie die Wehen stärker wurden, was die unbestechlichen Gerätschaften deutlich bewiesen. Mein Muttermund veränderte sich in keiner Weise, was durch weitere, vaginale Untersuchungen bestätigt wurde.

Inzwischen hatte eine sehr junge und interessierte Hebamme Dienst. Sie nahm sich viel Zeit und unterhielt sich auch während des Bades mit uns. Sie war es, die mir dann aufgrund meines wenig guten Allgemeinzustandes dazu riet, doch im Kreißsaal eine Päridualanästhesie zu nehmen und durch den gleichzeitigen Wehentropf die Geburt auch für das Baby weniger anstrengend zu machen. Nun, unsere Vorstellungen waren ganz andere, jetzt mußte es aber einfach vorangehen, egal wie. Zum Nachdenken war mir kaum noch Kraft geblieben, gut, daß Wolfgang dabei war, der die Entscheidung dann noch mit den Ärzten durchsprach.

So zog ich dann gegen 14.00 Uhr (glücklicherweise ohne Einlauf) in den Kreißsaal ein. Zunächst mußte die Fruchtblase gesprengt werden, damit die Kopfschwartenelektrode angelegt werden konnte. Unmengen warmer Flüssigkeit ergossen sich auf das frische Bett. Die diensthabende Ärztin wollte so schnell wie möglich die Kanüle für die Narkose setzen, konnte aber in meiner deformierten Wirbelsäule die rechte Stelle nicht finden, fürchtete einen folgenschweren Fehler. Wir überlegten gemeinsam, wie es mit einer frühkindlichen Verletzung bei mir gewesen war, zu Hause lagen die nun nötigen Röntgenaufnahmen. Warum nur hatten wir denn daran nicht gedacht? Ja, wir wollten eine möglichst »natürliche« Geburt. Trotz Risikoschwangerschaft war der Gedanke an die berühmt-berüchtigte Päridualanästhesie für uns überhaupt kein Thema gewesen. Nun war aber keine Zeit mehr zu verlieren. Man mobilisierte den Oberarzt, das hieß für mich, alles erneut zu berichten, abgetastet werden, untersucht, Schmerzen bei jeder Wehe, nun, der Oberarzt war immerhin mutiger als seine Kollegin, wagte es, die Kanüle zu setzen, eine äußerst schmerzhafte Angelegenheit. Sicher ist mir der Oberarzt nicht nur wegen seines Aussehens als Fleischermeister im Gedächtnis.

Immerhin wurde ich von Anfang an ermuntert, ganz ungeniert meinen Gefühlen Ausdruck zu geben, zu stöhnen, ja zu schreien oder zu jammern, ganz wie es kommt. Viel lieber wäre ich »tapfer« gewesen, hätte alles still mit mir abgemacht. Das ist gewiß der Grund, weshalb ich streckenweise arg verkrampft war und uns beiden damit den Geburtsverlauf wohl nicht erleichtert habe. Aber auch wenn uns diese Möglichkeiten bei den beiden Vorbereitungsabenden, die das Krankenhaus veranstaltete, bereits in Aussicht gestellt worden wären, hätte meine Erziehung unüberwindliche Schranken bestehen lassen. So wie ich es mit einigem Abstand im nachhinein sehe, hätte ich mich in keinem Fall völlig frei in die Ereignisse »hineinfallen« lassen können.

Als dann endlich die erste Dosis Narkosemittel gespritzt war, konnte ich bei den folgenden Wehen wieder richtig atmen, ein erträglicher Zustand, der mich auch meine Umwelt wieder wahrnehmen ließ. So sorgte mich das Setzen der Kopfschwartenelektrode, es klappte nicht beim ersten Versuch. Es dauerte länger, da man jeweils eine Wehenpause abwartete. Für den Wehentropf und womöglich weitere, erforderliche Mittel mußte mir dann eine Braunüle gesetzt werden. Bei meinen schon im Normalfall kaum vorhandenen Venen kein einfaches Unterfangen. Der Arzt hatte deshalb auch mehrere, für mich unangenehme Anläufe nötig, zumal er die einzig brauchbare Stelle gleich zu Beginn »zerschoß«. Letztendlich wurde er auf dem linken Handrücken fündig, was meine Bewegungsfreiheit ziemlich einschränkte. Blutdruck und Temperatur wurden zwischendurch regelmäßig kontrolliert, über alles mußte die jeweilige Hebamme genau Buch führen, es kam dabei ein ziemlicher Pakken Papier zusammen. Dennoch hatte die für unsere Kabine zuständige Hebamme Zeit, auch innerlich ein bißchen Anteil zu nehmen.

Wir hatten uns verbotenerweise mit Traubenzucker- und Zitronenbonbons ausgestattet, und so versuchte ich, damit in jedem unbeobachteten Moment meinen wahnsinnigen Durst zu stillen. Wolfgang und Hebamme Gabi bekamen zwischendurch heißen Kaffee gebracht, ich hätte viel dafür gegeben, wenigstens einige Schlucke zu bekommen, aber nichts.

Die ständig feuchten Zellstoffunterlagen wurden laufend erneuert, der dafür vorgesehene Mülleimer, von riesigem Ausmaß, mehrfach entleert. Zwischendurch gab dann der Wehenschreiber seinen Geist auf, was leider erst bemerkt wurde, nachdem der Wehentropf Dauerwehen bei mir ausgelöst hatte, die mich trotz Päridualanästhesie fast um den Verstand brachten, die aber vom Gerät nicht aufgezeichnet wurden, während die Hebamme sie jedoch bestens erfühlen konnte! Ein neues Gerät mußte her und dann endlich auch noch ein Ultraschallgerät, denn man fürchtete nun doch einen zu großen Kopfumfang, glaubte plötzlich den vielen vorangegangenen Messungen nicht mehr so recht. Die Geburt war seit Stunden nicht vorangegangen, der Muttermund immer noch nur sieben Zentimeter geöffnet.

Durch die Narkose konnte ich beim besten Willen kein Wasser mehr lassen, sondern mußte regelmäßig katheterisiert werden. Da eine volle Blase angeblich das Hindurchtreten des Köpfchens durch den Muttermund verhindern soll, wurde das öfter getan, als es mir lieb war.

Die Narkose war schon mehrfach erneuert worden. Half sie überhaupt noch? Mir schien es nicht, ich hatte doch recht starke

Zweifel an der Wirksamkeit. Arg war dabei auch, daß ich jeweils unmittelbar nach dem Spritzen auf dem Rücken liegen mußte, mich auf keinen Fall auf die Seite drehen durfte, damit sich das Narkosemittel richtig verteilte. Dabei wurde dann jeweils der Blutdruck kontrolliert und das Fieber gemessen. Das eine sank dabei etwa im gleichen Verhältnis, wie das andere stieg, man war wohl recht beunruhigt, denn es hielt sich nun auch ständig ein Arzt bei uns auf.

Inzwischen war mal wieder Schichtwechsel, und wir erhielten die Hebamme zugeteilt, die mich »damals« – am Samstag – in Empfang genommen hatte. Mit ihr hatten wir Gelegenheit, sehr intensiv auch über das Baby zu sprechen, erörterten unsere Möglichkeiten im Falle einer wesentlichen Behinderung des Kindes: Wollten wir unser Kind dann womöglich gar nicht erst ansehen? Diesen Wunsch wollte man uns erfüllen, doch kamen wir überein, daß dies nicht unser Weg sein konnte.

Die Geburt ging gar nicht mehr voran. Ein dicker Stapel Papier vor dem Wehenschreiber konnte nur noch mit Wäscheklammern gebändigt werden, meine Beine waren von den vielen Narkosespritzen absolut taub (in der Ferse legte sich dieses Gefühl erst nach mehreren Monaten!), doch tat mir vor allen Dingen Wolfgang leid, der bei der »Anstaltskleidung« nur hölzerne Clogs in Größe 43 fand, während er mindestens Größe 46 gebraucht hätte. Er stand nun die ganze Zeit auf den drückenden Hölzern an meinem Bett und traute sich nicht, einfach auf Strümpfen zu gehen. Übrigens: die riesigen Füße hat er an seinen Sohn vererbt, wie wir bald feststellen sollten.

Durch das fehlende Fruchtwasser hatte das Baby eine so ungünstige Lage eingenommen, daß es jetzt bei jeder Wehe seine rechte Schulter an meinem Beckenknochen stieß. Schon für mich ein intensiver Schmerz, der auch durch die Narkose nicht gelindert wurde. Wie mußte sich das arme Baby da erst fühlen?

Ich versuchte es nun mit Lachgas, doch verursachte schon der Geruch der Gummimaske solche Übelkeit, daß ich mich übergeben mußte und total erschossen auf weitere Versuche verzichtete.

Mit der Zeit hatte sich der Wachstuchbezug des Bettes in Falten gelegt, eine davon drückte extrem stark auf meine rechte Seite. Dieses Übel konnte aber trotz zahlreicher Helfer nicht behoben werden, und so erinnerte mich eine durchgescheuerte Stelle noch einige Zeit an das Geschehen. Zum Trost trieb unsere Hebamme eine Apfelsine auf, deren einzelne Spalten ich auslutschen, nicht aber verspeisen durfte. Das war ein herrlicher Genuß!

Durch die Braunüle war meine linke Hand bereits aufs Doppelte angeschwollen, mir tat mein Baby immer mehr leid, doch zweifelte ich, ob ich überhaupt eines bekommen würde. Mein Fieber stieg weiter, müßig, noch mitzuzählen, wie oft untersucht, gemessen, Narkose verlängert und Katheter gesetzt wurden. Es war nun schon der nächste Morgen angebrochen, aber es konnte mich nun nicht einmal mehr die Musik aufmuntern, die wir uns fast durchgehend angestellt hatten. Merkwürdigerweise fand ich dennoch den Gedanken an den vergangenen Tag im Kreißsaal: Es war der 4. Oktober gewesen. Er hätte so gut als Geburtstag für unser Baby in »unsere Reihe« gepaßt, denn bisher war alles, was unsere Partnerschaft betraf, an einem Monatsvierten geschehen. Ich schalt mich aber augenblicklich töricht, denn kam es darauf an?

Unsere Hebamme verlängerte ihre Schicht, um uns einen weiteren Wechsel zu ersparen, und wohl auch, weil unsere nächtlichen Gespräche auch bei ihr ein gewisses Zusammengehörigkeitsgefühl geweckt hatten. Es erschien dann der Herr Professor und mit ihm wohl alles, was an Personal sonst noch verfügbar war. Die Untersuchungen waren mir nun unerträglich, und wegen meines Gesamtzustandes mußte man sich entschließen, die Geburt bei einem nur sieben Zentimeter weit geöffneten Muttermund zu beenden. Nun sollte auch noch eine Saugglokke in Aktion treten, doch ich war nur noch froh, daß endlich etwas geschehen sollte.

Die erforderlichen Vorbereitungen dauerten mir in meiner Erschöpfung durch strengste Sauberkeits- und Sterilitätsvorschriften wesentlich zu lange, doch lenkten sie mich auch etwas ab: Ein riesiger und sehr breiter Gürtel wurde mir – über meinem dicken Bauch verschränkt – angelegt, vier Krankenschwestern, an jeder Seite von mir zwei, hielten die jeweiligen Enden und stellten jeweils einen Fuß in die dafür vorgesehenen Schlaufen des Gürtels. Erschreckend große, ja riesige grüne Tücher wurden aus ihren sterilen Verpackungen gelöst und beinahe überall im Raum entfaltet, der Raum füllte sich mehr und mehr mit Menschen, von denen jeder eine genau zugeteilte Aufgabe zu erfüllen schien. Ich hatte inzwischen nur noch den Wunsch, endlich ganz in Ruhe schlafen zu können. An Mitleid mit meinem noch ungeborenen Kind, das sicher noch viel strapazierter war als ich, war inzwischen nicht mehr zu denken. Die Narkose schien nun auch überhaupt nicht mehr zu wirken. Der fast sinnenraubende Schmerz konnte sich doch gar nicht mehr steigern! Endlich aber waren die Vorbereitungen dann doch abgeschlossen, und man erklärte mir das Nötige: Beim Auftreten einer Wehe – zu beobachten für alle Beteiligten am Wehenschreiber – sollten sich die vier Schwestern um das Zusammenziehen des Gürtels kümmern (wie sich herausstellte, eine körperliche Schwerstarbeit, denn sie mußten ihr ganzes Gewicht in die Schlaufen werfen, und ich hatte »nur« nach Kräften zu pressen, den Rest würden die beiden Ärzte mit ihrem Preßluftgerät erledigen.

In all der Eile hatte man vergessen, Wolfgang in den Warteraum zu schicken, das ist sonst üblich, beim Einsatz der Saugglocke dürfen die Partner nicht mehr dabei sein (ich begriff nicht, warum). So war er nun dazu eingeteilt, mich so zu umarmen, daß ich meinen Hals nicht überdehnen konnte, sondern mein Kinn dicht auf die Brust drückte. Es tat mir sehr gut, mich dabei auch an seinen Arm klammern zu können. Es schien wohl nicht nur mir so, als ob die schwerste Arbeit von den Schwestern zu erledigen war. Der Weg ins Leben wurde meinem Knubbel schon sehr zur Hölle gemacht. Ob er es überhaupt überstehen konnte?

Die erste Wehe brachte gar nichts, die zweite verlief ähnlich, dann aber (war es nach der sechsten oder siebten Wehe? Ich weiß es nicht, habe bis heute nur das schnappende Geräusch der Schere beim Dammschnitt im Ohr) sehe ich einen verschmierten schwarzen Haarschopf über einem total zerknautschten Gesichtchen. Schnell die Augen zu, am Ende ist alles nur ein Traum, aus dem ich – wie schon so oft – erwache, ohne daß er zu einem glücklichen Ende kommt! Das weitere Geschehen erlebte ich dann wie ein Zuschauer, irgendwie ganz unbeteiligt, unwirklich. Soll das alles tatsächlich *mir* widerfahren? Die richtigen, aussagekräftigen Worte für meine Gefühle kann ich auch heute noch nicht finden, zu einmalig und intensiv war die ganze Situation.

Als nun der Kopf da war, trat unsere Hebamme in Aktion, die Saugglocke wurde abgeschaltet. Mit sicherem Griff zog sie das kleine Körperchen während der nächsten zwei, drei Wehen gänzlich heraus, sofort war es von vielen Leuten umringt, die es begutachteten. Das jammernde Bündel wurde mir dann, noch total verschmiert, aber in ein wärmendes Moltontuch gewickelt, auf meinen Bauch gelegt. Mein Kind! Ich wollte alle Zärtlichkeit dieser Welt in mein Streicheln legen, um es die Qualen vergessen zu lassen, um ihm zu zeigen, daß die Geborgenheit nun zwar eine ganz andere, aber eine ebenso intensive war. Zu dritt dürfen wir eine kurze »kleine Ewigkeit« miteinander verbringen, so absolut und intensiv wie in diesem Augenblick hatte ich noch nie zuvor gelebt! Ich wollte dem Winzling von unserem tiefen und gemeinsamen Glück vermitteln, damit er sein jämmerliches Klagen einstellen würde. Lieber Gott, hab Dank für diesen großen Schatz, den du uns anvertraut hast!

Nur zu schnell mußten wir wieder voneinander lassen, unser Sohn hatte erst die wichtigsten Untersuchungen hinter sich. Jetzt war der Kinderarzt da, mir war es mehr als wichtig, daß Wolfgang nun mitging, alles gut beobachtete, es durfte auf gar keinen Fall etwas Lebensbedrohliches übersehen werden!

Zeit zum Nachdenken blieb nicht, auch ich war wieder »dran«: Die riesige, fast doppelt große Nachgeburt wurde auf Vollständigkeit untersucht, doch blutete ich unverändert stark. Mit Nadel und Faden machte sich anschließend ein Doktor ans »Flicken«, ich erschauerte erneut beim Gedanken an den Dammschnitt, der zwar nicht zu spüren war, doch ein unvergeßliches Geräusch verursacht hatte. Von der Betäubung war nun natürlich nichts mehr vorhanden, und so versuchte ich ein ablenkendes Gespräch mit dem nähenden Arzt, erlebte dabei wenigstens nicht jeden der vielen Stiche gleich unangenehm. Ich fühlte mich total zerschunden, wollte eigentlich nur noch in Ruhe gelassen werden, zumal ich unser Baby in Wolfgangs Nähe gut aufgehoben wußte. Gleichzeitig war mir jedoch klar, daß an Schlaf nicht zu denken sein wird, zu intensiv waren die Ereignisse gewesen.

Das Nähen dauerte sehr lange, es zeigten sich immer mehr Risse, so auch am Muttermund (durch die Saugglocke oder doch durch den stattlichen Kopfumfang von 39 Zentimetern, den unser Achtpfünder aufweisen konnte). Das Baby wurde nun zurückgebracht, sauber verpackt, aber immer noch mekkernd. Tatsächlich, ich hatte mich vorhin nicht verguckt: Die breiten Hände mit den langen Fingernägeln waren wirklich so wie meine, nur viel, viel kleiner. Ich konnte mich gar nicht sattsehen. Es entstanden noch die ersten Fotos für die Geburtsanzeige, dann mußten wir drei uns voneinander trennen.

Nach einer Ruhepause im Kreißsaal, die dazu dienen sollte, eventuelle Komplikationen sofort zu entdecken und auch zu beheben, sollte ich gewaschen und umgezogen werden, um auf die Station verlegt werden zu können. Das wollte ich aber noch selbst machen. Nicht einmal bei mehreren vorangegangenen Operationen habe ich anschließend dafür die Hilfe anderer in Anspruch nehmen müssen! Und dann jetzt? Nein! Ich richtete mich also auf, hatte kaum Zeit, mich über ein sonderbares Rauschen im Kopf zu wundern, und wurde auch schon ohnmächtig. Wohl oder übel mußte ich mich nun doch waschen lassen, fühlte mich aber danach richtig frisch. Ich blutete noch immer sehr stark, machte darauf aufmerksam, bekam noch mehr Unterlagen und fiel im Zimmer erschöpft in die frischen Kissen.

Bald wankte ich mit einer Schwester zum Klo, hinterließ aber eine Blutspur . . ., wie Wasser lief es aus mir heraus. Die eilends herbeigerufene Ärztin drückte nicht eben sanft riesige Klumpen geronnenen Blutes aus meinem Bauch heraus, jede Berührung war nun schon entsetzlich für mich. Es fragte nun auch niemand mehr, ob ich mit irgend etwas einverstanden sei, im Gegenteil, ich empfand die folgenden Untersuchungen als regelrecht brutal. Unruhe unter dem Personal, dann fand ich mich in einem anderen Kreißsaal wieder und sollte für eine notwendige Ausschabung narkotisiert werden, was absolut unmöglich schien, da zunächst niemand einen Puls ermitteln konnte. Auch mein Blutdruck war nicht zu messen, und trotz zahlreicher Versuche an beiden Armen fanden die Ärzte keine Vene. Ich war zerstochen wie ein Fixer! Rechts und links saß jeweils ein Arzt, sie probierten abwechselnd, ich versuchte, zu scherzen: Wie gut, daß ich nicht noch mehr Arme habe . . . Galgenhumor? Ich blutete dabei weiter, wurde immer wieder untersucht und wollte doch am liebsten in einem Mauseloch verschwinden.

Dann endlich eine Vene! Da ich aber seit Samstag nichts mehr gegessen hatte, mußte ich zunächst noch Traubenzucker- und Kochsalzlösungen erhalten. Zu diesen beiden Infusionen lief alsbald eine dritte mit Blutplasma. Ich sehnte nun den Tiefschlaf der Vollnarkose herbei, doch wurde ich vom Klappern meiner eigenen Zähne wach: Einen so starken Schüttelfrost konnte es doch gar nicht geben. Weit und breit kein Mensch in Sicht, keine Klingel am Bett. Was war geschehen? Wo war ich, und wie konnte ich mich bemerkbar machen? Wie froh war ich, als Wolfgang zur Tür hereinkam. Auch ihm sah man an, daß er froh war, mich gefunden zu haben, hatte er mich doch auf der Station bereits vergebens gesucht. Nachdem er mehrere Decken besorgt hatte und mir Arme und Beine massierte, erinnerte ich mich wieder an das Wichtigste: *Wir* hatten einen Sohn!

Nun konnte ich mir auch die Erklärung für den anhaltenden Schüttelfrost anhören: Wegen der gebotenen Eile hatte man die Lösungen für die Infusionen direkt aus dem Kühlschrank holen müssen, an ein Anwärmen war nicht zu denken gewesen. Ob wohl wenigstens der Eingriff den erforderlichen Erfolg bringen würde? (Ich konnte noch mehrere Monate später nur mit Mühe und auf einem Gummiring sitzen, benötigte zahlreiche Hormonspritzen, hatte weiterhin Blutungen und noch heute andauernde Beschwerden.)

Zunächst konnte ich meine nun übervolle Blase noch immer nicht selbst entleeren, wurde ein letztes Mal katheterisiert. Endlich wieder im Zimmer, war ich dann so geschafft, daß ich nicht einmal mehr meinem Sohn ein wenig Tee füttern konnte. Wie schön war es, daß Wolfgang dableiben und diese Aufgabe an meinem Bett übernehmen konnte.

Mein Aufenthalt im Krankenhaus war nun natürlich länger als üblich, ich bekam noch Frischbluttransfusionen und erholte mich nur sehr langsam. Dennoch genoß ich die vielen Stunden, in denen ich meinen Sohn auf meinem Bauch schlafen hatte, und war froh, daß außer Wolfgang, der so oft und so lange wie möglich bei uns war, kein Besuch auftauchte.

Längst zu Hause, begann auch irgendwann wieder mein beruflicher Alltag, und das Problem entstand, wie ich alles unter einen Hut bringen konnte. Da saß ich nach einem anstrengenden und ereignisreichen Tag in meinem tollen Hotelzimmer und war so gar nicht mehr so stolz auf den Arbeitstag, an dem ich wieder deutlich merken konnte, wie mein Wissen gefragt war und beachtet wurde. Vielmehr sehnte ich mich nach dem vergnügten Brabbeln meines kleinen Sohnes, nach seinen warmen Ärmchen, die ich so gern um meinen Hals spürte. Dabei war er bei Wolfgang doch in den besten Händen, einen begeisterteren Vater konnte es nicht geben.

Bedingt durch unsere – ungewollte – Kinderlosigkeit, hat es sich im Laufe vieler Jahre fast zwangsläufig und ohne mein systematisches Vorgehen ergeben, daß sich mein Beruf, in den ich damals nur aus Verlegenheit hineingeschlittert war, zu meinem größten Hobby entwickelt hatte. Aus meiner zugegebenermaßen subjektiven Sicht heraus stimmt bei meinem Job auch wirklich alles: Die Arbeit macht Freude, ist abwechslungsreich und schafft Befriedigung, das Betriebsklima ist sehr gut, die Bezahlung fast noch besser. Dazu bringen Dienstreisen zusätzliche Anregungen, Gelegenheit, Reisebekanntschaften auch mal zwischendurch zu treffen, und nicht zuletzt auch die Möglichkeit zur persönlichen Entwicklung. Ja, es gab wirklich nichts auszusetzen.

Noch während meiner Schwangerschaft war mir völlig klar, daß ich das alles in keinem Fall aufgeben wollte, schließlich gab es unterschiedliche Unterbringungsmöglichkeiten, und dann hatte ich ja auch einen Partner, der gewillt war, auch die Versorgung unseres Nachwuchses zu übernehmen. Warum sollte das also nicht klappen? Während meines Mutterschaftsurlaubes wurde mir dann immer deutlicher, daß mir nichts, aber auch gar nichts auch nur halbwegs dazu geeignet erschien, meinen kleinen Spatzen zu versorgen. Außerdem merkte ich schon ohne Arbeit von Tag zu Tag mehr, daß ich völlig ausgelastet war, nicht einmal mehr zu meinen eigenen Interessen kam, vor lauter »Gefordertsein« sogar schon meine Partnerschaft hintanstellte. Da mein Haushalt bereits total technisiert war, ließ er sich kaum mehr effektiver organisieren. Wie sollte das also weitergehen, wenn ich wieder arbeiten mußte? Die Hoffnung, daß sich mit steigenden Kräften schon alles einspielen würde, schwand von Tag zu Tag mehr.

Zunächst suchten wir einen Platz für den Spatzen. Ich hatte hier meine Fühler schon frühzeitig ausgestreckt, mich in zehn Krippen angemeldet und Kontakt zu mehreren Tagesmüttern aufgenommen. Am liebsten wäre uns eine Tagesmutter gewesen, doch zerschlug sich auch hier die letzte Möglichkeit, noch bevor sie richtig begonnen hatte, wobei wir uns unsere Entscheidung nicht leichtgemacht hatten.

Wir besprachen oftmals und ausführlich unsere neue Situation, und bald war mir klar, daß mir mein so heißgeliebter Job gar nicht mehr so wichtig war, im Gegenteil: Ich erkannte noch rechtzeitig und sehr deutlich, daß es außer meiner Partnerschaft nur noch eine wichtige Sache in meinem Leben gibt, nämlich meinen Sohn. Alles richtig und den jeweiligen Bedürfnissen entsprechend unter einen Hut zu bringen ist – zumindest mir – absolut unmöglich! Wir waren uns einig darüber, daß ich jedoch mindestens so lange arbeiten gehe, bis meine ausgezeichnete betriebliche Altersversorgung gesetzlich garantiert war, das würde in einem knappen Jahr sein. Gerade noch zeitig genug zum Arbeitsbeginn fanden wir dann einen Krippenplatz, den wir mit gemischten Gefühlen annahmen.

Völlig wider Erwarten ließ es mein Arbeitgeber dann zu, daß

ich – befristet für zwölf Monate – an vier Wochentagen nur je fünf Stunden arbeitete. Gepaart mit der Tatsache, daß wir bei der Krippe einen so guten Griff taten, wie wir es uns niemals erträumt hätten, erschien uns das wie ein Wunder.

Zum Schluß noch eine Anmerkung: Das so reibungslose Funktionieren unserer Familie liegt in jedem Fall zum größten Teil an meinem ganz idealen Partner, mit dem unser Sohn nicht nur *den* begeisterten Vater schlechthin, sondern auch ich einen äußerst verständnisvollen Ehemann habe. Wirklich optimal! Hätte sich unsere Beziehung in all den vorangegangenen Jahren der Zweisamkeit nicht so intensiv gefestigt, hätte sie die Belastung, die unser Wunschkind trotzdem (oder gerade weil es ein Wunschkind war?) für uns beide bedeutete, gewiß nicht überstanden.

Wie tun mir all diejenigen Leute leid, die ihre Pflichten nicht unter so idealen Bedingungen erfüllen können, und ich bewundere sie sehr, denn schon ich fühle mich oft am Rande meiner Kräfte und Möglichkeiten. Oftmals erschrecke ich über mich selbst und darüber, wie wenig von mir aus der Zeit vor meiner Schwangerschaft übriggeblieben ist, nämlich fast gar nichts. Ich kann mein Leben wohl wirklich in die Zeit davor und in die Zeit danach einteilen. Nie hätte ich mir das träumen lassen.

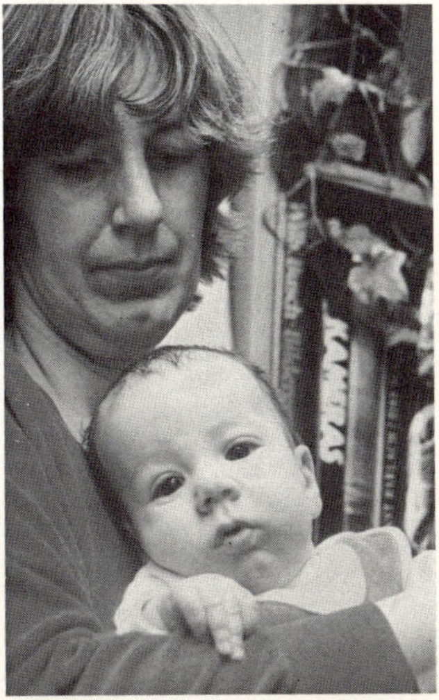

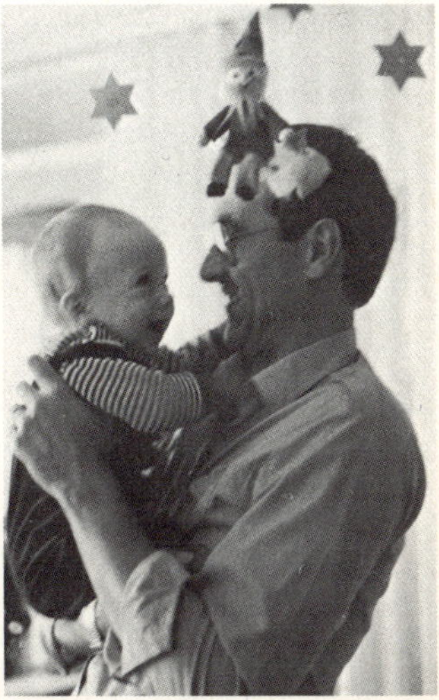

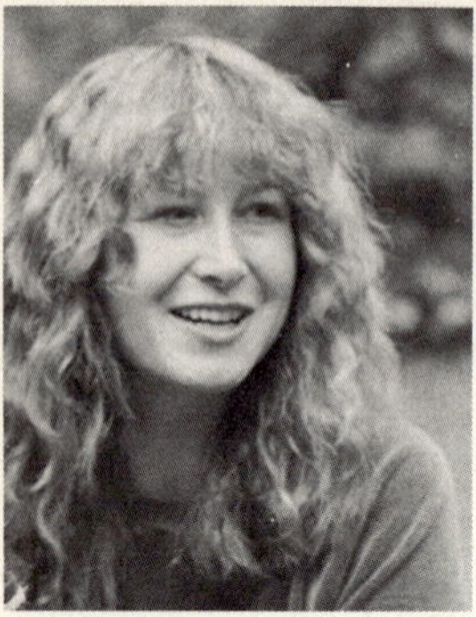

Arnhild, 1949 in Wetzlar geboren. Lina war mein erstes Kind, ich bekam sie mit 29 Jahren, zwei Jahre später meinen Sohn Florian, was nicht ohne Probleme für Lina war. Ich bin Technische Assistentin, mein Mann arbeitet im gleichen Beruf. Unbezahlt beurlaubt, kann ich mich ganz meinen Kindern widmen.

Peter und ich lebten schon sieben Jahre zusammen, als wir uns entschlossen, zu heiraten. An Kinder dachten wir damals noch lange nicht. Erst drei Jahre später fühlten wir uns reif, die Verantwortung für ein Kind zu übernehmen. Unsere Beziehung hatte schon einige Krisen gut überstanden. Wir waren bereit für das große Abenteuer. Wir nahmen uns vor, unsere Kinder, zwei sollten es sein, so zu erziehen, daß durch sie die Welt ein Fünkchen menschlicher wird. Wie so etwas funktioniert, darüber machten wir uns damals noch keine Gedanken. Wir waren viel zu sehr mit Schwangerschaft und Geburt beschäftigt.

Als ich merkte, daß ich schwanger war, überkam mich ein ausgesprochen euphorisches Gefühl. Ich schwebte ständig auf Wolken. Alle positiven Bezeichnungen wie »frei«, »stolz«, »glücklich«, »selbstbewußt«, »aktiv« waren treffend für meinen Zustand. Die kleinen Anflüge von Übelkeit registrierte ich mit Freude. Ab dem vierten Schwangerschaftsmonat besuchte ich die Schwangerengymnastik. Ich ernährte mich sehr bewußt und horchte ständig nach innen. Schon während der Schwangerschaft fühlten wir uns als Familie und führten lange Gespräche mit »Murkel«.

Je näher der Geburtstermin rückte, um so größer wurden meine Sorgen um das Kind. Mein Bauch war nicht so gewachsen, wie ich es erwartet hatte. Noch im achten Monat konnte ich meinen Zustand spielend verbergen, was gar nicht in meinem Interesse lag. Neidisch sah ich auf all die dicken Schwangerenbäuche, von denen es plötzlich nur so zu wimmeln schien. Mein Frauenarzt, der mich bis dahin immer beruhigt hatte, wurde nervös und verlangte eine sofortige Ultraschalluntersuchung. Die ergab nichts Negatives. Trotzdem blieb ich beunruhigt.

Zum Geburtstermin untersuchte mich mein Arzt, stellte fest, daß der Muttermund noch geschlossen war und wollte eine Fruchtwasserspiegelung vornehmen. Ich wußte von einer Freundin, wie höllisch weh die gewaltsame Öffnung des Muttermundes tut. Darum lehnte ich die Untersuchung ab. Trotzdem versuchte mein Arzt, den Eingriff vorzunehmen. Ich konnte dem nur dadurch entgehen, indem ich vom Untersuchungsstuhl aufstand. Mein Arzt warf mir Verantwortungslosigkeit meinem Kind gegenüber vor und machte mit Rotstift eine Eintragung in meinem Mutterpaß: »Patientin verweigert die Amnioskopie«. Zwei Tage später, bei der Untersuchung im Krankenhaus, war mein Muttermund offen, und die Untersuchung konnte problemlos durchgeführt werden. Es war auch alles in Ordnung.

Ich hatte mich für eine natürliche Geburt entschieden, ohne Einleitung und ohne Medikamente. Als der Geburtstermin knapp eine Woche überschritten war, wurde mir vom Krankenhaus eine Einleitung nahegelegt. Ich blieb standhaft und wartete weiter. Dann endlich, eineinhalb Wochen nach dem Termin, spürte ich die ersten Wehen.

Zuerst war es nur ein Hartwerden des Bauches, ohne große Schmerzen. Nach etwa drei Stunden wurden die Wehen heftiger und kamen auch regelmäßig alle zehn Minuten. Wir warteten, bis die Wehen alle drei Minuten kamen und ich es kaum noch vor Schmerzen aushalten konnte. Meine Wirbelsäule wurde bei jeder Wehe gefoltert, und an richtiges Atmen war nicht zu denken. Im Krankenhaus wurde ich an einen Wehenschreiber angeschlossen. Schlagartig hörten meine Wehen auf. Man bot mir den Wehentropf an. Ich lehnte dankend ab und ging wieder nach Hause.

Dieser Vorgang wiederholte sich dreimal. Immer wenn ich im Krankenhaus war, verschwanden meine Wehen, kaum hatte ich das Gebäude verlassen, setzten sie voll wieder ein. Ich denke, es hat mit meiner Abneigung gegen Krankenhäuser zu tun. Eigentlich wollte ich mein Kind zu Hause entbinden, habe mich aber von Freunden überzeugen lassen, daß unsere Wohnverhältnisse für eine Hausgeburt nicht geeignet wären. Wir hatten damals nur eine kleine Wohnung mit eineinhalb Zimmern – und zwei Katzen. Die hygienischen Voraussetzungen schienen nicht gegeben.

Nach dem dritten Versuch blieben die Wehen endlich stabil. Es waren inzwischen etwa 19 Stunden vergangen. Peter wollte bei der Geburt dabei sein. Während ich für die Geburt vorbereitet wurde (Schamhaare rasiert und Einlauf), durfte er nicht bei mir sein. Gerade da hätte ich ihn am dringendsten gebraucht. Die Wehen überrollten mich fast ohne Pause. Der Einlauf war die reinste Tortur. Ich saß auf dem Klo und dachte, mich zerreißt es! Duschen sollte ich auch noch, und dabei wurde ich völlig allein gelassen. Die Hebamme war mit den Worten verschwunden: »Wenn Sie hier mit allem fertig sind, gehen Sie hier den Gang entlang zum Kreißsaal.«

Ich wankte zum Kreißsaal, durch die falsche Atmung hatte ich schon Kribbeln in den Fingerspitzen. Von der Hebamme hörte ich spöttisch: »Na, Sie wollten ja unbedingt Ihre natürliche Geburt!« Nach schier endlosem Warten kam Peter. Wir erkannten uns beide nicht mehr wieder. Er hatte eine sterile Papierverkleidung an, und ich war nur noch ein Häufchen Elend. Ich hatte Schüttelfrost, daß mir die Zähne klapperten. Peter berichtete, daß man ihn noch mal nach Hause schicken wollte, weil es bei mir noch so lange dauern sollte. Der Muttermund war erst wie ein Fünfmarkstück groß geöffnet. Und das nach so langer Zeit! Bis dahin hatte ich alle Medikamente standhaft abgelehnt, aber mein Zustand wurde unerträglich, so daß ich mich zu einer Muttermundspritze entschloß.

Die Hebamme versicherte mir, daß die Schmerzen im Rücken dann erträglicher würden. Sie pries mir noch einmal die Vorteile der Rückenmarkspritze an, aber so weit wollte ich dann doch nicht gehen. Die Fruchtblase wurde geöffnet, und die Spritze wirkte sehr schnell. Ich konnte wieder die erlernten Atemübungen anwenden, der bohrende Schmerz im Rücken hatte etwas nachgelassen. Außerdem durfte ich mich auf die Seite drehen. Bis dahin hatte ich immer auf dem Rücken gelegen und war am Wehenschreiber angeschlossen.

Wir waren wieder allein. Es war Sonntagnacht, und außer uns war keine weitere Geburt zu betreuen. In diesem Krankenhaus machte man vorwiegend programmierte Geburten. Ich lag jetzt zweieinhalb Stunden im Kreißsaal, aber es kam mir wie eine Ewigkeit vor.

Eine Viertelstunde nach der Spritze veränderten sich die Wehen plötzlich. Das mußten die Preßwehen sein. Ich hatte das Gefühl, als müßte ich ganz dringend auf die Toilette. Peter holte schnell die Hebamme aus dem Nebenzimmer. Die kam ganz gemächlich, ach was, das kann noch gar nicht so weit sein ... und dann konnte sie schon den Kopf sehen!

Sie rief die Ärztin und hatte bereits die Schere für den Dammschnitt in der Hand, und nur mein entschiedenes Nein verhinderte den Schnitt. Nach drei Preßwehen war Lina geboren! Ich bin noch nicht einmal gerissen. Peter und ich, wir lagen uns weinend in den Armen. Schmerzen und Angst waren wie weggewischt, und übrig blieb das reine Glück! Noch heute muß ich weinen, wenn ich Geburten sehe. Es ist ein Gefühl, das ich nicht mit Worten beschreiben kann.

Da lag sie nun, unsere kleine Lina, und wir liebten sie auf den ersten Blick. Sie war wirklich winzig, 47 Zentimeter groß, und wog noch nicht einmal fünf Pfund. Die Hebamme sprach auch gleich von einer dicken Milchflasche, die das Kind jetzt ganz dringend brauche. Ich wollte mein Kind aber stillen. Neun Monate hatte ich mich schon darauf gefreut und mich darauf vorbereitet. Ich bestand darauf, daß ich Lina noch im Kreißsaal anlegen durfte. Und sie saugte wie ein Weltmeister!

Nach einiger Zeit wurden wir auf die Station gefahren, und Lina wurde ins Kinderzimmer gebracht. Ich war erstaunt, denn mir war Rooming-in zugesagt worden. Wegen Überbelegung sei das nicht möglich, wurde mir erklärt. Nun wurde mein kleines Mädchen in den krankenhausüblichen Vierstundenrhythmus zum Trinken gezwungen. Beim Stillen half mir niemand, und ich erinnere mich noch genau, wie Lina einmal hingebungsvoll saugte und saugte. Ich war ganz glücklich. Endlich hatte es geklappt. Nach zwanzig Minuten schlief sie erschöpft ein, und ich sah zu meinem Schrecken, daß sie nicht die Brustwarze, sondern den Warzenhof erwischt hatte. Es bildete sich ein großer Bluterguß. Natürlich hatte sie wieder einmal kein Gramm Milch zu sich genommen, und meine Angst, sie könnte verhungern, wuchs. Ein Tag mit fünf Mahlzeiten war vergangen, und ich war verzweifelt.

Um das Stillen hatte ich mir nie Gedanken gemacht. Es war für mich das Natürlichste von der Welt, und nun das! In meiner Not versuchte ich sogar, Lina die Flasche zu geben, die ja routinemäßig zu jeder Mahlzeit serviert wurde. Aber Lina lehnte den Nuckel total ab. Sie kniff die Lippen zusammen, was von den Kinderschwestern als Trinkschwäche bezeichnet wurde. Am nächsten Tag erklärte mir der Kinderarzt des Hauses, Lina hätte in der kurzen Zeit 250 Gramm abgenommen, und es bestehe akute Lebensgefahr. Ich mußte mich sofort entscheiden. Lina sollte in einer Kinderklinik künstlich ernährt werden, bis sie das Normalgewicht wieder erreicht hätte. Ich war am Ende – meine Nerven machten nicht mehr mit. Ich gab meine Einwilligung und ließ mich am nächsten Tag entlassen.

Wir besuchten Lina zu jeder Mahlzeit. Ich hatte immer noch nicht aufgegeben, sie zu stillen. Das war aber nicht möglich. Sie lag an Schläuchen angeschlossen und wurde durch eine Kopfsonde mit Flüssigkeit versorgt. Wir besorgten uns eine elektrische Milchpumpe und verwarteten die Zeiten zwischen den Mahlzeiten in umliegenden Cafés. Ich wollte ihr wenigstens abgepumpte Muttermilch zukommen lassen.

Wenn ich heute an diese Zeit zurückdenke, kommt sie mir wie ein böser Alptraum vor. Es gab keine Stunde, in der ich nicht geweint hätte, und ich hatte das Gefühl, nie wieder lachen zu können. Durch den Streß und die Aufregung hatte ich keinen Milcheinschuß, auf den ich doch so dringend wartete. Die paar Tropfen, die ich mit der Pumpe aus meinem Busen quetschte, habe ich dann auch noch verschüttet, weil ich so zittrige Hände hatte. Es war wirklich katastrophal! Vier Tage haben wir das mitgemacht.

Als wir dann erfuhren, daß Lina nichts weiter fehlte als Pflege und acht Mahlzeiten rund um die Uhr, nahmen wir sie noch am selben Tag mit nach Hause. Der hohe Gewichtsverlust, der zu ihrer Einweisung in die Kinderklinik geführt hatte, stellte sich nämlich als Wiegefehler heraus. Sie hatte lediglich 25 Gramm abgenommen, ganz normal für ein Neugeborenes. Trotzdem wurden erst einmal die routinemäßigen Blut- und Röntgenuntersuchungen durchgeführt. Man könnte ja vielleicht doch noch was finden ...

Wir waren überglücklich, unser Kind endlich zu Hause zu haben. Doch jetzt begann erst der richtige Streß! Alles, was mir vor der Geburt als selbstverständlich und natürlich erschien, wie die Pflege und das Stillen eines Babys, wurde zu einem Problem. Wir hatten einen genauen Fütterungsplan von der Klinik mitbekommen. Lina sollte eine Spezialmilch erhalten, die langsam von einer gängigen Milchsorte ersetzt werden sollte. Das Stillen wollte ich immer noch nicht aufgeben und wurde darin auch sehr von Peter unterstützt. Lina bekam also alle drei Stunden Muttermilch (kaum zu wiegen) und zwei verschiedene

Kunstmilchsorten. Vor und nach dem Stillen mußte ich sie wiegen, denn ich mußte ja wissen, welche Menge an Kunstmilch sie noch brauchte. Die normalen Haushaltswaagen sind aber so ungenau, daß Lina nach dem Stillen oft weniger wog als vorher. Ich war dem Wahnsinn nahe. Hätte Peter nicht so unerschütterlich an mich und meine Stillfähigkeit geglaubt, ich hätte den Versuch abgebrochen. Im Laufe von vier oder fünf Wochen steigerte sich meine Milchproduktion, und eines Nachts geschah das Wunder. Ich bekam den richtigen Milcheinschuß, mit schmerzhaft prallem Busen und tropfender Milch! Ich ließ die Flaschennahrung ganz weg, und Lina wurde satt. Ich konnte voll stillen, und das weit über ein Jahr lang.

Als Lina zweieinviertel Jahre alt war, wurde Florian geboren. Die Schwangerschaft lief so nebenher. Ich hatte gar nicht die Zeit, mich so intensiv um meinen Bauch und das kommende Baby zu kümmern wie noch bei der ersten Schwangerschaft. Es lief alles normal und wie ich es schon kannte. Aber an den Bewegungen merkte ich, daß da ein anderer Typ Mensch in mir wuchs. Lina hat immer sehr stark gestrampelt und getreten, während Florian mehr streichelnde Bewegungen machte.

Auch während dieser Schwangerschaft habe ich Gymnastik und zusätzlich Schwangerenschwimmen betrieben. In den ersten drei Monaten ging es mir miserabel. Ich litt unter starker Übelkeit und Depressionen. Florian war ein Wunschkind wie Lina. Warum ging es mir so schlecht? Lehnte ich ihn unbewußt ab? Oder war der Zeitpunkt zu früh gewählt? Tatsache war, daß Lina ein schwieriges Kind war, das mich voll und ganz in Anspruch nahm. Ich hatte Angst davor, daß sie zu kurz kommt, wenn das Baby erst einmal da wäre. Ich nahm mir fest vor, sie nicht zu vernachlässigen.

Und dann kam der Tag der Geburt, genau zum richtigen Termin. Gegen acht Uhr abends setzten die Wehen ein. Ich verständigte meine Hebamme, denn dieses Kind sollte zu Hause geboren werden. Die Hebamme riet mir zu einem Spaziergang, und dann sollte ich mich noch einmal melden. Wir machten uns also auf den Weg. Alle zehn Meter blieben wir stehen, weil eine Wehe begann. Peter massierte mir den Rücken. Je mehr Druck er ausübte, desto angenehmer war es mir. Schließlich bat ich ihn, mir richtig ins Kreuz zu schlagen. So hatte ich am meisten Erleichterung.

Wir waren etwa eine halbe Stunde unterwegs, dann wollte ich nur noch nach Hause und in die heiße Badewanne, um mich zu entspannen. Das wirkte Wunder. Die Wehen spürte ich nur noch am Hartwerden des Bauches. Meine Schmerzen waren weg. Ich registrierte eine Wehenfolge von einer halben Minute Abstand. Als ich nach einer halben Stunde die Wanne verließ, spürte ich die erste Preßwehe. Während ich mich abtrocknete, telefonierte Peter mit der Hebamme. Bei der zweiten Wehe warf ich mich aufs Bett, und Peter kam gerade noch rechtzeitig, um unseren Sohn aufzufangen!

Zwanzig Minuten später war dann auch die Hebamme da. Ihr blieb nichts weiter übrig, als uns zu gratulieren. Florian nuckelte schon zufrieden an meiner Brust. Auch ihn habe ich weit über ein Jahr gestillt.

Meine guten Vorsätze, Lina nicht zu kurz kommen zu lassen, habe ich leider nur sehr unvollkommen einhalten können. Florian brauchte von Anfang an sehr wenig Schlaf und hat mich sehr in Anspruch genommen. Lina war stark an ihrem Bruder interessiert. Sie ließ ihn keine Sekunde aus den Augen, machte überall mit und wollte an allem teilhaben. Dabei waren ihre Gefühle durchaus nicht immer freundlicher Natur. Blitzschnell wandelte sich Freude in Eifersucht, und was eben noch ein Küßchen werden sollte, wurde zu einem Biß bis aufs Blut. Ich konnte die beiden keinen Augenblick lang ohne Aufsicht lassen. Ihre Attacken kamen aus heiterem Himmel und so schnell hintereinander, daß ich Florian oft nur dadurch retten konnte, indem ich Lina von ihm wegriß oder sie schlug.

Die Gewissensbisse nach solchen Aktionen quälten mich sehr. Ich versuchte, mit Lina zu reden, aber ohne Erfolg. Ihre Gefühle gingen mit ihr durch, ich war machtlos. Das einzige, was ich tun konnte, war, das Baby vor ihr zu schützen.

Dabei liebte Lina ihren Bruder sehr. Sie spielte mit ihm, brachte ihm ihre Kuscheltiere und streichelte ihn, um dann urplötzlich über ihn herzufallen. Manchmal kam sie aus einem anderen Zimmer gerannt, nur um ihn zu beißen. Ich war verzweifelt. Lina hatte sich so verändert. Sie merkte, daß ihre Aggressionen gegen Florian bei mir auf totale Ablehnung stießen. Sie begann mit autoaggressiven Handlungen. Sie zerkratzte sich das Gesicht, die Hände, die Beine bis auf's Blut. Ich konnte gar nicht so schnell Pflaster kleben, wie sie sich neue Stellen aufkratzte. Sie war manchmal nicht mehr ansprechbar und nur noch mit ihrer Pulerei beschäftigt. In dieser Situation suchten wir eine Erziehungsberatung auf. Es tat gut, mit einem Menschen zu reden, der nicht gleich die Stirn runzelte, wenn ich von unseren Schwierigkeiten erzählte, der verstand, daß ich die Nerven verlor.

Inzwischen sind wir über den Berg. Florian ist so groß, daß er sich gegen Lina wehren kann. Ich brauche nicht mehr so oft einzugreifen. Linas Autoaggressionen sind völlig verschwunden, und wenn ich die beiden jetzt sehe, bin ich froh, daß sie sich haben.

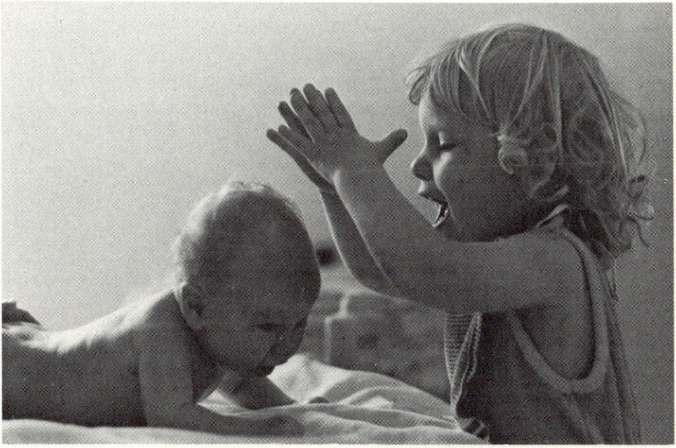

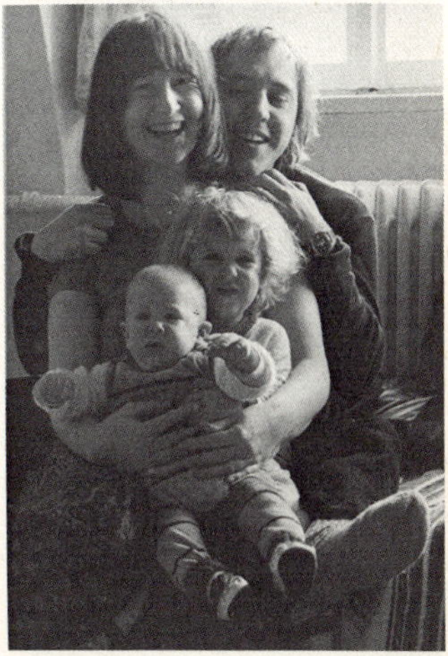

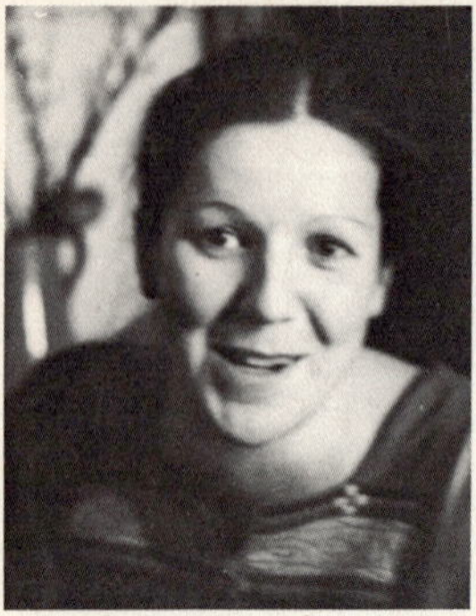

Christiane, 1955 in Michendorf geboren.
Ich lebe mit meinem Mann Ewald in der DDR. Ich habe Wirtschaftskaufmann gelernt und dann in der Produktion im Schichtdienst am Band gearbeitet. Nach ein paar Jahren begann ich ein Ingenieurstudium der Elektronik, das ich erfolgreich beendete. Nach der Geburt unserer Tochter Nora blieb mein Arbeitsplatz ein Jahr erhalten. Dann begann ich wieder zu arbeiten, und Nora kam in die Krippe. Ewald arbeitet im selben Betrieb wie ich.

Über das Thema »Kind« ist bei uns eigentlich nie so richtig gesprochen worden. Wir waren zwar nicht gegen Kinder, aber selber ein Kind zu haben stand bei uns noch irgendwie in weiter Ferne, auch als wir schon verheiratet waren. Hinzu kam, daß ich studierte und Ewald bei der Armee war. Ich selber hatte auch gar kein Bedürfnis, schon Mutter zu sein, obwohl ich mir oft anhören mußte, daß es doch nun langsam Zeit wäre, in unserem Alter! Eigentlich waren wir auch schon fast Außenseiter, denn es ist ja üblich, daß wenn geheiratet wird, auch gleich die Kinder kommen. Manchmal ging uns das alles schon ganz schön auf die Nerven. Dabei war es doch ganz toll so, wir hatten eine Wohnung, waren viel unterwegs, kurz, wir konnten machen, was wir wollten.

Irgendwann bekam ich dann doch Lust, ausgelöst von meiner Umgebung. Plötzlich bekamen viele Bekannte von mir Babys. Auch mit Doris unterhielten wir uns über das »Kinderkriegen«, und wir waren begeistert. Natürlich klappte es nicht gleich, trotz Temperaturmessen und allem. Ich war dann auch ein paar Mal beim Arzt. Wir lebten und liebten in der Zwischenzeit aber locker weiter, bis der Zufall es dann wollte! Ich habe es auch erst gar nicht so richtig mitbekommen, daß ich schwanger war. Im dritten Monat erst bin ich zum Arzt gegangen. Von nun an änderte sich dann bei uns einiges.

Während meiner Schwangerschaft ging das eigentlich noch

ganz gut, ich habe meinen Tagesablauf und meine Gewohnheiten kaum zu ändern brauchen. Ich konnte noch bis zum Schluß alles machen, was ich vorher auch gemacht hatte. Natürlich änderte ich meine Ernährung, und der Alkohol fiel auch flach. Als unsere Nora dann aber da war, mußte sich zwangsläufig vieles ändern. Mit dem Umherreisen und abends Weggehen war es nun vorbei. Aber es ist toll, ein Kind zu haben.

Ewald ist ein großartiger Vater, und sehr stolz auf seine Nora.

Endlich hatte ich einen Termin bei meiner Ärztin! Seit drei Monaten Ungewißheit wußte ich es jetzt genau: Ich bin im dritten Monat schwanger. Ich habe es die ganze Zeit für mich behalten, wie ein Geheimnis. Ewald ahnte es aber, glaube ich, trotzdem. Ich wollte mir doch ganz sicher sein, es sollte für ihn eine Überraschung werden.

Die Untersuchung bei der Ärztin stellte ich mir zwar ganz anders vor, aber das Wichtigste für mich war, daß meine Schwangerschaft festgestellt wurde. Das Ganze lief sehr unpersönlich ab, ich bekam eine Überweisung zur Schwangerenberatungsstelle. Es ging alles sehr schnell. So kam ich erst wieder an der Bushaltestelle auf den Gedanken, mich zu freuen! Ich lief zur nächsten Telefonzelle, um Doris anzurufen. Wir jubelten beide. Danach rief ich meine Mutter an. Ich wußte jetzt gar nicht, wohin mit meiner Freude. Ewald war noch in der Arbeit, also ging ich erst einmal nach Hause. Zwei Tage später kamen Doris, Heinz und Daphne, und wir begossen meine Schwangerschaft mit Sekt. Doris brachte mir noch ein paar tolle Bücher über Schwangerschaft und Geburt mit, die mir noch gute Dienste leisten sollten.

Jetzt kamen einige Tage, in denen mir mein Zustand erst richtig bewußt wurde. Wir hatten gejubelt, gefeiert, getrunken und erzählt. Nun war erst einmal mein Kind an der Reihe. Eigentlich hatte ich mir das Schwangersein doch ganz anders vorgestellt, denn mir war weder schlecht, noch hatte ich irgendwelche anderen Beschwerden. Der bewußte »Heißhunger« auf irgendwelche Speisen machte sich bei mir auch nicht bemerkbar. Vielleicht war das alles mit ein Grund, warum ich nicht so recht an meine Schwangerschaft glauben wollte, ehe sie mir der Arzt bestätigt hatte.

Einige Wochen sind vergangen. Ich hatte jetzt endlich einen Termin zur ersten Schwangerenberatung. Im Warteraum saßen schon sehr viele schwangere Frauen, es war warm und eng, die

Luft konnte man fast schneiden, am liebsten wäre ich wieder gegangen. Keine der Frauen sagte ein Wort, und ich auch nicht. Ich wartete also erst einmal ab. Die Untersuchung verlief auch hier routinemäßig und schnell. Die Ärztin war jedoch sehr nett, nur mußte man eben alles, was man wissen wollte, erfragen. Nach höchstens fünf Minuten ist man aus dem Sprechzimmer wieder draußen. Vor der Untersuchung bei der Ärztin mußte ich zum Wiegen, Blutdruckmessen und ins Labor. Alles dauerte sehr, sehr lange, bei manchen Untersuchungen über drei Stunden. Warten, warten, warten ... Anfangs dachte ich immer, ich wäre was Besonderes, mit meinem noch nicht sichtbaren Bauch. Ich war es aber nicht, denn da waren viele, fast zu viele. Alle schauten stumm und blöd, unnahbar, ich ärgerte mich richtig, traute mich aber auch nicht, den Anfang zu machen und ein Gespräch zu beginnen. Vielleicht ändert sich das noch beim nächsten Mal. Ich werde dann auch fragen, ob Ewald mitkommen darf.

Bei der zweiten Schwangerenberatung mußte ich von 8.00 bis 11.30 Uhr warten; dabei kann einem alles vergehen. Schön war aber, daß ich zum ersten Mal die Herztöne unseres Kindes gehört habe. Das war unheimlich aufregend, ein tolles Gefühl! Wir sind nach Aussage der Ärztin beide gesund, auch die Laborwerte sind alle in Ordnung. Ich bekam noch den Hinweis, auf mein Gewicht zu achten, habe auch wirklich ein bißchen zu viel zugenommen. Es waren wieder nur drei Minuten, die ich im Sprechzimmer war. Es ging alles so schnell, daß ich alle Fragen, die ich stellen wollte, vergessen hatte. Es wird von der Ärztin nicht mehr Zeit eingeplant. Wenn man die vielen schwangeren Frauen sieht, ist es eigentlich kein Wunder. Was mich noch mehr gestört hat, waren wieder die anderen Frauen. Es waren andere als beim letzten Mal, doch nicht eine machte ein freundliches Gesicht. Es war, als ob sie alle leiden würden! Ich fand einfach keinen Kontakt, sie versteckten sich alle hinter ihren Rüschen und Blümchenkleidern.

Ich habe in der letzten Zeit häufig Rücken- und Bauchschmerzen, glaube auch, irgendein Tief zu haben. Ewald scheint auch recht gleichgültig zu sein, manchmal wünsche ich mir, er würde sich mehr um mich kümmern. Ein anderes Mal möchte ich lieber ganz alleine sein, ich weiß selber nicht, warum. Vielleicht mache ich mir auch zu viele Gedanken – aber kann man sich überhaupt zu viele Gedanken machen? Eigentlich kann ich an gar nichts anderes mehr denken als an mein Kind. Ich muß mich aber doch auch mit noch anderen Dingen beschäftigen. Es ist ja doch noch ganz schön lange bis zur Geburt. Es sind wieder einige Wochen vergangen, und mir geht es auch wieder wesentlich besser. Heute war wieder Schwangerenberatung. Nach Aussage der Hebamme soll unser Kind ziemlich groß sein. Und es ist gesund. Mein Gewicht konnte ich prima halten, überhaupt geht es mir wunderbar. Heute hat das Kind mächtig gestrampelt, ein irres Gefühl! Ewald konnte es auch spüren, es war richtig aufregend. In der Poliklinik war ein Vortrag über das »Verhalten im Kreißsaal«. Ich erfuhr leider nichts Neues, ich hatte ja auch schon sehr viel gelesen. Erschreckend für mich war, wie die Hebamme, die den Vortrag hielt, die »tolle« Technik im Kreißsaal anpries. Sie sagte dann noch, daß sie sich eine Geburt ohne Technik gar nicht mehr vorstellen könnte, man könne eben stolz darauf sein. Zur Überwachung der kindlichen Herztöne werde bei so gut wie allen Geburten eine spiralförmige Elektrode in den Kopf des Babys »geschraubt« ... Alles für das Wohl von Mutter und Kind! Auch Wehenschreiber und Wehentropf gehörten zur Tagesordnung. Der Dammschnitt werde vorsorglich bei jeder Frau durchgeführt. Der Vortrag hatte mir die Freude auf die Geburt ganz schön verdorben.

Ich entschloß mich, zur Gymnastik zu gehen. Bis zum vierten Monat war ich mit meiner Freundin immer noch zur normalen Gymnastik gegangen. Nun ging ich zum ersten Mal zur Schwangerengymnastik. Diese wird von Physiotherapeutinnen des Krankenhauses durchgeführt. Sie wechseln oft, was ich nicht so gut finde. Es kommen unheimlich viele Frauen. Das Ganze fand in einem viel zu kleinen Raum statt. Wir saßen fast übereinander. Ansonsten fand ich es ganz gut: Uns wurden die wichtigsten Atemtechniken beigebracht und viele Übungen. Zwar findet die Gymnastik zweimal wöchentlich statt, wir wurden aber gebeten, doch nur einmal zu kommen, da die Veranstaltungen zu gut besucht seien und es viel zu wenig Platz gebe. Es wurde uns geraten, die Übungen doch oft zu Hause zu wiederholen. Auch hier, bei der Gymnastik, konnten also keine großen Gespräche stattfinden.

Die folgende Zeit verlief eigentlich recht problemlos, alle sechs Wochen mußte ich zum Arzt, ich ging weiter arbeiten und hatte keinerlei Beschwerden.

Dann mein letzter Arbeitstag! Die Zeit verging, fand ich, sehr schnell, nun sollten es nur noch sechs Wochen bis zur Geburt sein, ich konnte es mir kaum vorstellen. Nun begannen also die spannenden sechs Wochen. In der letzten Schwangerenberatung bekam ich meine »Wochen- und Stillkarte«, mit der ich mir meine ersten 150 Mark vom Betrieb abholen konnte. Das ist der erste Teil von den 1000 Mark, die ich vom Staat für das Kind bekomme. 750 Mark erhalte ich dann nach der Geburt und den Rest gestaffelt, wenn ich zur Mütterberatung gehe und stille. Weitere 1000 Mark werden uns noch von dem Ehekredit erlassen.

Eigentlich waren diese letzten Wochen dann doch nicht so spannend. Die Schwangerenberatung fand jetzt vierzehntägig statt. Große Vorbereitungen habe ich noch nicht getroffen, ich trödelte den lieben langen Tag so vor mich hin. Konkrete Sachen konnte und wollte ich auch nicht mehr in Angriff nehmen.

Bei der Gymnastik in der letzten Woche wurden wir das erste Mal mit einer Hebamme des Krankenhauses bekanntgemacht. Das war aber Zufall, da es auf der Entbindungsstation des Hauses gerade etwas ruhiger war. Die Hebamme gab nur ganz kurz einen Überblick über den Ablauf der Geburt. Das Ganze dauerte etwa eine halbe Stunde. Sie ging auch kurz auf das ein, was auf der Entbindungsstation so üblich ist. Man sollte so wenig wie möglich mit in die Klinik bringen! Man sollte sich nur auf das Notwendigste beschränken, da ja, wie überall, viel zu wenig Platz sei. Nach der Aufnahme, bei der eine Unmenge von Fragen beantwortet werden müssen, erfolge die Rasur, dann bekomme man einen Einlauf und danach werde sich hingelegt und gewartet. Sei der Muttermund etwa drei bis vier Zentimeter geöffnet, werde vom Arzt die Fruchtblase gesprengt und eine Elektrode am Kopf des Kindes angebracht, um die Herztöne zu überwachen, dann noch der Wehenschreiber für die Mutter, kurz und gut: »Es wird alles für das Wohl von Mutter und Kind getan!« Ist das Kind geboren, komme es in ein Kinderzimmer und die Mutter, wenn sie Glück hat, in ein Bett. Sei kein Bett frei, was sehr häufig der Fall ist, müsse die Frau irgendwo liegen und warten. Dies sei leider so, da die Entbindungsstation viel zu klein ist und zu viele Kinder geboren werden. Nach Aussage der Hebamme kommen etwa 2500 Kinder im Jahr im Potsdamer Krankenhaus zur Welt. Dazu muß man wissen, daß nur vier Betten im Kreißsaal zur Entbindung zur Verfügung stehen! Es geht manchmal fast wie am Fließband.

Nach diesem kleinen Überblick konnten wir uns noch den Kreißsaal ansehen. Für mich war das unheimlich aufregend, da ich ja nichts, was gesagt und gezeigt wurde, verpassen wollte.

Ich wollte alles wissen, nur hatte die Hebamme leider keine Zeit, um auf einzelne Fragen einzugehen. Eigentlich war ich angenehm überrascht, ich hatte mir die Räume viel größer und kälter vorgestellt. Es gibt einen Vorbereitungsraum, in dem das Rasieren, der Einlauf und die Untersuchungen stattfinden. Von hier aus kommt die Frau dann in einen von zwei kleineren Räumen für die Entbindung. Diese Räume sind zwar nicht gerade gemütlich, aber ich fand, es gibt Schlimmeres. Was mich am meisten störte, waren die ganzen Geräte. Ich hoffte, sie nicht zu brauchen.

Es ist schwer, meine Eindrücke von dort wiederzugeben. Das war damals so aufregend, daß ich die darauffolgende Nacht nicht schlafen konnte. Schade, daß Ewald nicht hatte mitkommen können. Ihn hätte das bestimmt auch sehr interessiert. Bei der Entbindung darf der Mann oder der Freund nicht dabei sein, was fast verständlich ist bei dieser Enge und der Vielzahl von Entbindungen pro Tag!

Am 29. April war ich voraussichtlich das letzte Mal vor meiner Entbindung bei der Schwangerenberatung. Die Ärztin sagte mir, daß sich das Kind noch nicht allzu sehr gesenkt habe, was aber nichts zu sagen hätte. Ich bekam einen neuen Termin: 13. Mai, falls das Baby bis dahin noch nicht da wäre. Geburtstermin war der 12. Mai: Zu Hause nahm ich mir gleich wieder das Buch ›Natürliche Geburt‹ von Sheila Kitzinger zur Hand und fing an, es zum X-ten Mal zu lesen. Ich finde dieses Buch unheimlich gut, es hat mich immer irgendwie beruhigt. Immer wenn ich in und an meinem Körper etwas Beunruhigendes bemerkte, suchte ich in dem Buch und fand auch meistens eine logische Erklärung dafür. Auch die Atemtechniken sind hier gut erklärt. Ich würde es jedenfalls jeder schwangeren Frau empfehlen!

Meine Tasche für die Klinik war gepackt. Ich fuhr zu meinen Eltern, bei denen ich vorerst bleiben wollte. Dort hatte ich mehr Abwechslung, auch genügend Platz und war nicht alleine. Ewald arbeitete noch bis zur Entbindung, dann wollte er Urlaub nehmen. Da er in Schichten arbeitet, wäre ich oft alleine gewesen. Der leichte Trubel bei meinen Eltern tat mir ganz gut. Zu Hause hätte ich doch zu viel gegrübelt, hier war immer was los, und ich wurde abgelenkt – außerdem auch verwöhnt! Trotz der Ablenkung wird mir jetzt doch manchmal ganz schön komisch. Ich weiß nicht, ob es Angst ist, auf alle Fälle ist es etwas Unbekanntes. Ich gehe jetzt öfter zu einer Freundin, die schon vor einem halben Jahr entbunden hat, und frage sie aus. Überhaupt bin ich sehr neugierig auf alles, was die Geburt angeht.

Dann kam der ›große Tag‹, ich war sehr aufgeregt! Es passierte aber nichts, ich fühlte mich wunderbar. Ich werde wohl noch eine Weile warten müssen, dachte ich. Hoffentlich dauert es nicht mehr allzu lange!

Ich mußte dann auch noch einmal zur Ärztin und bekam einen Termin zur Fruchtwasserspiegelung, für die ich ins Krankenhaus fahren mußte. Dies war genau eine Woche nach dem errechneten Geburtstermin! Ewald kam mit, wir waren beide sehr aufgeregt. Im Warteraum saßen schon mehrere Frauen, einige von ihnen waren schon das dritte Mal hier. Mir sollte es wohl auch so ergehen. Ein Arzt kam herein, und es wurde bei jeder Frau der Blutdruck gemessen. Die Spiegelung selbst dauerte nicht lange, der Arzt war sehr nett und erklärte mir vorher alles. Die Befunde wurden auf eine Art Ausweis eingetragen: Lage des Kindes, Farbe des Fruchtwassers, wie weit eventuell der Muttermund geöffnet ist und einiges mehr. Nach diesen Befunden wurde eine Punktezahl zusammengestellt. Ich hatte acht Punkte. Der Arzt meinte, ich solle gleich zur Entbindungsstation gehen und mich schon anmelden, das Baby würde heute oder morgen kommen. Ewald und ich waren ganz schön durcheinander nach dieser Nachricht. Obwohl ich ja jeden Tag damit rechnen konnte, war es jetzt irgendwie anders.

Also gingen wir zur Entbindungsstation. Ganz überraschend mußte ich nun gleich dort bleiben, ich hatte nicht einmal meine Tasche mit. Die Schwester sagte zu Ewald, er könne am Abend mal anrufen. Das war alles. Ich fand es furchtbar, daß er gehen mußte. Ich wollte wieder nach Hause. Nun saß ich dort und wartete auf das, was kommen würde. Zur Schwester sagte ich, daß es mir doch noch sehr gut gehe und ich noch keine Wehen habe und warum ich denn schon hierbleiben müsse. Sie gab kaum eine Antwort, nur daß ich warten solle und »sowas« manchmal sehr schnell gehe. Irgendwie war ich zwar ruhig, aber mir war nicht wohl bei dem Gedanken, daß die Geburt vielleicht eingeleitet werden sollte. Ich überlegte, wie ich hier wieder rauskommen könnte, ich wollte doch auf keinen Fall an irgendeines dieser Geräte.

Nach einer Weile kam eine Ärztin und sagte, daß ich doch noch mal nach Hause könnte, es sei kein Bett frei, und einleiten würden sie sowieso nur vormittags. Ich fragte sie, ob es denn einen Grund gebe, bei mir die Geburt einzuleiten, ob irgend etwas nicht in Ordnung sei. Sie sagte nur, es sei alles in bester Ordnung, und ich solle mich morgen um 7.00 Uhr wieder melden. Ich war sehr froh!

Trotzdem hoffte ich jetzt, daß die Wehen noch am selben Tag kommen würden, denn sonst hätte ich bestimmt an eines dieser blöden Geräte gemußt. Wieder zu Hause, aß ich erst einmal gemütlich mit Ewald. Ich verspürte noch immer gar nichts. Am Nachmittag ging ein bißchen Blut ab, aber bestimmt durch die Spiegelung ausgelöst. Irgendwie achtete ich jetzt aber noch mehr auf jedes Kneifen und Ziepen. Es passierte aber nichts. Am Abend machte ich noch einen ausgiebigen Spaziergang, nahm anschließend ein heißes Bad und ging mit einem leichten Ziehen im Bauch zu Bett. Gegen halb elf Uhr wurde ich doch etwas unruhig, da das »Ziehen« nicht wegging, es war wie leichte Menstruationsschmerzen. Ich glaube, es kam schon in regelmäßigen Abständen. Gegen 24.00 Uhr wurde es merklich stärker, ich konnte auch nicht mehr liegen. Erst jetzt glaubte ich, daß es Wehen waren. Seltsam fand ich, daß sie schon so kurz hintereinander kamen. Ich fing an, die tiefe Bauchatmung anzuwenden, auch ging ich bei jeder Wehe in die Knie, da es mir so am angenehmsten war. Um 1.00 Uhr mußte ich in die Klinik.

Dort hatte ich eine Menge Fragen zu beantworten, wurde dann rasiert und sollte eines der mir viel zu hoch vorkommenden Betten besteigen. Die Hebamme war derart unfreundlich, daß ich schon da fast geheult hätte. Für eine ganze Weile blieb ich allein liegen, ich wußte überhaupt nicht, was mit mir los war. Die Wehen kamen kurz hintereinander und waren ganz schön schmerzhaft, sie überrollten mich zeitweise richtig, ich kam nicht einmal mit der eingeübten Atmung zurecht. Ich kam mir so verlassen vor – und war es ja auch! Als ich versuchte, die Stellung einzunehmen, in der ich auch zu Hause die Wehen verarbeitete, fuhr mich die Hebamme derart unfreundlich an und meinte, wir seien hier nicht bei den Wilden, sondern befänden uns unter »zivilisierten Menschen«. Ich mußte mich wieder hinlegen. Die Hebamme ließ mich erneut allein, und ich geriet in diesem neonerleuchteten und gefliesten Raum fast in Panik. Ich wollte nach Hause. Zu diesem Zeitpunkt wußte ich noch nicht einmal, wie weit ich war, ob es noch lange dauern oder ob ich schon gleich entbinden würde. Ich war ja erst eine Dreiviertelstunde hier, so schnell konnte es doch nicht gehen.

Jetzt kam die Hebamme wieder, sie untersuchte mich, ohne ein Wort zu sagen. Ich war so kaputt, daß ich auch keine Fragen stellte. Sie blieb aber in der Nähe und sagte auch, ich solle mich auf die Seite legen. Ab jetzt ging alles sehr schnell. Ich kann mich nicht mehr an jede Minute erinnern. Die Hebamme öffnete die Fruchtblase. Bei den Preßwehen lag ich flach auf dem Rücken, selbst unter dem Kopf hatte ich kein Kissen. Der Aufforderung der Hebamme, mich jetzt beim Pressen vorzubeugen und mit den Händen unter die Knie zu greifen, konnte ich einfach nicht nachkommen. Ich kam mir vor wie angenagelt und schaffte es nicht alleine. Ich sagte es ihr auch. Wie sie darauf reagierte, weiß ich nicht mehr. Endlich kam die Ärztin in den Kreißsaal. Sie war wesentlich freundlicher, aber sagte auch nicht sehr viel. Ich weiß nur noch, daß die Hebamme sich jetzt hinten auf mein Bett setzte und von oben auf meinen Bauch drückte. Ich preßte dabei einmal sehr doll mit: Und Nora kam heraus! Wie ein Sektkorken, so kam es mir jedenfalls vor.

Es war geschafft, es war 2.40 Uhr. Ich spürte Nora an den Beinen, sie war warm und naß, ich fand das toll. Ich bin weder gerissen, noch wurde ein Dammschnitt gemacht, auch kam ich an keines dieser vielen Geräte. Es ging bei mir ja auch viel zu schnell.

Nora wurde mir nun, nachdem sie gewaschen, gewogen und gemessen worden war, in den Arm gelegt, eingewickelt in ein hartes Handtuch, sie tat mir richtig leid. Sie schaute mich mit ganz großen Augen an, wurde dann aber gleich ins Kinderzimmer gebracht.

Erst jetzt merkte ich, daß ich noch eine Narkose bekommen hatte, da sich die Nachgeburt nicht von alleine gelöst hatte, das war mir aber jetzt egal. Die Hebamme drückte mir noch ein paarmal auf dem Bauch herum, machte ein gelangweiltes Gesicht und ließ den Narkosearzt kommen.

Als ich aufwachte, lag ich immer noch im Kreißsaal, ungewaschen. Mir war unheimlich kalt und ungemütlich. Es war 5.00 Uhr, und ich hätte gerne Ewald angerufen, doch ich traute mich nicht, die Hebamme zu fragen, ob ich telefonieren dürfe. Um 6.00 Uhr war Schichtablösung und ein ganz schöner Trubel im Kreißsaal. Eine nettere Hebamme hatte jetzt Dienst. Gegen 7.30 Uhr rief dann Ewald an. Ich war richtig froh.

Um 7.30 Uhr bekam ich Frühstück ans Bett gebracht, mir war aber gar nicht danach zumute. Um 8.00 Uhr wurde endlich ein Bett für mich frei. Das Zimmer, auf das ich gebracht wurde, kam mir genauso scheußlich vor wie der Kreißsaal. Da ich eine Narkose bekommen hatte, durfte ich den ersten Tag nicht aufstehen. Erst jetzt, als ich auf dem Zimmer lag, konnte ich mich waschen. Ewald durfte erst nachmittags kommen. Die Zeit bis dahin schien nicht zu vergehen.

Nora bekam ich alle vier Stunden zum Stillen. Ich konnte sie mir dann vom Kinderzimmer abholen, durfte es aber nicht betreten! Das Stillen war der reinste Streß. Ich sollte sie nur fünf Minuten auf einer Seite anlegen und dann zum Wiegen zurückbringen. Hatte sie noch nicht genug getrunken, bekam ich die Flasche zum Nachfüttern mit. Natürlich hatte Nora nicht genug, in der kurzen Zeit war das unmöglich. In den ersten drei Tagen mußte ich Nora immer nachfüttern, ich fand das scheußlich. Immer mußte ich aufpassen, daß sie sich nicht verschluckte, denn in der Flasche war ein zu großes Loch. Ich wollte sie immer an beiden Seiten anlegen und länger, so wie es im Stillbuch von Hanny Lothrop beschrieben ist. Das sollte ich aber nach Anweisung der Kinderschwestern nicht, da sich sonst die Brustwarzen entzünden könnten. Sie machten mir auch wenig Hoffnung, daß ich noch mehr Milch bekommen würde. Ich war zwar verzweifelt, ließ mich aber nicht davon abbringen, zu stillen.

Endlich hatte eine Schwester Dienst, die mich ein bißchen aufmunterte. Sie hatte selber ihre vier Kinder fast ein Jahr lang gestillt. Ich bekam von ihr Tabletten, die ich eine Stunde vor dem Stillen im Mund zergehen lassen sollte. Sie meinte, es würde schon noch werden und ich solle ruhig beide Seiten anlegen. Ich konnte Nora dann auch ein bißchen länger behalten. Am darauffolgenden Tag trank sie dann schon 45 Gramm, zum Nachfüttern gab mir die Schwester immer Muttermilch in die Flasche. Das Erfolgserlebnis hatten wir dann am sechsten Tag: Nora trank 70 Gramm und war total geschafft. Ab jetzt brauchte ich nicht mehr nachzufüttern, es reichte jedesmal. Nora sah nach jedem Stillen richtig zufrieden aus.

Nach sieben Tagen durfte ich endlich nach Hause. Ewald holte uns beide ab. Wir drei blieben noch 14 Tage bei meinen Eltern, wo ich dann mit Nora verwöhnt wurde. Mit dem Stillen klappte es wunderbar, gleich als ich zu Hause war, legte ich Nora an.

Nora war die ersten Tage noch sehr unruhig, und ich brauchte für sie sehr viel Zeit und Ruhe. Es war ganz schön anstrengend, da sie ungefähr alle drei Stunden trinken wollte. Das Stillen war ein tolles Gefühl. In jeder Situation ist die Brust für Nora – auch für mich – das beste Beruhigungsmittel. Außerdem kann Muttermilch auch nicht dick machen. Auch wenn sie unruhig ist und weint, ohne daß sie Hunger hat, lege ich sie an. Nora ist jetzt acht Monate, und ich stille sie noch, leider nicht voll, aber ich bin zufrieden, daß es überhaupt so lange klappte.

Als ich sechs Wochen nach der Geburt zur Nachuntersuchung mußte, empfahl mir der Arzt, ich solle Nora jetzt abstillen, damit ich die Pille wieder nehmen kann. Mir blieb echt die Sprache weg, als ich das hörte. Da gibt man sich so viel Mühe, um das Kind stillen zu können, und ein Frauenarzt gibt einem dann einen solchen Rat. Bei der Mütterberatung, zu der ich dann monatlich mußte, bekam ich auch nicht gerade den erforderlichen Zuspruch. Ich bekam jedes Mal 10 Mark, weil ich noch stillte, aber ich war auch immer die einzige Mutter, die noch stillte. Alle anderen Babys bekamen von Anfang an ihre Flasche. Ich löste immer Erstaunen aus, wenn ich erzählte, daß ich noch stillte, da es hier wirklich selten ist, daß ein Kind noch gestillt wird. Obwohl es der Staat in letzter Zeit wieder fördert und auch in der Presse einiges darüber zu lesen ist, fehlen doch die nötigen Initiativen. Auch machen sich die Mütter nicht mehr die Mühe, da das Kind mit sechs Monaten ja sowieso in die Krippe kommt, und da wäre es ja nicht mehr angebracht, noch zu stillen.

Nora ist noch zu Hause, und ich habe erst einmal aufgehört, zu arbeiten. Lange geht das aber auch nicht, denn der Verdienst von Ewald allein ist für uns doch zu wenig. Man muß mitarbeiten, wenn es einigermaßen reichen soll. Vorerst will ich aber das Zusammensein mit meiner Nora richtig genießen, wenn es manchmal auch ganz schön anstrengend ist!

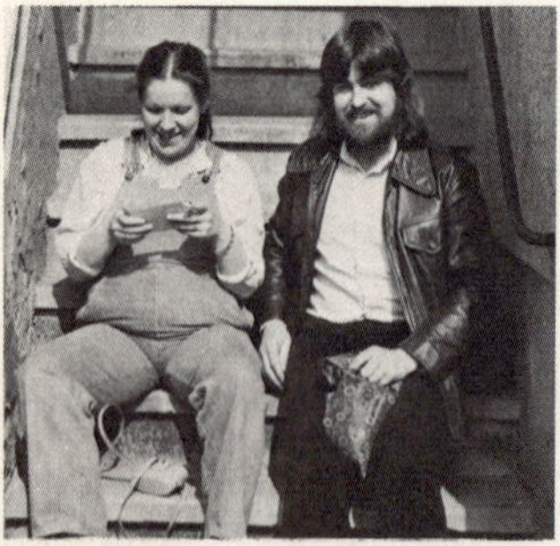

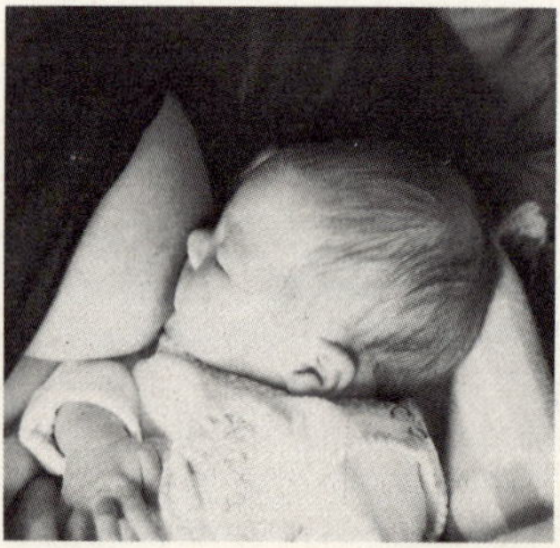

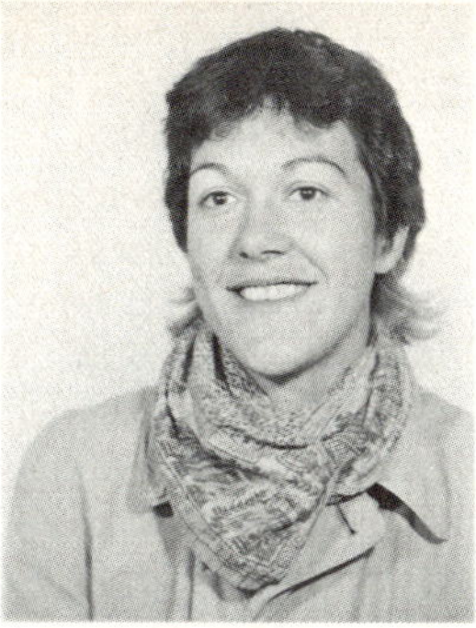

Brigitte, 1956 in Anrath geboren. Mit 26 Jahren habe ich meinen Sohn bekommen. Es war eine Hausgeburt. Bis dahin habe ich als Krankenschwester gearbeitet. Mit Christian, der eben sein Medizinstudium abgeschlossen hat, bin ich seit fünf Jahren zusammen, unverheiratet. Wir leben in Berlin, wollen aber aufs Land ziehen.

Unser Sohn Lenne wurde im September geboren. Genau an dem Tag, den Christian und ich ausgerechnet hatten. Wir wußten den Befruchtungstag, außerdem hatte ich immer einen sehr regelmäßigen Zyklus. Die Ärzte hatten mich zwar vorher schon verrückt gemacht, weil sie meinten, laut Ultraschall würde das Kind drei Wochen früher kommen. Aber wie man sieht, haben wir allen ein Schnippchen geschlagen!

Zwei Tage vor dem Geburtstermin sind Christian und ich mit dem Autobus ins Grüne gefahren. Es war eine unheimliche Holperfahrt, aber ich hatte keine Angst mehr, daß es losgehen würde, da ich ja »am Termin« war.

Es war ein sehr heißer Tag, und ich weiß noch, daß Christian sich immer auf eine Wiese legen wollte, aber ich hatte einen sagenhaften Bewegungsdrang (sonst bin ich immer sehr träge). Es muß schon witzig ausgesehen haben, wie ich mit meinem Riesenbauch frisch und munter marschierte, während Christian ziemlich mitgenommen aussah.

Als ich dann abends zu Hause duschte, ging blutiger Schleim ab. Da wußte ich, daß es bald losgehen würde. Ich war etwas aufgeregt, aber ich fühlte mich bereit. In der Nacht passierte gar nichts, und wir haben sehr gut geschlafen.

Gegen sieben Uhr wurde ich wach. Da war es: Ein ganz leichtes Ziehen in meinem Bauch, das schnell wieder verschwand. Christian schlief noch, und ich habe erst einmal abgewartet. Nach fünfzehn Minuten kam es wieder, und da wußte ich, daß es Wehen waren. Christian wurde auch wach, und wir waren eigentlich beide sehr ruhig. Er rief meine Freundin Ute an, die bei der Geburt dabeisein sollte. Als sie kam, haben wir erst einmal gemütlich gefrühstückt. Die beiden haben dann das Wehenprotokoll geführt. Am Vormittag kamen die Wehen sehr unregelmäßig, mal nach drei Minuten, mal nach zehn Minuten. Die beiden drängten nun doch, die Hebamme anzurufen. Sie war gerade auf dem Weg zu einigen Hausbesuchen und wollte von unterwegs jede Stunde anrufen und dann gegen Mittag vorbeikommen.

Als sie da war, untersuchte sie mich. Der Muttermund war erst drei Zentimeter geöffnet. Die Wehen kamen jetzt immer nach fünf bis zehn Minuten. Die Hebamme rasierte mich ein bißchen, was ich nicht so gut fand, aber sie hielt es für notwendig. Dann schlug sie mir vor, einen Einlauf zu machen, da dieser neben der abführenden Funktion auch die Wehen etwas anregt. Bei dieser »Aktion« haben wir fürchterlich gelacht, da ich überhaupt nichts halten konnte und der armen Hebamme alles auf die Füße lief. Überhaupt war die ganze Atmosphäre sehr entspannt, und wir haben sehr viel erzählt und gelacht.

Die Hebamme kontrollierte noch die Herztöne des Kindes sowie meinen Blutdruck und Puls. Da alles in Ordnung und es noch lange nicht soweit war, fuhr sie wieder weg. Sie ließ uns aber den Herztonhörer und den Blutdruckapparat da, damit wir alles jede Stunde kontrollieren konnten. Dazu muß ich noch sagen, daß Ute Krankenschwester ist und Christian Medizin studiert. Wir sollten die Hebamme alle zwei Stunden anrufen. Falls etwas nicht in Ordnung wäre, natürlich sofort.

Gegen Abend kamen die Wehen im Abstand von drei Minuten, und sie waren jetzt auch sehr heftig. Ich habe mich meistens in den Schaukelstuhl gesetzt und während einer Wehe geschaukelt. War die Wehe sehr heftig, konnte ich aber nur ganz ruhig dasitzen, mich konzentrieren und in meinen Bauch atmen. Als die Hebamme dann kam, war mein Muttermund schon sieben Zentimeter geöffnet. Sie ritzte die Fruchtblase an, und danach kamen die Wehen mit einer unheimlichen Kraft. Ich hatte das Gefühl, gerüttelt zu werden. Hinlegen durfte ich mich nicht, obwohl ich zwischendurch das Bedürfnis danach hatte. Die Hebamme meinte, umherlaufen wäre besser für die Öffnung des Muttermundes und für die Durchblutung des Kindes. Als Schmerz habe ich die Wehen eigentlich nicht empfunden, aber manchmal waren sie so stark, daß Christian mich festhalten mußte, sonst wären meine Beine weggeknickt.

Gegen 20.00 Uhr kam der erste Preßdrang. Ich sollte aber immer noch nicht liegen, sondern mich während der Wehe in Christians Arme hängen, in die Knie gehen und mit der Wehe drücken. Ich wurde bald wieder untersucht, nun war der Muttermund vollständig geöffnet. Jetzt durfte ich mich aufs Bett legen und sollte bei jeder Wehe mitdrücken. Nach einigen Wehen mußte ich wieder aufstehen und im Stehen drücken. So ging das eine ganze Weile hin und her. Mal im Bett mitdrücken, mal im Hocken, im Stehen, sogar auf dem Klo, sozusagen als Gebärstuhlersatz. Aber es tat sich nichts!

Ich habe wirklich mit einer Kraft gedrückt, die ich nie für möglich gehalten hätte, aber es passierte nichts. Das heißt, jedesmal auf dem Höhepunkt einer Wehe sahen die anderen schon ein bißchen vom Kopf, aber er rutschte immer wieder zurück. Was war nur los? Da die Herztöne des Kindes, die die Hebamme die ganze Zeit über kontrollierte, auch langsamer wurden, mußte ich zwischendurch immer mal eine Wehe verhecheln. Dadurch bekommt das Kind wieder etwas mehr Sauerstoff. Dieses Hecheln war mir fast unmöglich, weil mein Körper eigentlich nur mitdrücken wollte.

So gegen 24.00 Uhr machte die Hebamme den Vorschlag, ihre Saugglocke zu holen. Immerhin waren jetzt schon vier Stunden mit Preßwehen vergangen, es mußte etwas passieren. Nach einigen Versuchen mit der Saugglocke, unter lauten Anfeuerungen, war Lenne endlich da!

Er wurde auf meinen Bauch gelegt. Da er etwas bläulich aussah, saugte die Hebamme ihn vorsichtig ab und klopfte leicht seinen Rücken, damit er besser atmen konnte. Geschrien hat er gar nicht, nur ein bißchen gequieckt. Der arme Kerl war wahrscheinlich noch erschöpfter als ich! Wenn ich daran denke, wie er da in diesem dunklen Kanal steckte und nicht weiterkam, könnte ich noch heute heulen.

Lenne hatte übrigens ein Ärmchen angewinkelt. Normal ist ja, daß die Arme im Geburtskanal eng am Körper anliegen. Deshalb kam er vor lauter Enge nicht weiter. Die Nachgeburt kam dann sehr schnell.

Ich lag nun erstmal total erschöpft da, habe Lenne festgehalten und zugeguckt, wie die drei sich in die Arme fielen. Ute und Christian haben sich umarmt, geweint und gelacht. Ich bekam dann eine große Tasse Tee – ich hatte ja seit Stunden nichts mehr getrunken –, und die drei sind ins andere Zimmer gegangen, um eine Flasche Sekt aufzumachen.

Von diesen Minuten, in denen mein Sohn und ich alleine waren, kann ich wirklich nicht sagen, daß ich glücklich war. Ich war nur einfach total ausgepumpt und leer im Kopf. Ich weiß auch bis heute noch nicht, woher ich diese Kraft genommen hatte, so lange zu pressen. So lag ich also, man kann wirklich sagen, platt wie eine Flunder, im Bett und war nicht mehr in der Lage, auch nur ein Bein oder einen Arm zu heben.

Lenne wurde dann gebadet, was ihm überhaupt nicht gefiel. Sein Schreien hörte sich für uns nicht so gut an, aber so wurden seine Lungen doch kräftig durchlüftet, und auch der letzte »Blaustich« verschwand. Als er dann in seinem Bettchen lag und schlief, kümmerte sich die Hebamme um mich. Beim letzten Versuch mit der Saugglocke hatte sie mit beiden Händen ziehen müssen, so daß sie keinen Dammschutz mehr machen konnte. Der Damm war dabei etwas gerissen. Das Nähen war trotz der Spritze sehr unangenehm. Nachdem sie mir dann noch geholfen hatte, einige Schritte vor dem Bett auf- und abzugehen, verabschiedete sie sich bis zum nächsten Tag. Mittlerweile war es fast sechs Uhr geworden, und auch Ute war schon gegangen.

Lenne schlief ruhig in seinem Bettchen, und wir wollten nun auch etwas schlafen. Doch wir waren viel zu aufgeregt. Immer wieder haben wir uns umarmt, geweint und gelacht.

Lenne hat erst einmal vier Stunden geschlafen. Wie erschöpft muß er gewesen sein! Christian und ich haben dann in unserem »Wochenbettzimmer« gefrühstückt, direkt neben dem kleinen Bettchen, so daß wir immer wieder unseren Sohn anschauen konnten. Ich erinnere mich, daß es ein sehr ruhiger und friedlicher Morgen war. Wir hatten auch das Telefon mit Decken zugepackt, weil wir diese ersten Stunden alleine genießen wollten.

Ich möchte etwas anmerken zu meiner Entscheidung, eine Hausgeburt zu machen. Ich bin Krankenschwester und habe im Krankenhaus die Situation im Kreißsaal und auf der Wöchnerinnenstation kennengelernt. Meiner Meinung nach kann ein Kreißsaal noch so »gemütlich« aussehen, dennoch: Die Technik dort und auch die Einschränkungen, denen man fast immer unterworfen ist, sei es jetzt durch die Braunüle (Venenzugang), die oft routinemäßig gelegt wird, sei es der Wehenschreiber auf dem Bauch oder sogar die Kopfschwartenelektrode am Kopf des Kindes, all das hat zu meiner Entscheidung beigetragen. Zu dem oft gehörten Argument: Im Notfall ist immer ein Arzt da, kann ich nur sagen, daß ich einer erfahrenen Hebamme hundertmal mehr zutraue als einem frischgebackenen Assistenzarzt, von denen sehr viele im Krankenhaus sind. Und dann die Wöchnerinnenstationen!

Meistens wird man nicht wie eine normale Frau behandelt, die ein Kind geboren hat, sondern wie eine Kranke. Und in den wenigsten Krankenhäusern ist das Rooming-in Tag *und* Nacht. Nachts wird dann sehr oft die Flasche gegeben, auch wenn die Schwestern es meistens nicht zugeben.

Wenn man sich unsere Entbindungssituation ansieht, kann man nur neidisch werden auf andere Länder, die Niederlande zum Beispiel. Hier in Deutschland ist es immer noch ein Risiko, eine Hausgeburt zu machen. Besser wäre es zumindest, wenn jede Hebamme einen Arzt hätte, der im Notfall kommen würde. Aber den meisten Ärzten ist das zu unbequem, außerdem wird es nicht gut bezahlt.

Welcher Arzt bequemt sich denn, nachts loszufahren, um einen Dammschnitt zu nähen? Also muß die Frau, schon genug erschöpft von der Geburt, mit der Feuerwehr oder dem Krankentransport (womöglich aus dem vierten Stock ohne Fahrstuhl) ins nächste Krankenhaus fahren, nur damit der Schnitt genäht wird, was eine Sache von fünf bis zehn Minuten ist. Vielleicht muß sie sich noch sinnige Bemerkungen anhören über die »Unverantwortlichkeit«, eine Hausgeburt gemacht zu haben.

Ich spreche es trotz alledem natürlich keiner Frau ab, die, aus welchen Gründen auch immer, Angst hat, eine Hausgeburt zu machen, ins Krankenhaus zu gehen. Es gibt natürlich auch triftige medizinische Gründe, ins Krankenhaus zu gehen. Aber ich bin der Meinung, wenn die Schwangerschaft normal verlaufen ist und die Frau ein gutes Gefühl zu sich selbst, zu ihrem Körper und zu ihrem Kind hat und die äußeren Umstände (geeignete Wohnung, Hilfe im Haushalt für die erste Zeit danach und so weiter) lassen es zu, dann sollte sie sich es gut überlegen, wo sie ihr Kind zur Welt bringt.

Da die Geburt ziemlich lange dauerte, war Lenne zu schlapp, um sofort an der Brust zu trinken. Er schlief erstmal einige Stunden und hat aber dann sofort wie wild getrunken. Ich habe mich so gewundert, daß ein kleiner Mund so kräftig saugen kann. Ich fand es so toll, daß ich ihn immer lange hab nuckeln lassen, und habe dabei nicht gemerkt, daß meine Brustwarzen wund wurden. Ich dachte, sie sind eben am Anfang noch empfindlich. In der Schwangerschaft hatte ich auch nicht mehr als Kaltduschen und Bürsten des Busens und der Brustwarzen gemacht (reicht meiner Meinung nach auch normalerweise aus).

Nach zwei Tagen kam der Milcheinschuß. Ich hätte heulen können (habe ich auch). Meine Brüste kamen mir vor wie Backsteine. Sie waren ganz prall und ziemlich warm, was eigentlich nichts Unnormales ist. Aber Lenne konnte den Nippel gar nicht mehr fassen, und ich kam nicht auf die Idee, mal ein bißchen Milch mit der Hand auszudrücken. Daß ich auch eine Milchpumpe hatte, hatte ich ganz vergessen. So »rutschte« Lenne förmlich immer ab, ohne etwas rauszukriegen. Er wurde immer wilder, meine Warzen immer wunder, und ich immer verzweifelter!

Die Hebamme kam erst am nächsten Morgen. Als erstes legte sie mir kalte, feuchte Umschläge auf die Brust. Man kann Umschlagalkohol, etwas mit Wasser verdünnt, nehmen, gibt es in der Apotheke. Dann nahm sie meine Milchpumpe und pumpte beide Seiten leer. Ich sollte die Milch weiter abpumpen und sie mit der Flasche geben, damit sich meine Warzen wieder etwas erholen konnten. Sie gab mir eine Brustsalbe; Traubenzucker oder Honig soll auch gut sein. Die nächsten Tage saß und lief ich immer »oben ohne« rum. Da Lenne alle zwei Stunden trinken wollte, dauerte es doch eine Woche, bis alles einigermaßen in Ordnung war.

Lenne ist nun fünf Monate alt, und bis jetzt ging es mit dem Stillen ohne größere Probleme. Wenn mal etwas war, auch wenn mir das Stillen zwischendurch wirklich »über« war, habe ich mit anderen Frauen darüber gesprochen oder in meinem Stillbuch (von H. Lothrop) nachgelesen.

Ich möchte noch etwas anbringen, was vielleicht einigen verzweifelten Müttern, Vätern oder beiden etwas hilft. Lenne schläft mit seinen fünf Monaten auch nachts nicht mehr als dreieinhalb Stunden. Wenn er mal fünf Stunden geschlafen hat, war er wahrscheinlich krank, oder es war ein Versehen. Da ich ihn immer noch voll stille, habe ich natürlich auch an meiner »Ernährungsfähigkeit« gezweifelt. Zumal natürlich gutgemeinte Ratschläge kamen wie: Ganz klar, er wird nicht satt. Versuch doch mal mit 'nem Fläschchen, Muttermilch ist ja auch nicht so sättigend und einiges mehr . . .

Natürlich streßt es manchmal sehr, wenn man nachts so oft

wach ist. Aber ich habe mich nicht an die Ratschläge gehalten, sondern habe einiges erkannt: Lenne wurde und wird satt von meiner Milch, da brauche ich ihn auch nicht wie eine Verrückte zu wiegen. Das merke ich ganz von allein (und nicht von der Oma oder Tante oder Freundin) an seinem Verhalten, seiner Entwicklung. Da er die ersten Wochen fast alle zwei Stunden kam, ist es für ihn eigentlich schon ein kleiner Fortschritt, wenn er jetzt etwas länger schläft.

Mit vier Monaten haben wir es aber doch einmal versucht, ihm abends eine Flasche zu geben. Der Erfolg? Lenne hat erfolgreich seinen gewohnten Rhythmus eingehalten! Wir sagen uns einfach, daß jedes Kind seinen individuellen Rhythmus hat, und wir können nur versuchen, es zu verkraften, bis unser Sohn vielleicht doch mal Gefallen daran findet, wie ein »normales« Kind durchzuschlafen.

Übrigens: In den Tagen, in denen ich dies alles in die Schreibmaschine tippe, ist unser Sohn fünfzehn Monate alt geworden. Er wird immer noch, im Normalfall, zweimal in der Nacht wach. Wie war das denn überhaupt mit meinem neuen Muttersein?

Es ist 22.00 Uhr. Die Mutter sitzt tiefgebeugt über der Tageszeitung. Ihr fallen gleich die Augen zu, doch zumindest will sie noch das Fettgedruckte lesen. Das Kind liegt, welch ein Glück, seit einer Stunde im Bett und schläft.

Plötzlich geht die Tür auf. Eine gute Fee steht im Raum, legt der Mutter die Hand auf die Schulter und sagt: »Du streßgeplagte Mutter! Ich bin gekommen, um dir drei Wünsche zu erfüllen. Überlege sie dir gut!« Was wünscht sich die Mutter? »Ich wünsche mir«, sagt die Mutter »auf einer einsamen Insel zu sein, weit und breit kein Mensch, in einem bequemen Bett zu liegen und nur zu schlafen. Stundenlang, tagelang. Dann wünsche ich mir einen Berg von Büchern, die ich endlich ungestört lesen kann. Vielleicht noch schöne Wolle, um mir mal wieder etwas stricken zu können. Und als drittes wünsche ich mir einen Tag aus meinem früheren Leben als Nichtmutter. Mit Freunden, mit denen ich die ganze Nacht durch reden und lachen kann, ohne daran denken zu müssen, daß das Kind ja bald wach werden wird.« – »Wenn's weiter nichts ist«, sagt die gute Fee und holt ihren Zauberstab heraus. Doch was ist das? Mein Sohn meckert in seinem Bettchen! Ein Blick auf den Wekker zeigt sieben Uhr. Die Nacht ist vorbei. Aus der Traum – Schade!

Vielleicht amüsieren sich jetzt einige Leute, doch ich finde mein Leben, 14 Monate nach der Geburt meines Sohnes, alles andere als lustig. Der Gedanke, wenn ich das alles vorher gewußt hätte, kommt mir schon öfter. Obwohl so etwas müßig ist, denn in der Schwangerschaft hörst du gar nicht so hin, wenn Eltern anfangen, zu klagen. Es geht auch über die Vorstellungskraft hinaus, sich klarzumachen, wie das Leben nach der Geburt des (ersten) Kindes wird.

Aber mir ist aufgefallen, daß nicht viele Eltern zugeben, wie sich ihr Leben nach der Geburt des Kindes verändert hat. Ich höre zwar öfter die Sätze, es sei nichts mehr wie vorher, oder, es habe sich natürlich vieles geändert. Aber so etwas sagt mir nicht viel.

Ich habe die Erfahrung gemacht, wenn ich anfange, über meine Probleme zu reden, sind viele Mütter und Väter froh, daß dieses Thema angeschnitten wird. Es wirkt dann wie ein geöffnetes Ventil. Sie fangen an, zu reden, und man stellt eigentlich immer viele Parallelen fest.

Ich sehe wirklich nicht ein, warum ich nicht über die negativen Seiten des Mutter- und Vaterdaseins reden soll. Ich habe zwar immer wieder ein schlechtes Gewissen dabei, mir solche Gefühle einzugestehen, aber das hat sicher auch gesellschaftliche Gründe und hängt mit meiner Erziehung zusammen, das heißt mit dem Verhalten meiner Mutter.

Als Frau übernimmt man nun mal meistens die Rolle der Erzieherin, das ist dann die Aufgabe. Man hat nicht zu jammern und zu klagen, das wäre ja wohl auch undankbar! Und wenn ich an meine Mutter denke – sie hat vier Kinder großgezogen –, graust es mir. Nie hat sie ihren Frust klar geäußert, sondern immer nur über uns Kinder ablaufen lassen. Das zeigte sich dann in Bestrafungen wie stundenlanges Sitzen vor dem Teller mit dem Mittagessen, bis wir alles aufgegessen hatten, bis hin zu Prügeln.

Ich sehe zwar, daß ich in der Lage bin, mich anders als meine Mutter zu äußern. Trotzdem merke ich, daß ich, wenn mir alles zu viel wird, auch schon solche »Machtkämpfe« mit meinem Sohn austrage. Ach Mutter, ich hoffe, ich werde nie so wie du!

Ich will nun versuchen, einige von meinen Problemen aufzuzeichnen. Es sind sicher noch mehr, zumindest habe ich im Moment das Gefühl, daß mein Leben fast nur aus Problemen besteht. Doch mir fehlt einfach die Zeit, die Ruhe, einiges in meinem Kopf zu sortieren.

Jetzt bin ich schon beim ersten Problem. Ich habe das Gefühl, ich renne der Zeit hinterher. Ich erledige und denke alles für den Augenblick. Da ich mit Lenne, jetzt 14 Monate alt, den größten Teil des Tages zusammen bin, werde ich total gefordert. Ich rede gar nicht vom Essenkochen, Windelnwechseln und so weiter, sondern von diesem permanenten Präsentseinmüssen. Lenne ist zum Beispiel noch zu klein, um über längere Zeit allein spielen zu können. Es ist nicht so, daß ich mir ständig etwas überlegen muß, womit er beschäftigt werden könnte, nein, oft reicht es auch aus, wenn ich mich einfach dazusetze und ihm zusehe. Aber wehe, ich nehme vielleicht eine Zeitung in die Hand oder will in ein anderes Zimmer gehen! Protest! Manchmal habe ich das Gefühl, daß er es bereits merkt, wenn ich mit meinen Gedanken abschweife und ihm vielleicht nicht so aufmerksam zuschaue. Es ändert sich auch nicht viel, wenn Christian da ist. Er spielt mit ihm, ich sitze am Tisch, mache etwas anderes. Schon kommt Lenne, meckert, zieht und zerrt an mir, bis ich mich auch noch dazusetze.

Was mich sehr frustriert, ist die Tatsache, daß ich nicht einmal mehr dazu komme, irgend etwas Schönes zu tun, sei es jetzt Stricken oder ein Buch Lesen oder Ähnliches. Und zum andern, daß ich einfach keine Zeit und Ruhe habe, einen Gedanken, eine Überlegung, die vielleicht mal nichts mit meinem Sohn zu tun hat, zu Ende zu denken. Meine ganze Energie und Konzentration geht auf Lenne über. Und ich habe oft das Gefühl, von dieser Verantwortung, ständig an alles denken zu müssen, alles organisieren zu müssen, erdrückt zu werden.

Diese Unzufriedenheit, die ich verspüre, hängt auch stark von meiner Beziehung zu Christian ab. Unser Verhältnis hat sich seit Lennes Geburt so stark verändert, daß ich an manchen Tagen denke, es geht nicht mehr weiter. Anfangs war es besser, bis auf die Sexualität, auf die ich noch zu sprechen komme. In den ersten Monaten waren wir voller Euphorie, alles war aufregend und spannend. Wir waren zwar immer so müde, daß wir gar nicht dazu kamen, über uns zu reden. Wir dachten aber, daß sich das wieder ändert. Aber es hat sich nicht oder kaum geändert. Wir fühlen uns so gefordert von unserem Sohn, sind immer müde und abgeschlafft, daß unsere Beziehung ganz hinten ansteht.

Christian hat erst vor kurzem sein Studium abgeschlossen, so daß er das letzte halbe Jahr mit der Prüfungsvorbereitung beschäftigt war. Ihm blieb gerade noch etwas Zeit, sich abends um

Lenne zu kümmern. In dieser Zeit fühlte sich jeder vom anderen unverstanden. Ich, in meiner Rolle als Mutter und Hausfrau, dachte immer: Wie kann er es sich vorstellen, wenn er erst abends nach Hause kommt, was für ein Streß es manchmal ist, den ganzen Tag mit dem Kind zusammen zu sein? Christian wiederum hatte das Gefühl, daß ich seinen Prüfungsstreß nicht erkannte und zu viel von ihm forderte, wenn er abends kaputt nach Hause kam. Es war eine schlimme Zeit. Für mich ist es auch nicht verwunderlich, daß es mit unserer Sexualität nicht mehr klappt.

Es fing eigentlich schon in der Stillzeit an. Ich hatte keine Lust, mit Christian zärtlich zu sein. Mein ganzer Körper war aufs Stillen eingerichtet, meine Zärtlichkeit habe ich nur diesem kleinen Wesen gegeben. Zärtlichkeiten, die von außen, das heißt von Christian, kamen, haben mich gestört, und ich habe sie sofort abgeblockt. Ich habe in dieser Zeit gedacht, daß es sich ändert, wenn ich nicht mehr stille. Acht Monate lang habe ich gestillt, aber danach wurde es nicht besser.

Bei mir kam nämlich ein Gefühl der Abhängigkeit auf. Ich fühlte mich nicht mehr als Person, sondern »nur« noch als Mutter und Hausfrau, ganz für die Familie. In dieser Zeit bin ich auch fremdgegangen. Mir ist heute klar, daß es wie ein Rachezug gegen Christian war. Ich wollte ihm zeigen: Ich bin nicht auf dich angewiesen, ich kann auch anders. Christian war sehr verletzt. Wir haben beide unter diesem Machtkampf gelitten. Er hat noch nicht aufgehört, stellt sich heute nur anders dar, in Streitigkeiten über Lappalien zum Beispiel, und eben in der Sexualität, wo wir uns oft aus dem Wege gehen.

Ich hoffe, daß es in der nächsten Zeit wieder aufwärts geht. Christian hat jetzt viel Zeit – und er wird wohl erst in einem halben Jahr eine Stelle bekommen, so daß er sich auch um Lenne kümmern kann, was mich dann entlastet.

Außerdem haben wir jetzt eine Kindergruppe gefunden, in der sich Lenne sehr wohl fühlt. Es ist eine Elterninitiative, das heißt, jedes Elternteil hat einmal pro Woche Kindergruppendienst. Wenn alles klappt, dann haben Christian und ich zweimal pro Woche vormittags »Freizeit«, in der wir auch mal wieder etwas gemeinsam machen können, ohne unseren Sohn.

Meine Vorstellung für die Zukunft sieht so aus, daß ich erst einmal wieder zu mir finden muß, damit unsere Beziehung sich etwas klärt. Ein zweites Kind? In den nächsten Jahren sicher nicht.

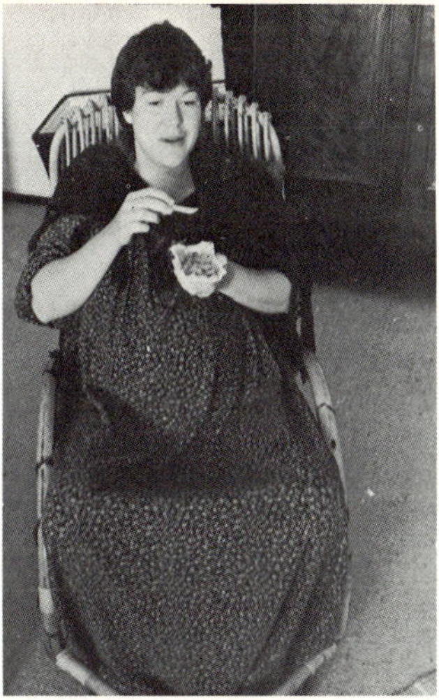

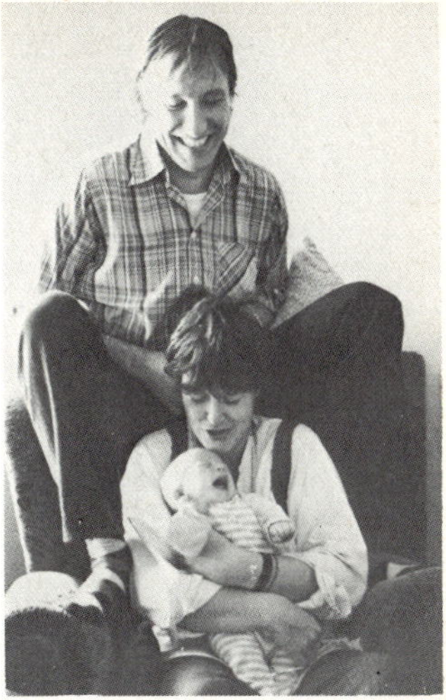

Birgit, 1952 in Potsdam geboren. Mein Mann und ich sind Elektronik-Ingenieure und leben im Haus meiner Schwiegereltern nahe Potsdam in der DDR.

Warum ein Kind? Aus der ersten Ehe meines Mannes existiert ein Kind (es ist neun Jahre alt). Bedingt durch eine gewisse »Großzügigkeit« der geschiedenen Frau, wird der Kontakt des Kindes mit seinem Vater »gewährt« (amtsdeutsch). Das Kind wächst, mit einer leider viel zu kurzen Zeitbegrenzung, in unserem Familienverband auf. Mein Mann hängt sehr an diesem Kind. Sein natürlicher Vater-Instinkt, seinem Kind alles zu geben, wird durch das Verhalten seiner Ex-Frau stark behindert. Mein Kontakt zu diesem Kind wurde im Laufe der Jahre sehr innig. Gerade deshalb baute sich bei mir allmählich der Wunsch nach einem eigenen Kind auf. Wegen meines Studiums und der eingeengten Wohnverhältnisse mußte dieser Wunsch noch zurückgestellt werden. Nach dem Abschluß des Studiums verbesserten sich unsere sozialen Bedingungen, und es war »grünes Licht« für ein Baby. Es war nun Platz für ein gemeinsames Kind.

Platz und Freiraum – nicht zu verwechseln mit einem Loch in unserer Ehe, wie bei vielen, die durch ein Kind ein totes (Ehe-) Verhältnis aufbessern wollen. Nein, ein eigenes Kind sollte eine Bereicherung unserer Verbindung darstellen. Das Nest war ausgepolstert, nun konnte das »Ei gelegt werden«. Leider mit einigen Anfangsschwierigkeiten meinerseits. Der Zeitraum, bis es endlich klappte, war nervenaufreibend.

Schwangerschaft ... die große Veränderung in meinem Leben! Die Regel bleibt aus, Spannungen in den Brüsten, Bestätigung der Gynäkologin: Frau ist schwanger! Vorausgegangene Komplikationen, Kreislaufstörungen und erhöhter Blutdruck brachten mir eine Krankschreibung für fast die gesamte

Schwangerschaftszeit ein. Das bedeutete eine große, intensive und liebevolle Vorbereitung auf die Geburt des Kindes.

Bei den Besuchen der Schwangerenberatung überkam mich häufig das Bedürfnis, mich mit den anderen Frauen zu unterhalten, um Erfahrungen und Empfindungen auszutauschen. Diese Gespräche befriedigten mich aber nicht. Warum? Waren die Schwangeren zu jung, zu unerfahren, zu abgeklärt, cool und ohne Freude auf das Baby, ohne Sorgen und Empfindungen? Dieses Problem hat mich unwahrscheinlich beschäftigt. War ich denn die einzige Frau, die so fühlte, oder gab es auch andere, die sich gern vermittelt hätten, aber nicht aus ihrer Anonymität herauszutreten wagten, in so vielen Dingen im täglichen Leben in der DDR?

Ansprechpartner Gynäkologin: Sie tat ihre Pflicht eigentlich gründlich, soweit ich das beurteilen kann. Aber zu oft kam ihr Streß und die 08/15-Massenabfertigung durch. Entsetzlich! Gerade in dieser empfindsamen Zeit der Schwangerschaft. Jede Frau sucht doch in der Schwangerenberatung die Beantwortung ihrer Fragen, die Beruhigung ihrer Sorgen. Fragen bedeutet doch Beantwortung der Unwissenheit über einen Zustand, über Dinge, die noch nie durchlebt wurden!

Mein größtes Problem während der Schwangerschaft war die Frage: Ist mein Kind gesund? Die Gynäkologin beruhigte mich, die Laborwerte waren gut. Und dann kam der tollste Tag meiner Schwangerschaft: Ich hörte während eines Arztbesuches die Herztöne meines Babys. Das war im vierten Monat, also in einer Zeit, wo man sich eigentlich noch gar nicht so schwanger fühlt. Es war Leben in mir! Ich hätte die ganze Welt umarmen können!

Die weitere Zeit verlief ohne wesentliche Komplikationen. Bedenklich war nur der ständig hohe Blutdruck. Der Bauch wuchs, ich war stolz auf ihn. Abends erwarteten wir sehnsüchtig die Bewegungen des Babys. Die Zeit der Entbindung rückte näher. Dank der Bücher von »drüben«, die mir eine Freundin geliehen hatte, konnte ich mich intensiv informieren. Tägliche Gymnastik und Atemübungen sollten mir die Entbindung erleichtern. Aber der Gedanke an die Klinik, an das Unbekannte, das mich erwartete, machte mich unsicher und nervös. Und dann der Gedanke an die Wehen: Wie weit geht deine Schmerzgrenze, bis wohin hast du dich im Griff? Ist Entbindung ein Härtetest? Hoffentlich geht alles gut!

Der große Tag näherte sich. Sämtliche Anzeichen zur beginnenden Geburt waren »studiert«: theoretisch, durch Bücher und Erfahrungen anderer Mütter.

Da ja in der DDR nur die klinische Entbindung in Frage kommt, war mir von vornherein klar: Bleibe so lange wie möglich zu Hause, in deiner gewohnten Umgebung, wo du dir es so bequem wie möglich machen kannst. Oh, wie habe ich mir eine Hebamme gewünscht, die mich zu Hause entbunden hätte. Da ich aber laut Aussage der Gynäkologin eine Risikoentbindung zu erwarten hatte, war es wohl doch das beste, in die Klinik zu gehen.

Freitag (zwei Tage vor dem Termin): Heute fühle ich mich wie bisher noch nie. Ich muß mich laufend hinsetzen und bin total erschöpft.

Sonnabend: Die Nacht verlief ruhig. Ich habe aber kaum geschlafen. Am Nachmittag bemerke ich beim jetzt häufigen Gang zur Toilette etwas blutigen Schleim. Ich »alarmiere« meinen Mann. Ruhig bleiben, Nerven behalten! Ich habe das Bedürfnis nach Wärme und nehme ein Bad. Am liebsten würde ich die nächsten Stunden im Wasser verbringen. Am Abend bekomme ich Wehen. Wehen – ein Zustand, ein Gefühl, das mir vorher nie bekannt war. Der Bauch zog sich zusammen, leichte schmerzliche Empfindung – Atemtechnik. Noch beherrsche ich alles spielend. Die Wehen klingen wieder ab. Mein Baby will uns wohl noch ein paar Stunden Schlaf gönnen. Doch die Nacht wird nun unsere. Mit heftiger werdenden Wehen macht es sich den Weg frei. Die Zeitabstände werden immer kürzer. Ich muß ständig zur Toilette: Urin, Stuhl, Wehen ... Das Bad wird mein »Wehenzimmer«. Die Atemtechnik hilft mir sehr gut. Frau wird Mutter, Mann wird Vater. Er erleichtert mir die Nacht durch liebevolles Streicheln, er atmet mit mir, massiert mich, schläft aber zwischendurch – Vater werden ist auch nicht leicht!

Sonntag: Jetzt habe ich die Wehen alle fünf Minuten. Es ist 5.30 Uhr. Ich rufe in der Klinik an. Draußen tobt der Wind, Regen – Novemberwetter. Die Fahrt zur Klinik ist von heftigen Wehen begleitet. Nach kurzem, schmerzlichen Abschied von meinem Mann tauche ich in die »Geborgenheit« der Klinik ein. Innerlich fällt bei mir eine Klappe. In einem kleinen, engen Raum muß ich mich meiner Kleidung entledigen. Ich erhalte ein steriles weißes Klinikhemd. Meine persönlichen Sachen muß ich in meiner Tasche verstauen und abgeben. So stelle ich mir die Aufnahme in einem Gefängnis vor. So, nun war ich Patientin Nr. soundso, Persönlichkeit abgegeben, der Klinik »ausgeliefert«. Ich wurde rasiert, rektal untersucht (was sehr unangenehm war) und zwischenzeitlich nach meinen Personalien befragt – ohne Rücksicht auf meine Wehen!

Kreißsaal: Da lag ich nun, steril in ein OP-Hemd geklemmt, in einem Entbindungsbett. Bin ich nun schon im Kreißsaal oder erst in einem Vorbereitungsraum? An mir fegen Krankenschwestern vorbei, keiner beachtet mich. Wehen – Atmen – Entspannen – Wehen. Endlich kommt ein Arzt. Ich werde untersucht, die Fruchtblase wird geöffnet. Wehen ... Plötzlich stockt mir der Atem – die Ärztin stellt fest, daß die Nabelschnur vorgefallen ist. Nervosität, Hektik im Kreißsaal. Mein Bett wird nach hinten gekippt, und um den Bauch erhalte ich eine Elektrode.

Ich habe das Gefühl, als ob ich an eine »Gebärmaschine« angeschlossen bin. Kleine Lampen leuchten auf dem Bio-Monitor auf, ein Bandschreiber zeichnet die Intensität der Wehen und die Herzfrequenz des Kindes auf. Meine Wehentätigkeit wird durch eine in die Ader geschossene Indikation gebremst. Nach einer Weile werde ich erneut untersucht: Die Nabelschnur hat sich leicht hineingezogen. Count down – die Geburt wird eingeleitet, meine Wehen durch Chemie wieder in Gang gesetzt.

Inzwischen sind drei oder vier Stunden vergangen. Ich bekomme Nasenbluten. Nicht einmal ein Taschentuch war mir geblieben. Durch das Fenster sehe ich den beginnenden Tag. Riesengroße Krähen fliegen vorbei. November-Sonntag: Es wird ein Sonntagskind! Wehen ..., Wehen ..., heftiger atmen! Im Nebenbett entbindet eine Frau. Sie hat es sehr schwer, das Kind ist sehr groß. Es kräht in die Welt hinein. Ich möchte nun endlich auch mein Baby haben.

Plötzlich sind vom Bio-Monitor keine Signale mehr zu hören, der Bandschreiber bewegt sich nicht mehr. Ich rufe die Schwester. Die Maschine ist kaputt. Nun wird eine Sonde durch die Scheide eingeführt und am Kopf des Babys, meines Babys!, befestigt. Niemand kann nachempfinden, was ich in diesem Augenblick gefühlt habe. Bis zu diesem Zeitpunkt habe ich mir meinen Mann an meiner Seite gewünscht: Stirn abwischen, Lippen befeuchten, Hand halten – und einfach nur dasein. Aber leider ist das in den meisten Kliniken noch nicht üblich.

Die Heftigkeit der Wehen steigert sich. Plötzlich kann ich mich nicht mehr konzentrieren. Ich werde untersucht: Der Muttermund ist schon sehr weit geöffnet, es kann nicht mehr lange dauern. Ich bekomme Durst und bitte die Schwester, mir die Lippen zu befeuchten. Da bekommt im Nebenzimmer eine Frau ihre Preßwehen – meine Lippen bleiben trocken!

Schichtwechsel: neue Gesichter, noch frisch und freundlich. Wehen ..., meine Atemtechnik wird durch einen jähen Druck im Unterleib am Ausatmen behindert. Kaum noch Selbstbeherrschung. Das Ausatmen wird von unkontrollierten Wimmertönen begleitet – Übergangsphase. Bei der nächsten Wehe soll ich mich auf den Rücken legen, Hände in die Kniekehlen und pressen. Nun geht alles rasend schnell. Meine Hände sind so verschwitzt, daß ich immer wieder am Knie abgleite. Preßwehen – ein Orkan bricht aus, etwas Mächtiges geht in mir vor! Ich erinnere meinen Körper kurz an meine Entbindungstheorie: In der Wehe dreimal pressen ..., ich presse viermal! Eine nächste Wehe folgt. Die Hebamme feuert mich an: Weiter, weiter, feste, feste – ich presse und presse! Das Köpfchen war schon zu sehen. Noch eine Wehe und ich bin Mutter!

*Frau ist Mutter!* Ein Mädchen, sagt die Hebamme, 2760 Gramm und 47 Zentimeter. Meine Juliane ist da, uff!!!

Zunächst ist es ganz leer in mir. Die Nabelschnur wird abgetrennt, und nun der glücklichste Augenblick: Ich bekomme mein Baby in den Arm gelegt. Zwei blinzelnde kleine Augen nehmen Kontakt auf. Es ist viel zu hell im Kreißsaal! Kleinste Finger berühren mich; es sind, glaube ich, die kleinsten Finger der Welt. Verliebt betrachte ich dich, ich begrüße dich auf dieser Welt und werde alles für dich tun, damit du glücklich wirst. Glücklichste Momente, ich nehme von meiner Umgebung keine Notiz mehr.

Doch dann der Zusammenbruch – Kreislaufversagen! Die Nachgeburt kommt, begleitet von einem Meer von Blut. Jetzt ist mir erst bewußt, daß ich geschnitten wurde. Nach Aussage der Ärztin sollte der Schnitt, bei der eventuellen Nabelschnurkomplikation, zu einer schnelleren Geburt verhelfen. Das Nähen der Wunde bei vollem Bewußtsein war das schmerzintensivste. Anschließend bin ich weggetreten. Ärztin und Schwestern sah ich vierfach, alles war weit weg. Nach einigen Stunden und Blutkonserven war ich wieder einigermaßen hergestellt.

Nachdem ich nun endlich etwas zu trinken bekommen hatte, klingelte das Telefon, der heißersehnte Anruf meines Mannes. (Was ich ganz toll fand, war, daß man das Telefon ans Bett gestellt bekam und mit dem Vater sprechen konnte.) Wir sind zu dritt!

Einen ganzen Tag habe ich gebraucht, um dieses große Erlebnis zu verarbeiten. Eine Hausentbindung wäre unter diesen Bedingungen sicherlich etwas kritisch geworden. Aber man sieht doch, daß eine »maschinelle« Entbindung auch nicht ohne Komplikationen abläuft. Gar nicht gefallen hat mir, daß ich meinen Körper so »ausliefern« mußte. Aber ich tat es, ich gab mich der Sache völlig hin. Eigentlich war ich ja die meiste Zeit mit mir und den Wehen beschäftigt. Hätte man mir gesagt, daß ich geschnitten werde, hätte mich das wohl sehr aufgeregt, und ich weiß nicht genau, ob ich mein Einverständnis gegeben hätte.

Seit ich Mutter bin, fühle ich mich mit allen Müttern der Welt solidarisch. Ich habe das Bedürfnis, mich mit ihnen zu duzen, ich sehe sie als Schwestern in einer ganz großen Gemeinschaft. Am liebsten würde ich jede Frau, die ein Baby hat, auf der Straße ansprechen, um mich mit ihr zu unterhalten, Erfahrungen auszutauschen ...

Die ersten Monate zu Hause sind strapaziös, doch meine Familie steht mir helfend zur Seite, so daß ich mich voll auf das Baby und das Stillen konzentrieren kann. Stillen – eigentlich das Schönste, was man als Mutter seinem Baby geben kann. Für mich ist es nicht nur schlicht ein Fütterungsprozeß, nein, ich sehe das Stillen als eine Art Zuwendung. Wenn mein Baby die warme Milch aus meinen Brüsten saugt, spüre ich ein ungeheures Hochgefühl. Ich weiß, daß es die beste Nahrung ist, die ich ihm geben kann. Der Stillvorgang durchströmt meinen ganzen Körper, eine Flut von Gefühlen, die man kaum beschreiben kann.

Nun ist nach sechseinhalb Monaten die Zeit gekommen, daß die Milchproduktion zurückgeht, ich muß künstliche Nahrung zufüttern. Schade! Ich versuche mit Macht, das Stillen aufrechtzuerhalten, aber mein Körper hat seine eigenen Gesetze, nicht zu beeinflussen. Oh, wie bequem war das Stillen, jetzt stehe ich in der Küche und rühre. Für mich war die Zeit des Abstillens eine sehr kritische Phase. Ich war in dieser Zeit sehr gereizt, kaum ansprechbar, meist in mich gekehrt. Da dadurch die Harmonie unserer Beziehung zu leiden begann, habe ich meine Sorgen mit meinem Mann zu teilen versucht. Mit ihm gemeinsam habe ich diese kritische Zeit überwunden. Eine Zeit, die ich wie eine »Abnabelung« empfunden habe.

Allen Frauen, denen es ähnlich ergeht, empfehle ich, darüber zu sprechen, nichts in sich »hineinzufressen«. Reden, auch wenn dir deine Probleme banal erscheinen und eventuell undefinierbar. Ich bin in dieser Zeit ganz schön durchgehängt, aber mein Kind und mein Partner haben mir über diese Zeit hinweggeholfen.

Sicherlich waren meine Konflikte auch charakterlich bedingt. Minderwertigkeitskomplexe sind beispielsweise keine Frage der Mutterschaft, aber sicherlich die biologische Umstellung als draußen aktive Frau auf die Mutterschaft, auf das alleinige Dasein Mutter/Kind/Haushalt; die Einspurigkeit, die zum Kleinkariertsein führt; das Muttersein – bezogen auf die Intimbeziehung zu deinem unmittelbaren Partner. Das Gefühl, du bist jetzt Mutter, dein Körper gehört jetzt ausschließlich deinem Kind, war in der Zeit der letzten Schwangerschaftsmonate und in den ersten Lebensmonaten unserer Tochter unwahrscheinlich stark. Selbst beim Orgasmus (den ich in der ersten Zeit nach der Entbindung schwer erreichte) wurde mir bewußt, nachdem die Milch aus den Brüsten spritzte, du bist Mutter!

Diese Art Dreier-Beziehung psychisch unter einen Hut zu bringen, war recht schwierig. Mir fehlte dazu das Gespräch zu ähnlich Empfindenden, wenigstens eine Bestärkung der Gedanken und Gefühle.

Kinderkrippe: In unserem Staat wird die Sozialpolitik sehr groß geschrieben, aber Theorie und Praxis sind wie immer nie sehr nahe beieinander! Für eine Frau, die ihr erstes Baby erwartet, bedeutet das eine Freistellung für Schwangerschaft, Entbindung und Wochenurlaub von 26 Wochen, das heißt sechs Wochen Freistellung von der Arbeit vor dem Entbindungstermin und 20 Wochen danach. Für eine Frau, die ihr zweites oder jedes weitere Kind erwartet, besteht die Möglichkeit, bis zur Vollendung des ersten Lebensjahres des Kindes bei Durchschnittsbezahlung zu Hause zu bleiben. Das Arbeitsverhältnis bleibt erhalten und kann nach Wunsch der Mutter zu einer entsprechenden Zeit wieder aufgenommen werden.

Das Problem liegt aber bei der Bereitstellung eines Krippenplatzes. Bei Erarbeitung und Befürwortung dieses Paragraphen, hat man nicht bedacht, daß eine Kinderkrippen-Erzieherin ebenfalls Mutter sein will und wird, das heißt: Arbeitskräfteausfall. Plötzlich werden mehr Kinder geboren, angeblich auf Grund der positiven sozialpolitischen Maßnahmen.

Fest steht eines, man muß in der DDR sofort, wenn das Kind geboren ist, einen Krippenplatz anmelden (ähnlich wie bei den Wohnungen), und, wenn man großes Glück hat (und Beziehungen), bekommt man einen Platz, weil man das Bedürfnis oder den Zwang hat, wieder arbeiten gehen zu wollen oder zu müssen.

Bei uns spielten auch finanzielle Probleme mit hinein. Wenn man sich in der DDR in einem familiären Aufbau-Stadium befindet und nur ein Partner arbeitet, gibt es irgendwann Probleme.

Jedenfalls erreichte mich die »freudige« Botschaft, daß wir einen Krippenplatz bekommen, als unsere Tochter knapp ein Jahr alt war! Mit einem lachenden und einem weinenden Auge nahm ich diese Tatsache entgegen. Was sollte ich tun? Ehrlich gesagt, ich wäre gerne noch zu Hause geblieben – ach, wäre ich doch! Mit Grauen denke ich an diese Tage der Krippenaufnahme zurück: Morgendliches Weinen, ständiges Kranksein (Erkältung, Durchfall, Brechen ...). Was soll werden? Nur ein Glück, daß die Oma das Kind schon um 14.00 Uhr abholen kann! So wird es zwar ein Krippen-Oma-Kind, aber was soll's?! Ich wäre lieber heute als morgen wieder Hausfrau und Mutter, aber die finanziellen Schwierigkeiten und meine Persönlichkeitsentwicklung, die Kind-Kinder-Beziehung, hindern mich daran. Bin ich eine schlechte Mutter?

In dieser Beziehung würde ich ja sagen! Eine große Entscheidungsentwicklung trägt mein Mann, der der Meinung ist, daß ein Kind am allerbesten in der Krippe, im Hinblick auf die Gemeinschaftsentwicklung, aufgehoben ist. Ist dem wirklich so? Mir fehlt der Austausch mit anderen Müttern, um eine festere Meinung zu haben, denn meine Meinung ist wahrscheinlich recht mittelalterlich. Aber was kann eine gefühlvolle Mutter für ihre Sensibilität? In der Mutterschaftszeit, die ich zu Hause verbrachte, fehlten mir ähnlich wie in der Schwangerschaftszeit, Gleichgesinnte, Frauen und Mütter mit gleichen und ähnlichen Problemen, mit denen ich mich hätte austauschen können.

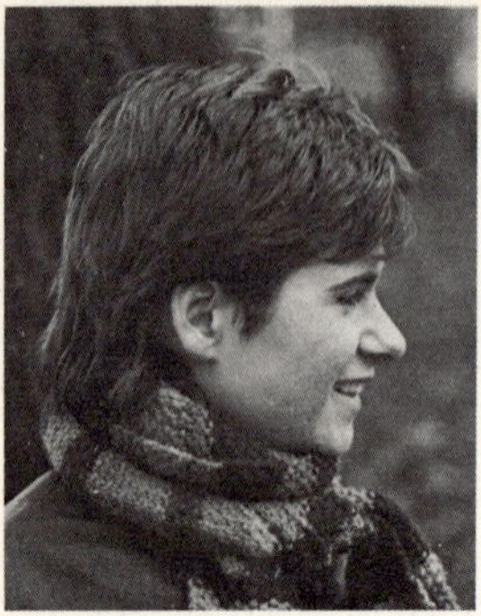

Bettina, 1956 bei Hannover geboren.
Nach meiner Ausbildung zur Erzieherin lernte ich 1975 Eckart kennen, der ein halbes Jahr später nach Berlin zog. Dann Studium der Sozialpädagogik in Hildesheim und neue Liebe zu einem anderen Mann. 1981 zog ich nach Berlin und mit Eckart zusammen. Am 4. Juli 1981 wurde in unserer Wohnung Lena geboren. Am 2. April 1982 heirateten Eckart und ich.

Mit 19 Jahren wurde mein Wunsch, ein Baby zu haben, sehr stark. Mit 24 Jahren beendete ich meine damalige, unglücklich gewordene Beziehung. Ich war sehr depressiv. Eine Gesprächstherapie und Eckart halfen mir, mein Selbstbewußtsein wieder aufzubauen. Wir hatten uns trotz meiner festen Bindung zu D. nicht aus den Augen verloren. Insgeheim verband uns eine tiefe Zuneigung. Ich hatte das Gefühl, daß mein Leben neu begann. Ich wußte jetzt, daß nicht eine Schwangerschaft mich lebendig machen könnte, sondern daß es allein meine Verantwortung war.

Eckart und ich liebten uns innig. Wir sahen uns nur an den Wochenenden, weil ich in Hannover und er in Berlin wohnte. Wir machten einen langen Urlaub in den USA. Ich war froh, meiner kaputten Beziehung zu D. entkommen zu können und meine Wohngemeinschaft eine Zeitlang nicht sehen zu müssen. Eckart und ich konnten uns vorstellen, zusammen zu leben und gemeinsam alt zu werden.

Ich hatte lange die Pille genommen und wollte das nun nicht mehr. Wieder daheim, stürzte ich mich mit zwei Freundinnen in unsere Diplomarbeit. Ich lebte hauptsächlich bei Ilona, wenn ich nicht in Berlin war.

Einmal blieb meine Regel aus. Zuerst waren wir erschrocken. Aber dann wurde uns klar, daß eine Abtreibung für uns nicht in Frage käme – auch wenn unsere Lage nicht einfach war. Zwei Monate später stand es dann tatsächlich fest. Wir freuten uns wie die Kinder. Ich fühlte mich so frei, so ganz und gar angenommen und geliebt und so schön wie noch nie. Wir schmusten viel und schliefen viel zusammen. So, als wollten wir alles besiegeln. Aber wir hatten auch Angst, daß wir unserem Kind nicht genug geben könnten, daß wir ihm seelischen Schaden zufügen könnten. Wir sprachen oft über unsere Ängste und hofften, damit irgendwie fertig zu werden.

Wir hatten beide schon Monate vor der Schwangerschaft aufgehört zu rauchen. Ich begann sofort, auch meine sonstigen Lebensgewohnheiten der neuen Situation anzupassen. So versuchte ich zum Beispiel, nicht so fettig oder würzig zu essen. Alkohol trank ich nur ab und zu, mal ein Bier oder einen Rotwein. Niemals aber »harte Sachen«. Jede Woche ging ich ein oder zweimal zum Schwimmen. Der Prüfungsstreß und die Hin- und Herfahrerei zwischen Berlin und Hannover machten mir in den ersten drei Monaten arg zu schaffen. Ich war auch noch nach zehn Stunden Schlaf müde und konnte mich schlecht konzentrieren.

Meine Schwester gab mir den Tip Kräuterblutsaft und Molat zu trinken. Kräuterblutsaft reguliert den Eisenhaushalt und kräftigt den Organismus auf Naturbasis. Molat stärkt die Nerven, baut körperlich auf und reguliert den Mineralstoffhaushalt. Beides gibt es im Reformhaus. Speziell mit dem Kräuterblutsaft hatte ich gute Erfolge. Ich wollte mir etwas Gutes tun. Ich kaufte Öl zur den Schwangerschaftsstreifen vorbeugenden Massage und machte geburtsvorbereitende Gymnastik. Bis auf ein paar stechende Schmerzen in den ersten Wochen und die Müdigkeit fühlte ich mich toll.

Ich schrieb an einem Tagebuch. Ich brauchte viel Zeit für mich allein. War ich aber allein, so fühlte ich mich einsam. War jemand bei mir, fühlte ich mich nervös und kribbelig. Ich wollte viel schmusen, und es machte mich traurig, daß Eckart so weit weg war. Vor der Schwangerschaft dachte ich, als Schwangere würde ich mich wie eine Heilige fühlen. Jetzt fühlte ich mich aber ganz normal. In der Wohngemeinschaft nahm keiner sonderlichen Anteil an meiner Schwangerschaft. Wir lebten aneinander vorbei.

Wenn ich früher an eine Entbindung dachte, war es für mich selbstverständlich, daß man in einer Klinik entbindet. Doch plötzlich hatte ich Angst davor. Zu Hause schien es mir aber eine gefährliche und altmodische Sache zu sein. Eckart hatte ein Buch über sanfte Geburt gekauft. Darin fanden wir Namen und Adressen von Hebammen, Ärzten und Kliniken in Westdeutschland und Berlin, die nach den Erkenntnissen von Leboyer entbinden.

Eine der beschriebenen Kliniken sahen wir uns dann einmal an: Das Krankenhaus in Berlin-Moabit. Wir stellten uns eine warme, intime Atmosphäre vor, in der wir mit der Hebamme und dem Arzt alleine sein würden und trotzdem alle wichtigen Apparate in unserer Nähe hätten. Aber der Anblick, der sich uns bot, war schlimm. Auf einem gekachelten, mit einer Holzbank ausgestatteten Flur ging eine Frau, gestützt auf ihren Mann, unter starken Wehen auf und ab. Nur durch einen Vorhang ein wenig geschützt, lag eine andere Frau, die »über die Zeit« war, am Wehenschreiber. Neben ihr, hinter einem weiteren Vorhang, die Badewanne. Zum »Entspannen«, wurde uns gesagt. Wenn wir Glück hätten, wären wir die einzigen an dem Tag, an dem unser Kind kommen würde. Dann, so sagte die Hebamme, die uns führte, weiter, könnten wir in den Einzelentbindungsraum. Sonst müßten wir in den großen Kreißsaal. Dort können bis zu fünf Frauen gleichzeitig entbinden. Es gab nur eine Hebamme, die bei Schichtwechsel mitten während der Geburt durch eine andere abgelöst werden kann. Wir wußten sofort: So nicht! So etwas eine »sanfte Geburt« nach Leboyer zu nennen ist eine Frechheit. Immer mehr festigte sich so der Wunsch, zu Hause zu entbinden. Wir gingen nun zu einem Hebammenkollektiv. Durch Gespräche mit ihnen wollten wir Sicherheit gewinnen.

Unser größtes Problem damals war, daß wir keine Wohnung hatten. Wir suchten in Zeitungen. Wir annoncierten und hängten Zettel an Bäume. Einen gültigen Wohnberechtigungsschein, wie man ihn in Berlin braucht, bekamen wir nicht, da wir nicht verheiratet waren.

Unterdessen wurde uns klar, daß wir uns nach anderen Leuten umsehen mußten, die in einer ähnlichen Situation waren. Wir annoncierten also in einer Berliner Stadtzeitung und hatten drei oder vier Treffen mit Paaren, die ein Kind erwarteten. Mit einem Paar ergab sich eine längere Beziehung. Sie hieß Karin. Mit ihr hatte ich lange Gespräche über unsere Schwangerschaft. Mir wurde klar, daß Schwangere biologisch und gesellschaftlich untergeordnet sind. Die Persönlichkeit der Frau, ihre Auseinandersetzung mit sich selbst und ihre Schwangerschaft sind für die Umwelt unwichtig. Sie wird als werdende Mutter personifiziert. Das Schwangersein alleine machte aber weder meine noch Karins Persönlichkeit aus. Es gibt so viele persönliche Anstrengungen und Auseinandersetzungen, daß wir eigentlich ein Recht darauf haben, als Person anerkannt zu werden. So wie wir von der Gesellschaft als schwangere Frauen eingeordnet werden, werden wir zu einer Randgruppe der Gesellschaft: »Die Farbigen, die Armen, die Kranken, die Schwangeren ...«

Wird bei einer Frau schon nicht anerkannt, daß sie durch Beruf, Haushalt, Kindererziehung, seelischen und körperlichen Aufbau des Mannes für die Gesellschaft arbeitet, so wird sie als Schwangere endgültig in die passive Ecke gedrängt. Da bleibt nicht einmal die Sexualität als Fähigkeit übrig. Als produktiv wird die Schwangerschaft sowieso nicht angesehen. Schwangere geben aber ihre Persönlichkeit und ihre Eigenarten nicht bei der Befruchtung ab.

»Das Kind, die Schwangerschaft gehört zu meiner Entwicklung als Person. Es gehört zum Leben, zu meinem Leben, ist aber auch nicht das ganze Leben, nicht alle Auseinandersetzung. Da würde mir immer etwas fehlen.« Das notierte ich während der Schwangerschaft in mein Tagebuch. Es hatte sich schon viel gegenüber dem, was ich vor der Schwangerschaft dachte, geändert.

Am ersten Februar spürte ich das erste Zappeln unseres Kindes. Es war wunderschön. Ein Zeichen, daß es lebte. Der Bauch wurde dicker. Ich war stolz.

Schon im Bauch tat diese kleine Persönlichkeit das, was sie wollte. Wenn ich mich ausruhen wollte, legte sie los: Dann strampelte sie wild hin und her oder machte Purzelbäume. Es tat mir oft weh, daß Eckart nicht da war und solche Erlebnisse miterleben konnte.

Langsam fühlte ich mich als etwas Besonderes. Ich sah mich gerne in Schaufensterscheiben. Die meisten Leute dachten sicherlich, ich sei pummelig. Mein Bauch fiel noch nicht sehr auf. Ich hasse die Schwangerschaftsuniformen, Kleidchen, Kittelchen usw. Statt dessen zog ich schwarz-weiße Hosen und Sakkos an. Schwarzes Halstuch, karierte Hose, weißes Hemd. Viele Leute reagieren ablehnend auf eine schwangere Frau, die so herumläuft. Besonders dann, wenn der Bauch nicht mehr zu übersehen ist. Ich war ziemlich mutig in dieser Zeit. Wenn mir Leute im Weg standen oder doof glotzten, sagte ich irgend etwas Freches. Etwas anderes erwarteten sie sowieso nicht. Ich hatte eine gewisse Narrenfreiheit.

An manchen Tagen dachte ich jedoch, ich müßte von allen nicht schwangeren Menschen geachtet und beschützt werden.

Die müßten doch Rücksicht auf mich nehmen, weil ich doch die Verantwortung für ein neues Leben trage. »Ich trage auch eure Nachkommenschaft im Bauch«, dachte ich und fühlte mich dabei riesig.

Dann kam ich mir aber wieder furchtbar klein vor bei dem Gedanken an die politische Situation, an unsere kaputte Umwelt, an die Kinderfeindlichkeit. Ich hatte Angst davor. Und Wut. Ich erzählte Eckart davon, daß ich Angst hatte, daß unser Kind in dieser Welt nicht lange existieren könne. Mir fiel immer mehr auf, wie weit unser Schicksal von ein paar politischen Marionetten bestimmt wird. Schon wird über unseren Kopf hinweg über den dritten Weltkrieg geredet. Sollen wir uns daran gewöhnen? Ich dachte an Auswandern und wurde zeitweise panisch. Eckart beruhigte mich etwas. Ich sprach mit anderen über diese Ängste und stellte fest, daß die meisten ähnliche Gedanken hatten.

Ich möchte mich nicht abfinden müssen mit Krieg *oder* Frieden. Ich bin froh über die paar Tausend, die etwas sagen, etwas tun, wie die Atomwaffen- und Kernkraftgegner, die Hausbesetzer, die Frauengruppen usw. Ich hoffe, es bleibt uns Zeit, unseren Kindern davon etwas zu vermitteln.

Die Veränderung meines Bewußtseins hatte mich stärker gemacht. Ich bin nicht mehr so schnell bereit das, was auf mich zukommt, zu erdulden und zu erleiden, so wie ich es gelernt habe. Ich möchte es anpacken, verändern, ablehnen oder annehmen können. Ich wünsche mir, daß die Menschen, die mich lieben, mich dabei unterstützen können.

Die ganze Schwangerschaft über lebte ich sehr intensiv. Ich hatte starke Gefühlsschwankungen und war sehr temperamentvoll. Ich hatte das Gefühl wirklich zu leben und alles schaffen zu können, wenn ich es nur will. Es war ein unheimlicher Lebenswille entstanden. Dieser Wille wurde noch durch eine Krankheit, die mir sehr Angst machte, verstärkt.

Im dritten Monat der Schwangerschaft hatte sich in der Speicheldrüse ein Tumor gebildet. Der Arzt in Hannover sagte mir, daß es nicht so schlimm sei. Ich sollte erst einmal das Kind bekommen. Ich kümmerte mich also nicht weiter darum. Ein paar Monate später aber war der Tumor auf Kastaniengröße angewachsen und störte mich schon beim Liegen. In Berlin ging ich wieder zum Arzt. Der war ganz entsetzt, daß ich so spät kam, und überwies mich in die Universitätsklinik. Er meinte, ich müsse vielleicht sofort operiert werden. In der Uni-Klinik untersuchten mich nacheinander vier Ärzte. Ich bekam Dinge zu hören, die mich total aus der Fassung brachten. Am schlimmsten war es, als ein Arzt mir sagte, daß man das Kind durch Kaiserschnitt früher holen müsse, da es unter Umständen bei der sofort erforderlichen Operation durch die Narkose einen Schaden davontragen würde. Zudem müsse man damit rechnen, daß der Tumor bösartig sei. Dann wäre, wegen der Metastasen überall, sowieso schon alles zu spät.

Überall erntete ich mitleidige Blicke, aber keiner sagte etwas Konkretes. Ich sah mich also langsam dahinsiechen, sah das Baby alleine und grübelte, ob wir nicht doch heiraten sollten, damit wenigstens sichergestellt wäre, daß das Kind bei Eckart bleiben würde. Ich war starr vor Angst und lehnte mich bei Eckart an und konnte nichts sagen. Manchmal schaute ich in den Spiegel und sagte mir, daß ich leben will. Gerade in diesem Lebensabschnitt, in dem ich so kraftvoll war, so lebensbejahend, mußte so etwas geschehen! Ich verstand das alles nicht mehr.

Eine Punktion sollte gemacht werden, um festzustellen, ob der Tumor bösartig war. Ich hatte solche Angst vor dem Ergebnis. Erst wollte ich gar nicht, weil ich gehört hatte, daß durch Punktionen erst Streuungen von krankem Gewebe und damit vielleicht Metastasen entstehen können. Die Ärzte überredeten mich aber, und auch Eckart meinte, daß es besser sei, gleich zu wissen, was los ist. Die Punktion tat nicht weh. Das Kind bewegte sich immer stark, wenn ich sehr aufgeregt war. Das Schlimmste war, daß wir nun zehn Tage auf das Ergebnis warten mußten. Solch eine Angst hatte ich noch nie in meinem Leben. So saß ich zum Beispiel in der Badewanne und mußte plötzlich heulen, ich wollte nicht alleine sein.

Wir unternahmen viel in diesen langen zehn Tagen, um uns abzulenken. Vor der Bekanntgabe des Untersuchungsergebnisses war ich so aufgeregt, daß ich fast gekotzt hätte. Zum Glück war der Tumor gutartig! Ich sollte aber so schnell wie möglich nach der Geburt ins Krankenhaus, um mich operieren zu lassen. Solche Tumore können schnell bösartig werden.

Ich nahm mir vor, nach der Geburt erst einmal in Ruhe fünf oder sechs Wochen zu stillen und dann »unters Messer« zu gehen. Eine dunkelbraune Flüssigkeit, die mir aus der Brust kam, brachte ich mit der Krankheit in Verbindung. Ich fing an, zu glauben, der Krebs habe sich meines Körpers bemächtigt. Diese braunrote bis dunkelbraune Flüssigkeit entstand aber durch ein Eisenpräparat und den Kräuterblutsaft. Meine Hebamme meinte einmal scherzhaft, ich hätte wohl Rost in der Brust. Da nichts weh tat, kein Knoten zu spüren war und die Brust gut durchblutet aussah, hatte ich keine Angst mehr. Ich massierte die Brust gut mit einer Naturhaarbürste und härtete die Brustwarzen mit kaltem Wasser sowie durch tägliches Zupfen, durch Brustgymnastik und Einreiben mit Zitronensaft ab. Durch den Zitronensaft wird die Haut der Warze und des Warzenhofes trocken und widerstandsfähig. Es genügt, sie etwa drei Wochen vor dem Geburtstermin damit einzureiben. Jede fettige Creme habe ich weggelassen. Bei schönem Wetter legte ich mich so oft wie möglich mit freier Brust auf den Balkon unserer Wohnung, die wir nach langem Suchen endlich doch noch gefunden hatten.

Auch dem Kind tat die Wärme gut. Es bewegte sich, und ich konnte hier und da eine Hand oder einen Fuß spüren. Ich hatte so zärtliche Gefühle zu diesem Wesen, das alle meine starken Regungen miterlebte. Ich legte oft die Hand auf den Bauch und dachte in mich hinein, zu dem Kind hin. »Reg dich nicht auf, Liebes«, dachte ich, »es wird alles wieder gut. Dein Vater und ich erwarten dich. Ich hoffe, du leidest nicht allzu sehr unter dem, was jetzt alles passiert.«

Ich sprach auch oft in meinem Tagebuch mit dem Kind. Vor allem in den letzten Wochen in Hannover schrieb ich viel in mein Tagebuch, wenn ich auf meinem improvisierten Nachtlager lag, sehr sehnsüchtig an Eckart dachte und mir wünschte, seine Hand läge auf meinem Bauch und das Kind könnte mit mir genießen, daß er da ist.

Bis auf den Tumor war mein körperliches Befinden während der ganzen Schwangerschaft großartig. Ich hatte kein Wasser in den Beinen, keine Kreislaufstörungen, keine Übelkeit, nur zuletzt wurde mein Bauch mir ein wenig zu schwer und sperrig. Ich fand meinen Körper sehr schön. Sexuell empfand ich sehr stark. Ich träumte oft von Orgasmen. Einmal bekam ich im Schlaf einen. Es machte Spaß, mit Eckart zu schlafen. Erst gegen Ende der Schwangerschaft war der Bauch bei praktisch allen Stellungen im Wege. Wir mußten dann meistens lachen. Mittendrin blieb mir manchmal die Lust weg. Ich wurde immer gemütlicher, lag gerne eingekuschelt und schlummerte vor mich hin. Wenn wir zusammen schliefen, machte das Kind oft heftige Bewegungen. Das irritierte mich total. Zuletzt hatte Eckart das Gefühl, an das Köpfchen zu stoßen. Das irritierte wiederum ihn.

Zuletzt setzten dann, wohl durch die Prüfungen, das Hin- und Herfahren, und die andere Aufregung, zu früh Wehen ein. Das »Rammeln« wurde uns erst einmal von der Gynäkologin ganz verboten. Ich durfte nicht baden, nicht mehr schwimmen und mußte Wehenhemmer schlucken. Das paßte mir gar nicht. Andererseits fühlte ich mich nun, Ende des achten Monats, schon sehr schwanger. Nicht mehr so wendig und kräftig wie in der Zeit davor.

Fast die ganze Schwangerschaft über war ich Schwimmen gegangen und habe Gymnastik gemacht. Die Schwangerschaftsgymnastik hat mir sehr viel Spaß gemacht. Hauptsächlich, weil da so viele Frauen mit dicken Bäuchen waren. Barbara, die Krankengymnastin, erzählte viel von Geburten, wie Wehen sein können und wie verschiedene Frauen damit fertig geworden sind. Sie erzählte von Krankenhaus- und Hausgeburten. Frauen, die das zweite Kind bekamen, berichteten gerne von der ersten Geburt. Ich konnte mich da seelisch gut entspannen. Im Gymnastikkurs und durch Bücher bekam ich mehr Informationen über Schwangerschaft und Geburt, über finanzielle und rechtliche Hintergründe. Bei Pro Familia dagegen hatte ich reichlich konfuse und auch, in Bezug auf das Sozialhilfegesetz, veraltete oder sogar falsche Auskünfte erhalten. So wußte dort niemand, daß man ein Familiengründungsdarlehen erst erhält, wenn man vor der Geburt des Kindes schon ein Jahr in Berlin gewohnt hat. Niemand sagte mir, daß die Säuglingserstausstattung vom Sozialamt schon vom fünften Monat an gewährt werden muß. Mir wurde von einer Sachbearbeiterin im Sozialamt Steglitz ganz frech gesagt, daß das Kind ja auch noch sterben könne, und dann wäre ja alles umsonst ausgegeben. Ich wäre ja auch noch eine Woche im Krankenhaus, dann könne mein Freund bequem noch alles besorgen. Mein Argument, wir würden doch eine Hausgeburt machen, zog auch nicht. Würde mir das heute noch einmal passieren oder hätte mich die Pro Familia damals richtig beraten, so hätte ich gewußt, daß mir die Erstausstattung schon vor der Geburt zusteht.

Schwangerschaftskleidung und Säuglingswäsche wurden dann doch Ende des achten Monats bewilligt. Kinderwagen, Wanne, Wickeltisch und -auflage, Bettchen und was sonst noch dringend nötig ist, erst viel später, nach der Geburt. Ich habe von keinem Amt oder Hilfeorganisation eine klare, richtige Antwort auf meine Fragen bekommen. Dabei bin ich eine Person, die neugierig herumfragt, ohne große Angst zu haben. Die vielen Menschen, die über weniger Selbstsicherheit gegenüber den Behörden verfügen, werden bestimmt noch öfter als ich um ihr Recht gebracht oder beleidigt. Manchmal habe ich das Gefühl, das wird absichtlich so gehandhabt, um möglichst viele Leute abzuwimmeln.

In der letzten Zeit der Schwangerschaft kam ich oft frustriert nach Hause – von irgendeinem Amt oder aus dem Krankenhaus, wo die Ärzte reichlich taktlos mit düsteren Diagnosen um sich warfen. Ich heulte mich dann bei Eckart aus. Ich hatte Angst, die Ärzte würden mir einreden, mich noch vor der Geburt operieren zu lassen, so daß ich riskieren müßte, das Kind mit Kaiserschnitt oder Narkoseschaden zur Welt zu bringen. Ich wollte aber unbedingt bis nachher warten.

Im Schwangeren-Paarkurs, wo wir auf die Geburt vorbereitet wurden, wurde uns dann von einem Paar berichtet, deren Hebamme erst, kurz bevor der Kopf des Kindes zu sehen war, kam und wo die Eltern sehr große Angst hatten. Es handelte sich dabei um eine auch für uns in Frage kommende Hebamme. Das verunsicherte uns sehr. Eckart wollte bei dem Gedanken, mit mir alleine zu sein, wenn die Geburt losgeht, keine Hausgeburt mehr. Ich wollte einerseits nicht ins Krankenhaus, andererseits aber auch unbedingt Sicherheit haben, daß die Hebamme auch wirklich kommt, wenn wir sie brauchen.

Bei dem nächsten Treffen sprachen wir mit den beiden Hebammen, die für unseren Termin in Frage kamen, über unsere Ängste. S. sagte, wenn eine Schwangere ihr unter Wehen am Telefon sagte, sie möchte doch kommen, dann würde sie das auch immer tun. Beide konnten nicht sagen, wie es zu der Aussage des Paares kommen konnte, und versprachen, uns nicht im Stich zu lassen. Mich beruhigte das sehr, aber Eckart war noch nicht so überzeugt.

Wegen des Tumors ließ ich mich parallel zu den Untersuchungen bei den Hebammen auch noch im Klinikum Steglitz untersuchen. Die Atmosphäre stieß mich jedesmal ab. Es war eine einzige Massenabfertigung, und alles, was mir von einer Ärztin erzählt wurde, kam mir wie kalte Technik vor. Anders meine Gedanken, wenn ich mir eine Hausgeburt vorstellte! Ich wußte, daß ich im Krankenhaus die Hebamme und den Arzt, die bei mir sein würden, erst wenige Stunden vor der Geburt kennenlernen würde. Zwei wildfremde Menschen bei einer solchen intimen, gefühlsgeladenen Angelegenheit wie die Geburt unseres Kindes. Ich wollte Individuum sein. Ich wollte als etwas Besonderes behandelt werden, als Einzelfall in dieser Situation. Ich wollte keine leidenden Frauen neben mir sehen und mich mit ihnen vergleichen müssen. Ich wollte nicht, daß ein wildfremder Mann (Arzt) meinen Körper in dieser Situation sieht und auch das, was sich in mir abspielt, beurteilt. Ich wollte mir meine Arbeit nicht nehmen und nicht kontrollieren lassen. Ich wollte sie so verrichten, wie ich das wollte.

Rundheraus gesagt: Ich hatte mehr Angst vor dem Krankenhaus als vor der Geburt ohne technische Hilfe. Die Krankenhausatmosphäre kotzte mich an. Schwangerschaft und Geburt wollte ich mir nicht abhandeln lassen wie ein Krebsgeschwür. Unsere Unsicherheit in der Frage der Hausgeburt wurde dann wieder verstärkt, als sich unser Baby plötzlich in einer Steißlage befand. Hebammen machen, wenn sich das Kind nicht mehr dreht, keine Hausgeburt.

Ich bekam einen Tip von einer Hebammenschülerin in Hannover, wie ich das Kind »überlisten« könne, sich zu drehen. Ich nahm die Rückenpolster unseres Sofas und legte sie auf die Erde. Ich legte mich dann mit meinem Rücken so darüber, daß eine Brücke entstand. Das kam mir sehr gefährlich vor, ich dachte das Kind müsse ersticken. Diese Übung sollte ich vier- bis fünfmal am Tag für etwa fünf bis zehn Minuten machen. Lange hielt ich das aber nicht aus. Es war auch nicht nötig. Innerhalb von vier Tagen hatte sich das Kind gedreht. Ich spürte diese Drehung in der Nacht. Mein Körper wurde direkt hin und her geschüttelt. Der Bauch war ein Weilchen fast quadratisch. Ich spürte einen starken Druck in den Seiten und an den Rippen. Ich hatte das Gefühl, eine gewaltige innere Kraft hätte mich geschüttelt, und war erstaunt, daß ein so kleines Wesen so etwas vollbringen kann.

In der 36. Woche gingen wir noch einmal zum Ultraschall. Es war nun zu sehen, daß das Kind sich gedreht hatte. Insgesamt habe ich drei Ultraschalluntersuchungen machen lassen. Würde ich noch einmal schwanger, so würde ich weniger oder gar keine mehr machen. Über die Wirkung dieser Untersuchungen auf das Ungeborene sind sich Ärzte und Wissenschaftler ja immer noch nicht einig. Vor jeder Untersuchung sagten wir, daß wir nicht wissen wollten, ob wir einen Jungen oder ein Mädchen bekommen. Ich fand diese Unsicherheit sehr aufregend.

Eckart war bei fast jeder Untersuchung dabei. Das fand ich schön. Wir konnten zusammen die Herztöne unseres Kindes hören. Um die 40. Woche konnte Eckart bei den Hebammen den Kopf durch meine Bauchdecke hindurch abtasten. Ich glaube, er war da ganz glücklich.

Gegen Ende der Schwangerschaft hatten wir uns, ich weiß nicht warum, auf ein Mädchen eingestellt. Auch meine Freunde meinten, daß es ein Mädchen werden müsse. Außerdem fanden wir keinen Jungennamen. Einen Namen für ein Mädchen hatten wir dagegen schon von Anfang an im Kopf. Wenn ich manchmal an einem ruhigen Nachmittag auf dem Sofa saß und an das Kind dachte, konnte ich einfach nicht anders, als es mit dem Namen Lena anzusprechen. Manchmal dachte ich auch, daß ich ein wenig Angst hätte, einen Jungen zu bekommen, weil mir ein Mädchen doch irgendwie näher steht, mir bekannter ist. Ich hatte auch einmal einen Traum, irgendwann im sechsten oder siebten Monat, in dem ich ein riesiges, rosarotes und ziemlich unfertig aussehendes weibliches Geschlechtsorgan sah.

Ansonsten hatte ich Träume vom Schlafen mit Eckart, bei denen es immer so war wie vor der Schwangerschaft, recht unbeschwert und turbulent. Manchmal träumte ich von schlechtem Essen, von Erbsensuppe mit Maden, von rohem Fleisch, das sich als menschliche Schulter herausstellte. Einmal war meine ganze Familie, einschließlich meiner verstorbenen Oma und Opa, in einem Raum versammelt, um sich das Neugeborene anzusehen. Alle waren freundlich und sahen glücklich aus. Es war eine Stimmung, wie bei den Geburtstagskaffees, die ich aus meiner Kindheit in Erinnerung habe. Ich möchte diese Träume nicht mystifizieren, aber irgendwie haben sie immer mein inneres Empfinden dargestellt.

Ich glaube, ich hatte mich innerlich auf ein Mädchen eingestellt, und ich wollte es allen stolz zeigen und natürlich damit anerkannt werden. Ich wünschte mir, daß die Familie daran Anteil nehmen könnte. Früher habe ich mir immer einen Jungen gewünscht. Ich glaube, weil meine Mutter einen haben wollte. Das hatte aber nun meine Schwester »erledigt«. Ich fühlte mich nicht mehr unter Druck. Ich dachte: Na ja, ein Junge ist ja nun in der Familie, dann kommt es nicht mehr so darauf an. Heute merke ich, daß meine Eltern beide Enkelkinder gleichermaßen vermissen. Fabian lebt in München, Lena hier in Berlin, und meine Eltern in der Nähe von Hannover.

Am Anfang der Schwangerschaft ärgerte es mich immer, daß meine Mutter dauernd erzählte, wie sehr sie mit dem dicken Bauch gehemmt war. Ich dagegen war ziemlich stolz und selbstbewußt. In den letzten Wochen aber fühlte ich mich dann doch von jedermann beglotzt, so als trüge ich meine Geschlechtsorgane vor mir her. Manche schauten so, als wollten sie sagen: »Du mußt es aber getrieben haben, wenn du einen so dicken Bauch davon kriegst!«

Ich wollte das Kind haben und nicht mehr den dicken Bauch schleppen. Ich wollte meine Arme um das Kind schließen können. Ich hatte keine Angst mehr vor der Geburt. Irgendwie fühlte ich mich so reif, weich und offen, bereit alles so zu nehmen, wie es kommt. Jeden Abend vor dem Schlafengehen schaute ich mir den Kinderwagen an, der auf dem Hochbett stand. Wir schliefen nun auf dem Boden, weil ich beim Hoch- und Runterkrabbeln zum Pinkeln (dreimal pro Nacht) immer leichte Wehen bekam. Ich sah mich mit dem Kinderwagen spazierenfahren. In schöner Harmonie.

Während ich meinen Bericht schreibe, merke ich, daß ich zwar noch alle Einzelheiten aus der Schwangerschaft weiß, aber über den genauen Geburtsverlauf zu berichten mir schwerfällt. Ich weiß, daß wir schon Tage vor dem errechneten Termin nervös warteten. Ich hatte vier Tage lang leichte Wehen und dachte, die Geburt beginnt. Das Warten war zermürbend. Ekkart hatte mir alle Telefonnummern gegeben, unter denen er zu erreichen war. Körperlich und seelisch waren wir eigentlich gut vorbereitet. Ein paar Wochen vorher waren wir noch einmal bei einem Elterntreff in Barbaras Gymnastik-Praxis. Die frisch gebackenen Eltern sahen erschöpft, aber ganz glücklich aus.

Ein paar Tage vor der Geburt träumte ich vom Stillen. Meine Milch war zu dünn, und das Kind mochte sie nicht. Ich stellte mich im Traum sehr unbeholfen an. Zweimal träumte ich von einer Tochter. Einmal konnte sie schon krabbeln und hatte blondes Haar. Das zweite Mal konnte sie laufen. Ich rief sie »Lena«, und sie hatte dunkelblondes Haar. Sie lachte und kam stolpernd auf mich zu. Im Traum schlafe ich sehr innig mit Eckart. Einmal onaniere ich, komme aber nicht zum Höhepunkt. Ich fühle mich älter werden. Irgendwo zwischen alt und jung. War das eine Ahnung davon, wie es ist, die nächste Generation heranzuziehen?

Am 3. Juli war ich um 4.30 Uhr mit Wehen aufgewacht. Ich dachte: Geht es jetzt los? Ich hatte den Eindruck, daß die Wehen alle zehn Minuten kommen und etwa zehn Sekunden dauern. Ich hatte noch viel Zeit. Schlafen konnte ich aber nicht mehr. Das Kind machte zwischendurch immer ordentliche Bewegungen. Jetzt! Wieder eine Wehe!

Es war Mittag. Es tat sich nicht viel. Wir waren noch Einkaufen. Dann habe ich heiß gebadet. In einem wunderschönen Kinderbad. Um 8.30 Uhr habe ich S. angerufen. Sie sagte, die Wehen müßten länger dauern, aber vielleicht ginge es ja bald los. So um 11.30 Uhr hatte ich einen bräunlichen Ausfluß. Ich wußte nicht, ob das alles vom Schleimpfropf war. Seitdem tat sich, außer ein wenig Ziehen, nicht mehr viel. S. rief noch einmal an und sagte, sie rechne nicht damit, daß es noch mehr als etwa zwanzig Stunden dauere. Wir sollten noch ein wenig entspannen und warten ...

Bis zum Abend kamen immer wieder in unregelmäßigen Abständen Wehen. Um 20.00 Uhr fuhren wir zu S. Sie untersuchte mich. Am Handschuh war Blut. Der Muttermund war etwa drei Zentimeter geöffnet. Sie sagte, daß das Kind wohl bis Samstag mittag da sein würde. Wir waren freudig erregt. S. gefällt mir. Ich hatte wieder großes Vertrauen zu ihr. Wir fuhren nach Hause.

Um 2.30 Uhr wachte ich durch starke Wehen auf. Ich dachte: Sind die stark! Um 6.00 Uhr rief ich S. an. Die Wehen kamen alle fünf Minuten und waren etwa dreißig Sekunden lang. Ich mußte tüchtig atmen, um sie zu ertragen.

S. kam gegen acht Uhr, nachdem sie bei einer anderen Frau gewesen war. Als sie eintraf, war ich gerade auf dem Klo und kotzte. Dabei erwischte mich eine Wehe. Ich kniete vor dem Klo und kotzte Tee mit Traubenzucker. Tage vorher hatte ich schon Himbeerblättertee mit Traubenzucker getrunken, um den Uterus zu stärken.

Ich war froh, daß S. gekommen war. Sie untersuchte mich. Die Wehen waren noch unregelmäßig. Der Muttermund war ein wenig weiter auf. S. und Eckart machten sich Kaffee und aßen ein bißchen. Ich wollte auch ein Brötchen. Weil ich gekotzt hatte, hatte ich Hunger. Eckart machte mir kleine Häppchen, weil ich wegen der dauernden Wehen nicht abbeißen konnte. Die Wehen taten aber so weh, daß ich nichts runter bekam. S. meinte, ich solle noch einmal ein Bad nehmen. Im Bad konnte ich mich dann wunderbar entspannen. Eckart war bei mir. Ich saß lange im Wasser. Wehen hatte ich dabei kaum. Wir dachten immer noch, daß das Kind so gegen Mittag da sein würde.

Manche Wehen waren inzwischen zwar stark, aber zu kurz.

Ich sollte gehen. Es fiel mir so schwer. Ich klammerte mich an Eckart und manchmal konnte ich nur noch jammern oder schreien. Eckart sagte mir immer wieder, daß ich es schon schaffen werde, und schlug mir vor, ruhiger zu atmen. Ich versuchte es. Manchmal klappte es. S. meinte, ich könne mich ja auf einen Stuhl setzen und die Arme auf die Lehne stützen.

Ich spürte bei jeder Wehe, wie der Kopf des Kindes tiefer rutschte. Ich hatte kein Zeitgefühl mehr. Es brannte und stach in mir. Unvorstellbare Kraft. Ich war erschöpft, fror leicht, schlief zwischen den Wehen sekundenlang ein. Ich hatte keine Lust mehr. Ich konnte den Schmerz nicht mehr ertragen. Eckart redete mir gut zu. Er war so lieb. S. gab mir Traubenzukker. Ich fühlte mich etwas kräftiger. Ich hockte auf dem Sofa. S. massierte mir den Rücken. Das tat gut. Später wollte ich nur noch eine Hand drücken oder meinen Kopf an Eckart lehnen.

Wir gingen wieder auf das Bett. Ich wollte einen Apfel essen. Eckart gab mir kleine Stücke. Ich lutschte sie nur aus. Ich brauchte die süße Flüssigkeit. Eckart holte einen nassen Waschlappen. Meine Stirn glühte. Ich kühlte meinen Kopf und lutschte den Lappen aus. Ich wußte selbst nicht mehr, was mir sonst noch guttun könnte.

Es war Mittag. S. untersuchte mich wieder. Der Muttermund war jetzt fast ganz geöffnet! Nicht mehr lange! Bald würde ich endlich pressen dürfen!

Ich war schlagartig aufgeregt und munter. Als ich das erste Mal pressen sollte, wußte ich gar nicht, was ich machen sollte. Ich drückte, so toll ich konnte, aber nichts tat sich. Die Wehen seien nicht stark genug, sagte S. Beim nächsten Mal sollte ich die Wehen veratmen, weil es sonst dem Kind zu schlecht gehe. Sie wollte die Herztöne abhören. Mir fiel es unheimlich schwer, das Pressen zu unterdrücken. Ich hechelte. Das gab ein Gefühl der Erleichterung. S. gab mir nach mehrmaligem Pressen Oxytoxin, damit die Wehen stärker werden. Ich konnte bei jeder Wehe nur einmal pressen und war dann schon völlig fertig. Dann mußte ich plötzlich pinkeln. S. fragte, ob ich gehen wolle. Ich glaubte aber, nicht mehr zu können. S. sagte, ich sollte doch ins Bett pinkeln, eine volle Blase würde nur das Kind behindern. Ich fragte noch zweimal nach, schämte mich, vor ihr ins Bett zu pinkeln. Dann aber tat ich es doch und fühlte mich hinterher viel wohler.

Ich wußte nicht mehr, wie oft ich gepreßt hatte. Irgendwann packte mich die Wut, und ich schrie ganz laut und tief aus der

Kehle, das blöde Kind solle doch nun endlich kommen. S. und Eckart schauten mich einen Moment lang ganz verdutzt an. Eckart sagte später, es habe sich angehört wie der Schrei der Hauptdarstellerin in dem Film ›Der Exorzist‹.

Einen Moment lang fühlte ich mich doppelt, als stieg ich aus mir heraus, als säße ich neben mir. Die zurückbleibende Hälfte empfand keinen Schmerz mehr. Eckart hielt mir einen Spiegel hin, als der Kopf schon zu sehen war, und ich fühlte die Haare des Kindes in der Scheide.

S. mußte vorher die Fruchtblase aufsprengen, weil das Kind beim Pressen immer von der Scheidenwand und der Fruchtblase zurückgehalten wurde. Beim Abhören der Herztöne, nahm S. an, daß das Kind die Nabelschnur um den Hals hatte. Beim Pressen merkte ich plötzlich, daß meine Schamlippen brannten wie Feuer.

Ich begriff inzwischen, daß ich pressen mußte, als wenn ich die dickste Wurst meines Lebens aus dem Arsch quetschte, und tat das auch mit aller Kraft. S. sagte, daß meine Schamlippen einreißen würden, und sie müsse einen Schnitt in den Damm machen. Beim nächsten Pressen hörte ich ein »Schnipp, Schnipp«. Eckart fand das Geräusch fürchterlich. Genau wie vorher das Fruchtwasser spürte ich jetzt eine warme Suppe meine Schenkel hinunterlaufen. Daß es blutete, machte mir nichts aus. S. sagte, daß die Schamlippen schon gerissen wären. Alles brannte und prickelte, die inneren und äußeren Schamlippen, die Klitoris.

Ich durfte wieder pressen. Der Kopf kam mehr und mehr. Ich hatte das Gefühl, meine Knochen brächen auseinander. Ich mußte mich tiefer legen, damit das Kind nicht immer auf mein Steißbein schlug. Ich spürte dort einen starken Druck.

Dann, nach vielen Preßwehen, preßte ich ein letztes Mal ohne Wehe und sah den Kopf herauskommen. S. sagte, ich solle nicht so schnell machen und nicht mehr drücken. Aber ich konnte es nicht mehr aufhalten. Ich drückte nicht mehr, sah einen blauen Kopf, verknittert, haarig, eine Schulter und die andere Schulter und, flutsch, der ganze Körper lag draußen. Phantastisch!

Ein gurgelndes, blaurotes Etwas. Es roch ganz toll. Ich erinnere mich noch genau an den intensiven Geruch: warm, scharf, süßlich, unverkennbar. Ich merkte, wie eine warme Flüssigkeit aus mir herausfloß. Die Nabelschnur, die tatsächlich um den Hals geschlungen war, wickelte S. schnell ab und legte mir das Kind auf den Bauch. Eckart sagte sofort, daß es ein Mädchen sei. Lena! Euphorie! Glück, Unfaßbarkeit. Alles schien wie in einem Film abzulaufen!

Sie war warm und rutschig. Unheimlich schön, fanden wir. Sie schaute Eckart mit großen Augen an. Lange Hände, langer Kopf, süße Füße! Eckart machte die ersten Fotos. S. saugte den Schleim aus Lenas Nase und Mund.

Dann, nach dem Abnabeln, mußte die Plazenta kommen. Ich spürte keine Nachwehen. S. drückte und zog. Erst kam ein Schwall warmen Blutes und dann die Plazenta. Wir sahen sie uns zusammen an. Sie sah aus wie eine Wasserpflanze, finde ich. Alles so wunderbar! Ich fühlte mich lebendig und stolz. Und unheimlich stark, ich fühlte, wie sehr ich Eckart liebe, wie sehr ich dieses Kind schon während der Schwangerschaft geliebt hatte.

Eckart holte nun Telefonbücher, die ich unter den Hintern bekam, während S. mich nähte. Sie mußte fünf Nähte machen. In der Scheide war ich auch gerissen. Auch an den Schamlippen. Der Damm mußte genäht werden. Alles egal! Die Spritzen für die örtliche Betäubung und auch die Stiche piekten ein wenig.

Zweieinhalb Stunden arbeitete S. an mir. Sie erzählte etwas von der Geburt ihrer Tochter und von anderen Geburten, die sie miterlebt hatte. Eckart fragte, ob es denn eine relativ schwere Geburt gewesen sei. Sie sagte, leicht sei sie nicht gewesen. Die Preßwehen dauerten ja etwa drei Stunden. Nie hätte ich gedacht, daß ich eine so schwere Arbeit aushalten würde. Eckart sagte immer wieder, daß er stolz auf mich sei und wie stark und mutig er mich fände. S. maß Lena und wog sie in einem Tuch an einer Federwaage. Außerdem machte sie einen Neugeborenentest. Eckart badete Lena, aber nicht lange, weil er ziemliche Rückenschmerzen hatte, vom langen Hocken auf der Matratze. Bei den Preßwehen hat er immer mitgepreßt, das fand ich toll.

Dann legten wir Lena an meine Brust. Gleich nach der Geburt hatte sie nicht gewollt, jetzt saugte sie genüßlich.

Nach weiteren drei Stunden ließ S. uns gegen 19.00 Uhr alleine. Wir konnten es nicht fassen. Wir und das Baby, alleine. Jetzt lag sie da, unsere Tochter, von uns bestaunt und ungläubig beäugt. Ich rief zu Hause an. Papa wurde auf den Tag genau vor 60 Jahren geboren. Er konnte erst nicht mit mir reden, weil er weinen mußte. Alle Verwandten, die mit ihm Geburtstag feierten, jubelten im Hintergrund. Eckarts Eltern, beziehungsweise seine Mutter, fing mit ihm am Telefon an zu streiten. Seine

Eltern akzeptierten unter anderem unsere Familiengründung ohne Trauschein nicht. Wir waren sehr traurig darüber, daß sie auch an solch einem Tag, wie dem Geburtstag unseres Kindes, so reagierten. Wir heulten noch etwas. Aber der Sekt und vor allem das schöne Ereignis halfen uns erst einmal darüber hinweg.

Mir taten die Knochen weh. Vor allem das Steißbein. Ich hatte vier Babywindeln zwischen den Beinen, als Vorlage für den Wochenfluß. Die Nachwehen kamen, aber ich war so glücklich. Erst ganz spät schliefen wir ein.

Die Schwangerschaft war vorbei. Lena war da. Sie wurde am 4. Juli um 15.30 Uhr in einem abgedunkelten Zimmer bei 32 Grad Zimmertemperatur geboren. Sie bekam auf unseren Wunsch hin keine Silbernitrat-Tropfen in die Augen und wurde nicht durch vorschnelle und lästige Tests davon abgehalten, uns kennenzulernen. Sie lag mehr als zwei Stunden bedeckt von Blut, Käseschmiere und Schleim auf mir. Sie wurde würdig empfangen.

Das erste Jahr brachte dann den völligen Umsturz aller bisherigen Gewohnheiten. Während ich meinen Bericht bis hierher noch einmal durchlese, fährt mir ein Schauer durch den ganzen Körper. Alles schon alltäglich Gewordene wird plötzlich wieder so spannend und wichtig. Immer wieder wird mir die eigentliche Tragweite dessen, was wir erleben, bewußt. Teilweise bringt uns Lena total aus der Fassung. Das fing schon bei der Geburt an. Ich fühlte mich ganz als Ernährerin, meine Brüste waren nicht mehr Sexualorgane, sondern dazu da, ein Kind zu ernähren. Eine ungeheuer schwerwiegende Verantwortung. Anfangs sah ich Eckart und mich gar nicht mehr als sexuelle Wesen, sondern immer nur in Bezug zu Lena, als Vater und Mutter. Es dauert lange, bis ich wieder zu meinem Körper, zu meiner Sexualität finde.

In Lenas ersten Lebenstagen mußten wir gleich in ein Kinderkrankenhaus fahren, weil sie eine Neugeborenengelbsucht hatte. Das lange Busfahren und das Sitzen im Krankenhaus machten mir ganz schön zu schaffen. Das Steißbein und meine diversen Nähte taten schrecklich weh. Aber ich war stolz, ganz Mutter, unendlich glücklich, so etwas wie unser Kind zustande gebracht zu haben. Eckart hielt Lena im Arm, wie ein Heiligtum. Überhaupt versorgte er sie ganz toll. Manchmal hatte ich direkt das Gefühl, er wäre mehr in sie verliebt als in mich.

Für zwei Tage mußte ich aufhören zu stillen, weil die Muttermilch zu fettig war. Bei einer Gelbsucht belastet sie die Leber des Kindes zu sehr. Wir hatten nach jeder Blutuntersuchung im Krankenhaus schreckliche Angst, daß das Würmchen dort bleiben muß und unter eine Rotlichtlampe käme. Die Ernährung mit der Kunstnahrung klappte nicht so gut. Meine Brust war voll, und ich wollte gerne stillen. Eckart fütterte Lena an seiner nackten Brust mit der Flasche, als Ersatz für einen Busen gewissermaßen.

Sie schlief viel und bewegte sich kaum. Nachts stellten wir uns den Wecker, um sie rechtzeitig zu windeln und zu füttern. Die Gelbsucht machte sie schlapp.

Als sie dann schließlich überwunden war, klappte das Stillen ganz toll. Ich stillte alle zwei Stunden, jeweils mindestens eine dreiviertel Stunde lang. Ich setzte Lena keine Grenzen, stellte keinen Zeitplan auf. Nachts waren wir eineinhalb Stunden damit beschäftigt, sie zu windeln und zu füttern. Solange Eckart noch Urlaub hatte, teilten wir uns diese Arbeit. Eckart windelte, nachdem ich die eine Brust leergestillt hatte (anfangs blieb immer noch eine Menge drin), dann gab ich Lena zum Einschlafen die andere Brust. Dabei schlief ich manchmal schon im Sitzen.

Nach der dritten Woche ging ich wieder ins Klinikum, um den Tumor untersuchen zu lassen. Einige Tage später erhielt ich die Nachricht, daß ich am 7. August in die Klinik mußte. Bei der Einweisung war Lena fünf Wochen alt. Ich hatte damit gerechnet, daß ich sie mindestens sieben Tage kaum sehen würde. Ich hatte mir eine elektrische Milchpumpe geliehen, und Eckart sollte jeden Tag kommen und die Milch von mir abholen, beziehungsweise Lena zum Stillen bringen. Zu Hause sollte sie dann, neben der abgepumpten Milch, Ersatznahrung bekommen.

Ich hatte Angst. Ein paar Tage vor der Einweisung hatte ich mein Testament gemacht, damit Lena wirklich bei Eckart bleiben konnte, wenn etwas passieren sollte. Wir waren ja nicht verheiratet. Am Tage der Aufnahme stellte sich heraus, daß Lena mit im Krankenhaus sein konnte. So mußte ich, wegen der Narkose und der Medikamente, nur zweieinhalb Tage mit dem Stillen aussetzen. Es war sehr anstrengend, Lena zu versorgen. Aber ohne sie wäre ich wohl nicht so schnell gesund geworden.

Zum Zeitpunkt der Einweisung hatte Lena schon starke Trinkstörungen. Sie hatte Hunger, aber schrie, wenn ich sie dann anlegte. Das Füttern dauerte Stunden. Auch mit der Flasche zu Hause hatte Eckart viel Mühe. Er konnte sie nicht eine Sekunde aus den Augen lassen. Immer schrie sie. Das arme Würstchen war ganz verstört. Wir kannten das gar nicht von ihr, daß sie so laut und jämmerlich schrie. Wir ließen sie nie alleine. Immer war sie auf dem Arm. Zum Trost bekam sie Tee.

Der Krankenhausrhythmus und der von Lena standen sich total entgegen. Die Schwestern kamen zum Fiebermessen oder Bettenmachen, wenn Lena gerade ihre Schlafzeit hatte. Als ich das einmal sagte, kam sogar der Putzdienst später zu mir, damit wir noch etwas schlafen konnten. Eckart konnte fast den ganzen Tag bei mir sein. Er fuhr dauernd mit den Klamotten für Lena hin und her. Wir hatten auch großes Glück, daß gerade wenig los war und ich so mit Lena alleine in einem Zimmer liegen konnte.

Zuerst hatte ich einen riesigen Verband um den Kopf und starke Schmerzen. In die Wunde war ein Schlauch gesteckt, durch den Wundsekret in eine Flasche, die ich die ersten Tage nach der Operation ständig bei mir trug, floß. Den Mund konnte ich kaum öffnen, den Kopf nicht drehen. Die eine Gesichtshälfte war ganz dick. Die Ärzte waren aber zufrieden, daß der Gesichtsnerv bei der Operation nicht beschädigt wurde. Sonst hätte ich aussehen können, als wenn ich einen Schlaganfall gehabt hätte.

Wieder zu Hause, wollte ich das Stillen schon aufgeben. Lena hatte die ganze Sache so mitgenommen, daß sie nicht mehr trinken wollte. Weder die Brust noch die Flasche wollte sie. Ich heulte und war ganz verzweifelt. Von der Operation war ich noch so kaputt, daß ich mich noch nicht so richtig um Lena kümmern konnte. Bei jeder Bewegung tat mir alles weh. Eckart hatte wieder Urlaub genommen und pflegte Lena. Ich war manchmal etwas neidisch, wie gut er mit Lena zurecht kam. Ich konnte nichts machen. Noch nicht einmal richtig stillen.

Schließlich rief ich bei einer Stillgruppe an. Eine Frau hörte sich unser Problem an und riet mir, erst einmal den Tee, den Lena immer noch gerne trank, wegzulassen und mich mit Lena in ein Zimmer zurückzuziehen und mir und ihr einzureden, daß wir ganz ruhig sind und alles wieder gut wird. Mit Geduld und Ruhe würde die Sache schon wieder ins Lot kommen. Den Rat befolgte ich. Es tat mir weh, daß ich mich mit Lena sogar von Eckart zurückziehen mußte. Nach einer Woche harter Arbeit konnte ich Lena wieder voll stillen.

Mir wurde klar, daß ich keine Zeit hatte, mich selber wieder zu regenerieren. Bis Weihnachten ging aber alles relativ gut. Manchmal schlief Lena fünf Stunden durch. Aber ab Weihnachten kamen dann die ersten Zähne, was wir zuerst nicht bemerkten. Lena wachte mindestens alle halbe Stunde auf. Ich stillte zwischen fünf- und fünfzehnmal in der Nacht. Auch am Tag schlief sie schlecht. Es gab eine wochenlange Phase, in der sie erst um elf oder zwölf Uhr abends einschlief, dann aber bald mitten in der Nacht wieder aufwachte und spielen wollte. Nach einer solchen Nacht war sie am nächsten Tag immer sehr quengelig. Wir hatten fast durchgedreht. Eckart mußte wieder arbeiten und studieren. Ich war oft alleine mit Lena. Manchmal konnte ich nicht einmal etwas essen, mich aufs Klo setzen oder mich waschen. Sie schrie dann immer. Wir hatten uns vorgenommen, sie nie länger schreien zu lassen. Also schränkten wir uns total ein. Mit einer Hand kann man kein Brot abschneiden. Mit einem Baby auf dem Arm nicht vernünftig kacken und sich nicht waschen.

Auch zwischen Eckart und mir änderte sich vieles. Beide waren wir ständig damit beschäftigt, Lenas Bedürfnisse zu befriedigen. Selten kamen wir zu einem ruhigen Gespräch, selten zum Schmusen. Manchmal waren wir froh, abends in Ruhe essen zu können. Meistens aßen wir nacheinander, weil immer bei einem Lena auf dem Arm lag. Wenn sie einmal schlief, mußten wir auch mal saubermachen und vor allem die vielen gewaschenen Windeln zum Trocknen aufhängen. Es frustriert uns auch heute noch sehr, daß wir so wenig Zeit füreinander haben.

Am Tag kam ich zu nichts. Alles ging im Schnellverfahren, reden, essen, schlafen, lieben ... Erst jetzt, mit elf Monaten, schläft Lena manchmal durch. Bis vor einem Monat ist sie im Durchschnitt etwa acht Mal pro Nacht aufgewacht, nicht zuletzt wegen des Verkehrs, der um unsere damalige Wohnung auch nachts toste.

Ich war so fertig, daß ich Lena manchmal am liebsten alleine gelassen hätte. Ein paar Mal ist es mir passiert, daß ich sie nachts, nachdem sie das xte Mal wach war, geschüttelt und angeschrien habe: »Ich will doch weiter nichts als schlafen!«, oder: »Ich kann nicht mehr! Hörst du? Ich halte das nicht mehr aus!«. Der Erfolg war jedesmal, daß sie ganz entsetzlich zitterte und jämmerlich schrie. Ich heulte. Mir tat das alles so leid. Ich nahm sie auf den Arm und sagte ihr immer wieder, daß ich sie doch lieb habe. Uns wurde klar, wie sehr wir an Lena und sie an uns gebunden ist. Und vor allem: Wie lange?

Alles hatten wir uns schon in der Schwangerschaft überlegt. Aber das alles selber erleben, so empfinden, meine Güte, das hätte ich mir nie so hart vorgestellt. Diese Beziehung habe ich nicht so schwer, so tief erwartet. Ich dachte, Eckart und ich könnten uns weiterhin so zärtlich verständigen wie vor Lenas Geburt. Ich dachte, wir könnten uns die Arbeit teilen. Aber wenn er den ganzen Tag aus dem Haus ist, geht das eben nicht. Er macht dazu noch den Haushalt und kauft das meiste ein. Uns geht es also fast so wie den meisten Paaren: Der Mann arbeitet draußen, und die Frau sorgt für Haushalt und Kindererziehung. So wollte ich eigentlich nie leben.

Ich habe dadurch, daß ich ständig mit Lena zusammen bin, zwar die ganze Arbeit mit ihr, aber auch viel Freude. Ich kann ihre Entwicklung am meisten fördern und die Erfolge beobachten, Eckart fühlt sich da benachteiligt. Er ist zum Beispiel traurig darüber, daß er Lena nicht mehr beruhigen kann, wenn sie Kummer hat. Mich belastet aber gerade die starke Fixierung von Lena auf mich. Zu zweit Kinder zu bekommen empfinde ich als totale Überforderung. Wenn wir überhaupt noch einmal ein Kind haben wollen, möchte ich in einer Gemeinschaft leben, ähnlich einer großen Familie. Mir fehlen manchmal Oma und Opa oder eine liebe Freundin, die Lena mal nehmen könnte. Hätte sie vertraute Leute in ihrer unmittelbaren Umgebung, hätten Eckart und ich sicher auch mehr Zeit für uns, und Lena wäre nicht so auf mich fixiert. Aber die richtigen Leute für eine solche Gemeinschaft zu finden bringt Schwierigkeiten, denn die sollten schon ein wenig Erfahrung mit Kindern haben. Ich finde es unheimlich wichtig, mit anderen Eltern zusammen zu sein. Ich weiß jetzt, ein Kind zu haben bedeutet alles bisher Erlebte, Erfahrene, alle Gewohnheiten und Sitten, die wir uns bis dahin angeeignet haben, zu hinterfragen, zu ändern oder ganz zu vergessen. Alles bekommt durch das Kind einen neuen Stellenwert. Nichts bleibt wie es war, wenn wir das Kind richtig ernst nehmen. Unsere Zeiteinteilung, die Ernährung, unsere Beziehungen, der Schlaf, die Wohnung, die Ziele unserer Spaziergänge, alles das muß auf das Kind abgestimmt werden.

Ich habe eingesehen, daß es sich nur so relativ frei entfalten kann. Ich glaube, wir würden uns für keinen anderen Menschen auf der Welt so engagieren wie für unser Kind. An ihrer tollen Entwicklung, die uns sehr stolz und glücklich macht, sehen wir, daß sich unsere Mühe lohnt.

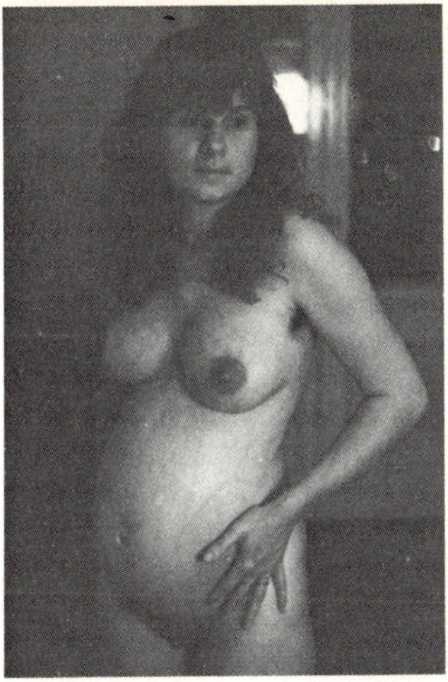

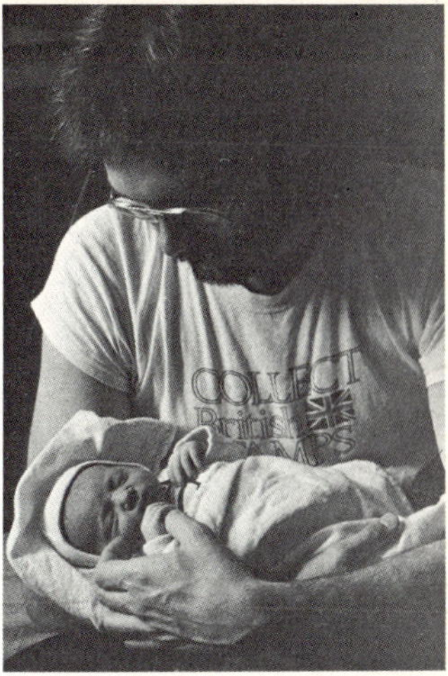
COLLECT

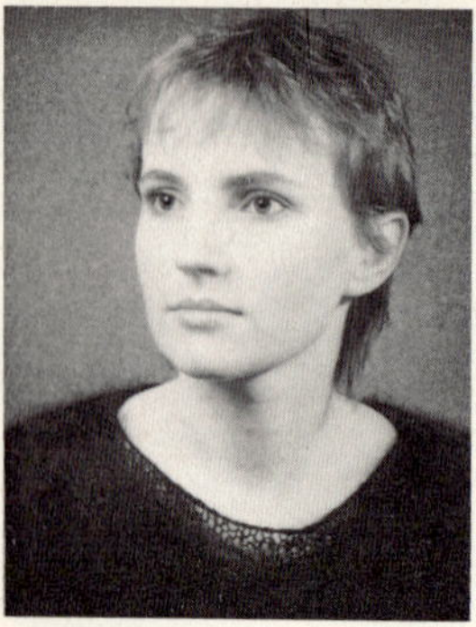

Gertrud, 1957 in Dinklage geboren.
Mit 19 Jahren zog ich zu meinem Freund nach Berlin. Heute bin ich mit ihm verheiratet und bin Sozialarbeiterin und Mutter von Céline.

Monat für Monat, wenn meine Blutung einsetzte, sagte ich mir halb enttäuscht, halb erleichtert: Wieder nichts passiert. Irgendwann würde es ›passieren‹. Der Wunsch nach einem Kind war seit längerem in mir wach. Es bedeutete für mich einen Teil meines Lebenssinns; durchaus keine Aufgabe, die ich mir stellte, sondern der Wunsch, Leben zu geben, im Kind weiterzuleben, Spuren zu hinterlassen ... Jedoch machte mir der Gedanke, jetzt schon, mit 23 Jahren, Mutter zu werden, Angst. Ich schob die Möglichkeit, ein Kind zu bekommen, in fernere Zukunft. Später ..., wenn ich mich reifer dazu fühlte.

Dann stand ich doch eines Tages vor der Tatsache, daß ich schwanger war. Die Gefühle, die in mir erwachten, hatten nichts mehr mit den Gedanken gemeinsam, die ich mir vorher, eher vage, zu einer Schwangerschaft gemacht hatte. Von Ruhe, Freude, Erfüllt- und Verbundensein mit dem neuen Leben spürte ich nichts. Plötzlich schien ich mit einem Anspruch an meine Person konfrontiert zu sein, der mich zunächst lähmte. Der Gedanke an ein Kind und die damit verbundenen Fragen, Unsicherheiten und Zweifel geisterten wie ein unausweichlicher Berg von Problemen in meinem Kopf herum. Wie sollte ich damit zu Rande kommen, schon jetzt ein Kind zu bekommen? Verantwortung für ein anderes Leben zu übernehmen, wo ich doch selbst zu gerne noch die Verantwortung für mein eigenes Leben auf andere übertrage ...

In mein Tagebuch schrieb ich damals: Es ist also wirklich wahr! Ich bin schwanger und bekomme ein Kind. Ich bin wie erschlagen und betäubt. Ich und ein Kind! Alle Pläne gehen flöten. Es bedeutet die endgültige Bindung an Serge. Verantwortung und Festgelegtsein. Vielleicht gewöhne ich mich an den Gedanken, bald einen dicken Bauch zu haben, aber an ein Baby denke ich noch nicht. Das geht noch über meine Vorstellungskraft. Es ist gar nicht so sehr das Baby, das mir Angst macht, sondern der Gedanke, nunmehr auf dem Abstellgleis zu sein. Im Augenblick geht es mir nicht gut. Mir ist ewig schlecht und ich könnte den ganzen Tag schlafen, schlafen, schlafen. Zu Aktivitäten kann ich mich nicht aufraffen.

Seit fünf Jahren lebte ich mit Serge zusammen. Immer ließen wir uns die Möglichkeit, uns zu trennen, wenn wir es wollten. Bedeutete nicht ein Kind zu haben, gemeinsame Verantwortung für die kommenden fünfzehn bis zwanzig Jahre? Habe ich vielleicht unbewußt die Schwangerschaft im Geheimen gewollt, um dadurch auf eine untrennbare Art mit ihm verbunden zu sein? Er hatte bisher selbst nie den Wunsch nach einem Kind geäußert. Bedeutete es für ihn jemand, der ihn festhält, der ein Recht auf ihn hat und vor dem er sich nicht einfach verschließen kann?

Die Entscheidung, das Kind zu behalten, überließ er vollkommen mir allein. Er war mit meiner Entscheidung einverstanden, recht gleichgültig wie mir schien, und ich brauche wohl nicht zu betonen, daß diese Haltung mir nicht sonderlich den Rücken gestärkt hat. Alle mir keineswegs angenehmen Fragen über Angebundensein und Überforderung schwirrten in meinem Kopf herum. Ich wollte mich mit ihnen auseinandersetzen, mir fehlte aber die Kraft dazu. Ich war furchtbar schlapp.

Diese starken inneren Anspannungen machten sich auch körperlich bemerkbar: Ich hatte ein ausgeprägtes Schlafbedürfnis. Abends um acht lag ich im Bett und verbrachte auch viele Wochenenden dort. Das morgendliche Aufstehen klappte nur mit nie gekannter Anstrengung. Mein morgendliches Übelsein ließ sich auch nicht mit Frühstück im Bett beheben. Jeden Morgen mußte ich so lange würgen, bis selbst keine Galle mehr kam und ich mich erleichtert auf den Weg zur Arbeit machen konnte.

In dieser Zeit nahm ich sogar noch ab. Erst am Ende des fünften Monats hatte ich das erste Kilo zugenommen. Warum diese viele Kotzerei? Erklärungen wie »das Kind aus sich herauswürgen wollen« machten mich nicht froher.

Machte mir die Aussicht, ein Kind zu haben, denn wirklich so große Schwierigkeiten? Ich schien ja überhaupt nicht damit fertig zu werden. Heute glaube ich, daß die Schwangerschaft in diesen Monaten für mich eine Entscheidung zwischen unbeschwerter Lebenslust und drückender, ständiger Verantwortung darstellte. Es gab nur schwarz oder weiß. Eine Identität als Mutter schien mir unvorstellbar. Vielleicht eine Erfahrung, die ich an meiner eigenen Mutter erlebt habe? Ohne daß ich in der Lage war, das Schöne und Erfüllende zu sehen oder zu ahnen, meinte ich, Abschied von meinem relativ freien Leben nehmen zu müssen.

Anfang April heirateten wir dann. Dieser Schritt bedeutet für mich die Entscheidung, mit meinem Mann mein weiteres Leben zu teilen. Ich lasse mir, streng genommen, nicht die Möglichkeit einer Scheidung. Ich meine recht genau zu wissen, mit wem ich den Lebensweg gehen will – auch wenn wir beide zeitweilig vor den Trümmern unserer Beziehung zu stehen scheinen; hilflos und ungeduldig. Aber dann wieder die Momente des Glücks, der gemeinsamen Freude und der Freude über die Gemeinsamkeit der Liebe.

Die Zeit vom vierten bis siebten Monat habe ich in guter Erinnerung. Ich arbeitete nicht mehr – ich hatte gerade mein Berufsanerkennungsjahr als Sozialarbeiterin beendet – und konnte mich vollkommen meinen Launen hingeben. Wir verreisten viel, und ich verbrachte einige Zeit bei meinen Eltern auf dem Land. Sie waren glücklich über meine Schwangerschaft. War ich doch das erste von vier Kindern, welches ihnen ein Enkelkind bescherte. Allerdings sollte mein Vater sein Enkelkind nie sehen, da er zwei Wochen nach unserer Heirat überraschend starb.

In diesen Tagen verspürte ich zum ersten Mal die Bewegung des Kindes. Bis dahin war ich nur schwanger gewesen, aber nach und nach wurde mir bewußt, daß in mir ein Kind lebte, das sich durch mich ernährte und durch mich wuchs. Nur selten hatte ich ein Gefühl des Erfülltseins und der Rührung gegenüber dem Kind. Ich konnte nur wenig mit Beschreibungen über glückliche Schwangerschaften anfangen, und Bilder von träumenden, in sich versunkenen schwangeren Frauen, die gegen sanft umflutendes Licht fotografiert wurden, machten mich ungeduldig.

Als mein Baby ein Eigenleben entwickelte, häuften sich die Gedanken der Unfaßbarkeit (daß ich wirklich ein Kind haben würde), und ich staunte über meine Fähigkeit, mich zu verdoppeln. Aber etwas geschah auch mit mir, etwas, was ich nicht aufhalten konnte und was mich ganz in Anspruch nahm. Ich betrachtete mich völlig erstaunt im Spiegel. Mein Bauch – eine Wiege für mein Baby? Manchmal lähmte mich der Gedanke, daß sich dort jemand auf meine Kosten ernährte.

Vom siebten Monat an war mein Bauch deutlich zu sehen. Es wurde Sommer, und ich trug nur noch leichte Kleider, setzte mich, so oft es ging, hin und legte die Beine hoch, die mir sehr schwer vorkamen. Je länger die Schwangerschaft dauerte, desto ungeduldiger wurde ich. Ich hatte das Gefühl, schon seit einer Ewigkeit schwanger zu sein, und fühlte mich behäbig und träge. Von der dreißigsten Woche an mußte ich zusätzlich Tabletten schlucken, die frühzeitige Wehen verhinderten. Dadurch veränderte sich mein körperliches Befinden. Ich zitterte, war gereizt und mir wurde wieder schlecht. Die Tage und Wochen schienen dahinzuschleichen.

Aus meinem Tagebuch: Immer nur zu Hause. Woanders kann ich mich auch gar nicht mehr hinbewegen. Meine einzigen Ausgänge sind zum Arzt, in die Bücherei oder leichte Einkäufe. Die Hitze ist so drückend, daß ich nicht mehr freiwillig nach unten gehe. Jetzt irgendwo am Wasser liegen oder in Dinklage im Garten. Hier geht mir die Umgebung auf die Nerven. Mein Bauch wird immer größer und schwerer. An Armen und Beinen scheint die Durchblutung nicht mehr in Ordnung zu sein. Ich bekomme überall weiße Flecken und habe dabei das Gefühl, daß meine Beine furchtbar schwer sind. Die roten Pünktchen (sogenannte Spinnennävi) am Körper vermehren sich auch lustig weiter. Ich habe langsam die Nase voll von der Schwangerschaft. Durch die Behäbigkeit meines Körpers fühle ich mich behindert. Ich verbringe die Tage mit Lesen, Stricken und manchmal Telefonieren. Die Wohnung kann ich kaum noch saubermachen, da mich alles zu sehr anstrengt. Hoffentlich ist bald alles vorbei.

Ich hatte mich für eine Entbindung in der Frauenklinik entschieden. Die Ärztin in der Schwangeren-Beratungsstelle flößte mir Vertrauen ein, und ich empfand die Atmosphäre dort beruhigend. Eine Hausgeburt hatte ich nicht in Erwägung gezogen. Mitte August sollte es dann soweit sein. Serge hatte zwei Wochen Urlaub und war ständig bei mir. Beim geringsten Verziehen meines Gesichtes schaute er erwartungsvoll. Doch wir mußten uns noch gedulden. Ich hatte leichte Vorwehen, die mich manchmal hinderten, eine Tätigkeit oder Bewegung weiter auszuführen, aber es war noch nichts Richtiges.

Ich wartete mit Ungeduld. Neun Tage nach dem errechneten Termin bekam ich abends gegen 20.00 Uhr die erste gut spürbare Wehe. Ich war, seitdem ich die Tabletten gegen vorzeitige Wehen genommen hatte, so sensibilisiert für alles, was in meinem Körper vorging, daß ich leider schon die ersten, noch nicht sehr schmerzhaften Wehen bewußt wahrnahm. Wie soll ich dieses Gefühl beschreiben? Ich spürte ein starkes Zusammenziehen meines Bauches. Es schien unten zu beginnen und steigerte sich langsam, so daß mir die Luft wegblieb. Es ist ein stechender Schmerz, der zunächst noch Ähnlichkeit mit starken Blähungen hat.

Ich legte mich ins Bett, fixierte die Uhr und konzentrierte mich auf die Atmung. Bei einer Wehe versuchte ich tief in den Bauch zu atmen, was ich als recht anstrengend empfand. Gegen Mitternacht kamen die Wehen regelmäßig alle zehn Minuten. Wir fuhren in die Klinik, weil ich endlich Gewißheit haben wollte, wie weit ich schon war. Das Kind sollte endlich kommen!

Im Krankenhaus machte man mir die enttäuschende Eröffnung, daß der Muttermund erst zwei Fingerbreit offen sei. Ich war viel zu früh gekommen! Die Hebamme, die mich nachts empfing, war dann dieselbe, die 24 Stunden später bei der Geburt dabei war. Mit Messen, Vorbereiten, Einlauf und Rasur dauerte es bis 2.30 Uhr, bis ich in den Kreißsaal kam, ein kleiner Raum mit gedämpftem Licht und einer Uhr an der Seite. Diese Uhr ist für mich unvergeßlich; schien sie mir doch mit jeder vorrückenden Stunde meine Unfähigkeit, diese Geburt ohne Verkrampfung und mit kontrollierter Atmung durchzustehen, vorzuwerfen.

Um sieben Uhr morgens, als die Wehen für mich schon recht anstrengend waren, war der Muttermund auf drei bis vier Zentimeter geweitet. Bei Schichtwechsel verabschiedete ich mich noch relativ guten Mutes von der Hebamme. Sie hatte mir zwei Beruhigungszäpfchen gegeben, da sie mich als sehr verkrampft empfand. Durch sie blieben dann die Wehen weg. Ich war verzweifelt. Von einer anderen Hebamme wurde ein Oxytoxin-Tropf in Betracht gezogen. Nur das nicht! In allen Büchern beschrieben Frauen die durch Oxytoxin animierten Wehen als unkontrollierbar und rasch aufeinanderfolgend.

Nach diesem Angebot hatte ich das Gefühl ein Bett zu belegen, auf das ich kein Anrecht hatte. Obwohl ich todmüde war, entschloß ich mich, ein wenig auf und ab zu gehen. Mein Frühstück hatte ich über eine Kanüle im Handgelenk schon hinter mir. Serge ging für einige Stunden nach Hause. Beim Gehen setzten die Wehen wieder ein. Über eine Elektrode, die am Köpfchen des Kindes befestigt war, wurden die Herztöne überwacht.

Ich hatte um diese Zeit schon viel Mut verloren. Warum konnte ich mich nicht entspannen? Sobald ich versuchte, mich ganz locker zu lassen, fingen alle Muskeln an zu zittern. Meine Zähne klapperten, meine Hände flogen und über meine Beine schien ich jegliche Kontrolle zu verlieren. Irgendwann wurde dann noch die Fruchtblase durchstochen, um die Geburt voranzutreiben.

Gegen Mittag unterschrieb ich eine Einverständniserklärung für eine Periduralanästhesie. Eine Kanüle wird an einem bestimmten Punkt in der Wirbelsäule eingesetzt, und der ganze Unterleib wird betäubt. Wie ich gelesen hatte, erfordert dieser Eingriff Erfahrung und Geschick, aber die Ärztin strömte viel Vertrauen aus. Ich war froh über diese Erleichterung. Endlich ein wenig schlafen. Die Wehen nahm ich kaum noch wahr. Nur ein leichtes Ziehen im Unterbauch und natürlich die Kurven auf dem Wehenschreiber kündigten die nächste Wehe an.

Um 17.00 Uhr war der Muttermund acht Zentimeter offen. Es ging alles sehr langsam. Das Köpfchen hatte noch nicht die ideale Lage, da das Gesicht nach vorn zeigte. Beim Abklingen der Betäubung verlor ich vollkommen die Beherrschung. Die Schmerzen übermannten mich völlig. Nie hatte ich mir eine Geburt so schwer vorgestellt. Ich haderte mit mir selbst, heulte und bat die Hebamme oder Ärztin, mich von den Schmerzen zu befreien. An konzentrierte Atmung war nicht mehr zu denken.

Um etwa 19.00 Uhr war der Muttermund vollständig geöffnet, die Geburt machte jedoch für mich keine sichtbaren Fortschritte. Der Druck auf Steißbein und Po erschien mir unerträglich, und ich meinte ständig drücken zu müssen. Die Hebamme verbot mir jedoch zu pressen, da die Lage des Köpfchens immer noch nicht richtig war. Dreimal wurde dem Kind vom Köpfchen Blut abgenommen, um seinen Zustand festzustellen. Denn häufig sanken die Herztöne bei einer Wehe bis auf sechzig Schläge pro Minute ab (normal sind 120 bis 160); dabei mußte ich tief in den Bauch atmen. Diese letzten Stunden waren die schlimmsten für mich. Ich schrie und weinte und wäre am liebsten von der Liege gesprungen, um allem ein Ende zu bereiten. Zudem war ich der Meinung gewesen, daß die Übergangsphase nur kurze Zeit dauerte. Warum zog sich alles so hin? An meinem Arm war ein Tropf zur Unterstützung des Blutdruckes und ein Partusistentropf angeschlossen. Die Kanüle im Rücken begann zu schmerzen, und außerdem fingen starke Schmerzen in der linken Nierengegend an, mich verrückt zu machen. Die Wehen kamen in kurzen Abständen, zu kurz, als daß sich das Kind in die richtige Lage bringen konnte.

Ob das Kind gestorben wäre oder ich oder ob man mir einen Kaiserschnitt machte – mir war inzwischen alles vollkommen egal. Überhaupt habe ich in diesen Stunden nicht mehr an ein Kind gedacht. Ich erlebte die Zeit nur schemenhaft. Ich glaubte zu träumen, nur manchmal wurde mir bewußt, daß ich tatsächlich noch dort war, und verlor wieder die Nerven. Serge litt mit mir. Er versuchte, mir durch konkrete Atmungsanweisungen zu helfen, aber ich hörte gar nicht zu und bemitleidete mich selber. Als große Erleichterung empfand ich das Stehen im Vierfüßlerstand. Auch das Liegen auf der Seite mit einer Rolle unter dem angezogenen Bein und gleichzeitiges Wiegen des ganzen Körpers waren angenehm.

Endlich gegen 22.30 Uhr hatte, wie mir schien, die Oberärztin mit mir Erbarmen. Sie forderte mich auf, zu pressen. Der gewünschte Effekt trat wahrscheinlich nicht ein, denn sie empfahl mir dann eine Saugglockenentbindung. Mir war alles recht – nur schnell sollte es gehen. Die Vorbereitungen zogen sich noch ein wenig hin. Man schnürte mir einen breiten Gürtel um den Bauch, der an beiden Seiten stabile Stäbe hatte, damit die an zwei Seiten ziehenden Personen sich mit ihrem ganzen Gewicht darauf stützen können. Meine Beine wurden hochgelegt, und ich mußte mit den Händen unter die Kniekehlen fassen. Die Ärztin saß vor mir und bat meinen Mann, mir bei der nächsten Wehe den Rücken zu stützen. Bei der nächsten Wehe pressen. Woher hatte ich bloß noch die Kraft? Ich drückte mit allem, was noch an Reserve in mir war. Dabei hatte ich das Gefühl, die Adern im Kopf müßten platzen. Als bei der zweiten Wehe das Köpfchen weit genug war, wurde ein Schnitt gemacht und die Glocke eingeführt. Schmerzen verspürte ich keine. Dann war sie da.

Meine Tochter. Das Köpfchen voller Blut, schrie sie aus Leibeskräften. Sie schrie wahrscheinlich aus Empörung, denn diese Stunden müssen für sie genauso anstrengend gewesen sein wie für mich. Die Nabelschnur war locker um den Hals und ein Ärmchen geschlungen. Sie wurde sofort abgenabelt und mir auf den Bauch gelegt. In dem Moment war mir die Größe des Augenblicks nicht bewußt. Ich war erleichtert und gleichzeitig vollkommen durcheinander. Aber die Müdigkeit war verflogen, und ich war ziemlich aufgekratzt.

Als die Hebamme meinem Mann Céline in die Arme legte, sah ich, daß er weinte. Noch nie hatte ich ihn weinen gesehen, und ich empfand diese Reaktion als sehr beruhigend. Sie schien mir ein Beweis für sein Verantwortungsgefühl und seine Zuneigung zu sein. Wußte ich doch noch nicht, wie sich meine Beziehung zu ihm entwickeln würde, hatte aber durch die Haltung meines Mannes die Sicherheit, daß er sich seiner Vaterschaft und deren Konsequenzen bewußt war und ich mich darauf verlassen konnte.

Céline war klein und zierlich. Sie ließ alle Handgriffe nur mit Geschrei über sich ergehen und beruhigte sich erst, als sie an meiner Brust getrunken hatte und ich ihr ein Liedchen vorsummte.

Jetzt, im nachhinein, kann ich sagen, daß ich erst von diesem Moment an eine Beziehung zu ihr bekam. Daß ich mir vorher ein Kind nicht recht hatte vorstellen können, war ja nichts anderes als eine Nicht-Beziehung. Arme Céline! Diese Zeit und die Gefühle kann ich nicht rückgängig machen. Dein Start ins Leben war nicht so ideal. Aber trotzdem denke ich, daß es gut war, mir nichts vorzumachen.

Die Tage in der Klinik verliefen unbeschwert. Wir waren den ganzen Tag in ihren Anblick versunken und fanden alles an ihr wunderbar, sogar ihre großen Füße. Ich war relativ erleichtert, wenn ich sie abends ins Säuglingszimmer stellte, und froh, endlich schlafen zu können.

Diese euphorische Stimmung verflog aber bald nach der Rückkehr nach Hause. Céline schrie. Sie schrie nach jeder Mahlzeit, und sie schrie, wenn sie hingelegt wurde. Die einzigen Mittel, um sie zu beruhigen, waren Herumtragen, Saubermachen und Spazierenfahren. Nach kurzer Zeit schon hatte ich herausgefunden, daß ihr Unmut stark mit meiner Ernährung zusammenhing.

Ich stillte sie und verließ mich auf die Hinweise in einschlägigen Büchern, daß Babys im Grunde genommen alles vertragen, wenn es in Maßen genossen wird. Nun, Céline vertrug nichts. Kein Obst, kein Gemüse (außer Kartoffeln und Karotten), keine Zwiebeln, keine Gewürze, keine Säfte, keine Kohlensäure, keine Schokolade, keinen Tee und keinen Kaffee. Während der ersten drei Monate hielt ich mich ernährungsmäßig vollkommen an ihre Möglichkeiten.

Aber nicht diese Einschränkung war der Grund für meine ständige Unzufriedenheit, die sich langsam in mir ausbreitete. In den ersten Wochen wollte ich die Tatsache, daß ein Baby zunächst eine Einschränkung bedeutete, einfach nicht wahrhaben. Ich war erpicht darauf, alles genauso perfekt im Griff zu haben wie vorher. Aus meiner Angst heraus, zu verblöden als Hausfrau, kaufte ich mir neuerdings jeden Tag Zeitungen, um am Weltgeschehen teilzunehmen. Ich unternahm Aktivitäten, um wieder mit der Außenwelt Kontakt aufzunehmen und kam dabei langsam aber sicher an den Rand meiner Kräfte. (Céline wachte auch nachts zwei- bis dreimal auf, um zu trinken.) Ich fühlte mich eingeschlossen und isoliert, konnte keine Identität als »Hausfrau und Mutter« finden und fand alles schlimm.

In das Tagebuch schrieb ich: Im Moment fühle ich mich durch Céline unheimlich gebunden und festgefahren. Ich habe Angst zu verblöden, da ich den ganzen Tag zu Hause hocke und mich um Schlaf, Hunger, Bauch und Verdauung von Céline kümmere. Manchmal könnte ich heulen, wenn sie nicht einschläft. Zwei Stunden für Füttern und Wickeln und anschließend stürze ich mich in den Haushalt. Ich bin geradezu putzgeil geworden und kann nicht haben, wenn es unordentlich aussieht. Wahrscheinlich reine Kompensation. Wenn ich arbeite, kann ich nicht so gut nachdenken. Wenn ich nachmittags losschiebe, versuche ich mich durch Zeitunglesen und ähnliches auch für anderes zu interessieren, um nicht ›nur‹ Mutter zu sein. Warum eigentlich nicht? Mir geht es glaube ich jetzt erst auf, welche Konsequenz ihre ständige Anwesenheit hat. Sie droht, mich aufzufressen. Sie ist niedlich, aber das genügt nicht, um zu lieben. Im Augenblick muß ich ständig für sie da sein. Wenn Serge nicht wäre, wäre alles doppelt so schlimm. Er ist rührend mit ihr. Ich müßte mal mit ihm darüber sprechen, aber abends falle ich wie ein Stein ins Bett. Zusätzlich die Befürchtung oder eigentlich die Tatsache, daß Céline meine Ängste und Unzufriedenheit spürt. Dabei möchte ich ihr so einen guten Start ins Leben geben. Aber Ansprüche allein genügen nicht ... Was soll ich nur machen? Mich trösten mit dem Gedanken, daß die Zeit vorüber geht? Wahrscheinlich muß ich den Zustand jetzt einfach akzeptieren und die gemeinsame Einsamkeit zu genießen versuchen. Die Tage vorbeiziehen lassen und mich dabei ganz auf sie und mich konzentrieren. Ich bräuchte selber mütterliche

Zuneigung und Wärme. Kleine Céline, so eine bedürftige Mutter hast du, die doch eigentlich ein Felsblock im Sturm sein möchte ...

Wo war der Schlüssel zu meiner Unzufriedenheit? Durch meine Aktivitäten wollte ich mir vormachen, daß sich mein Leben nicht verändert hat. Die Tatsache, daß ständig jemand da ist, der mich braucht, dem ich mich nicht entziehen kann, der ein Recht auf mich, meine Geduld und Zuneigung hat und für den ich vollkommen verantwortlich bin, all das wollte ich ohne mit der Wimper zu zucken in mein Leben integrieren. Ich war selbst müde, hatte Hunger und wollte entspannen. Wie sollte ich solchen Anforderungen ohne Schwierigkeiten entsprechen können? Ich wußte, daß ich nicht die erste Frau mit diesen Schwierigkeiten war, und ich war auch verstandesmäßig darauf vorbereitet, jedoch mußte ich diese Erfahrung selbst machen und den für mich günstigsten Weg suchen.

Wichtig war in dieser Zeit für mich, daß ich mir diese Gedanken ein- und zugestand und sie zunächst einmal so zu nehmen versuchte, wie sie waren. In der ersten Zeit hatte ich Céline gegenüber manchmal ein Gefühl der Fremdheit. Ich konnte mir nicht vorstellen, daß sie schon neun Monate bei mir gelebt hat. Sie war jemand Fremdes für mich. Wenn sie schrie, mußte ich mich manchmal zwingen, zu ihr zu gehen. Ich mußte mir sagen, ein Teil von dir schreit jetzt, fühlt sich einsam oder hat Hunger.

Ich war ziemlich verzweifelt in dieser Zeit, konnte jedoch nichts ändern. Ich frage mich, warum ich diese Zeit des Eins-Seins mit ihr, diese Vertrautheit und Verbundenheit nicht als vergängliche und einmalige Zeit im Leben genießen konnte. Es wäre notwendig gewesen. Manchmal hatte ich selbst das Bedürfnis, in jemand anderem aufzugehen, mich vollkommen in verantwortungslose Abhängigkeit zu begeben ..., und jetzt stellt Céline diese Ansprüche an mich! Ich ließ die Zeit für mich arbeiten. Céline gegenüber hatte ich keine (mir bewußten) Schuldgefühle, ich versuchte, mir und ihr gegenüber so ehrlich wie möglich zu sein, und hatte die wurstige Einstellung: Es wird schon werden. So seelisch verkrüppelt bist du nicht, als daß du ihr keine Zuneigung entgegenbringen kannst. Es hört sich vielleicht grausiger an als es war. Die Zärtlichkeit und der Stolz auf sie waren so groß; niemand Außenstehender hätte irgendwelche Konflikte bemerkt. Diese schwelten ja nur ständig in mir.

Ich konnte nicht ohne Einschränkung genießen und empfand die Zweifel an meiner Haltung als Mutter sehr belastend. In mir regierten Gefühle, die ich nicht beherrschen, nicht fassen konnte. Ich war ihnen ausgeliefert und wußte doch, daß auch sie zu mir gehörten, daß *ich* es bin, die egoistisch und scheinbar unfähig zu lieben ist. Mein positives Selbstbild entglitt mir.

Nun wird es schwer für mich, die allmähliche Veränderung und die Gründe dafür zu beschreiben. Das Wichtigste sind sicherlich Gespräche, die ich seit einiger Zeit mit einer außenstehenden Person führe. Ich fange an, die Situation tatsächlich zu genießen. Es ist ein Fortschritt für mich, meine Phantasien über mein Leben und meine Wünsche meinem realen Leben gegenüberzustellen. Ich versuche zu verstehen, was mir fehlt, was ich brauche. Wie kann ich heute mit dem Zuwenig an Zuwendung fertig werden, ohne Céline darunter leiden zu lassen? Ich bin froher geworden. Ich kann mir meinen Tag relativ frei einteilen, noch nie hatte ich die Möglichkeit, so viel auch an mich zu denken.

Céline hat ihren Schlaf- und Eßrhythmus. Seit ich mit viereinhalb Monaten angefangen habe, ihr abends Schmelzflocken zu geben, schläft sie durch. Nach der anfänglichen Umstellung meiner Ernährung wurde sie ein zufriedenes Baby. Sie schreit wenig, und ich finde sie sonnig und strahlend. Sie verändert sich laufend. Der Bezug zu ihrer Umwelt und zu mir wird größer und intensiver. Was mir heute unglaublich erscheint und mich immer wieder zum Staunen bringt, mich aber auch glücklich macht, ist ihr Vertrauen in mich und meine Liebe.

Um es konkret zu machen: Wenn jetzt (sie ist sechs Monate alt) eine fremde Person auftaucht und sich ihr nähert, fängt sie an zu schreien, schaut mich hilfesuchend an und streckt die Ärmchen nach mir aus. Ich weiß, daß es eine normale Entwicklungsstufe ist, aber es berührt mich stark, es macht mich unsicher, aber gleichzeitig stark. Sie beansprucht mich zwar immer mehr, aber jetzt kann ich mich über sie freuen, sie rührt mich und manchmal heule ich vor Glück. Ich bin froh, daß alles so gekommen ist.

Was soll ich weiter schreiben? Diese Zeit, von der Schwangerschaft angefangen, hat mir deutlicher als alles andere gezeigt, welche uneindeutigen Gefühle es in mir gibt. Für mich ist es das beste, sie mir einzugestehen, sie abzuwägen und zu sehen, wie sich diese unbekannten Seiten und Abgründe auf mich auswirken.

In diesem Text habe ich fast ausschließlich über die Auswirkungen der Schwangerschaft auf mich und über die Beziehung zu meiner Tochter gesprochen. Natürlich gibt es für mich noch viele offene Fragen und auch Zweifel. Völlig ausgeklammert habe ich die veränderte Beziehung zu meiner Mutter. Versucht nicht jeder zu dem eigenen Kind so zu sein, wie man sich selbst Mutter (Vater) gewünscht hätte? Welche Gefahren liegen in dieser Frage verborgen; oder Möglichkeiten zur Selbstwahrnehmung?

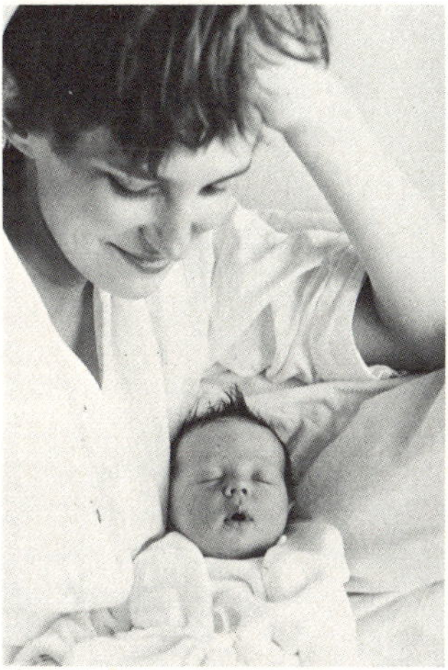

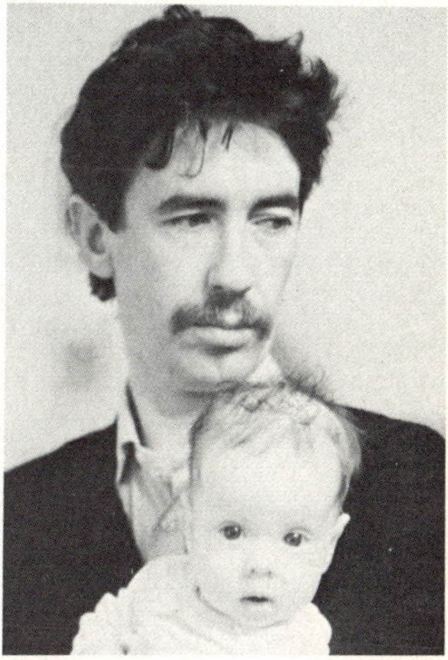

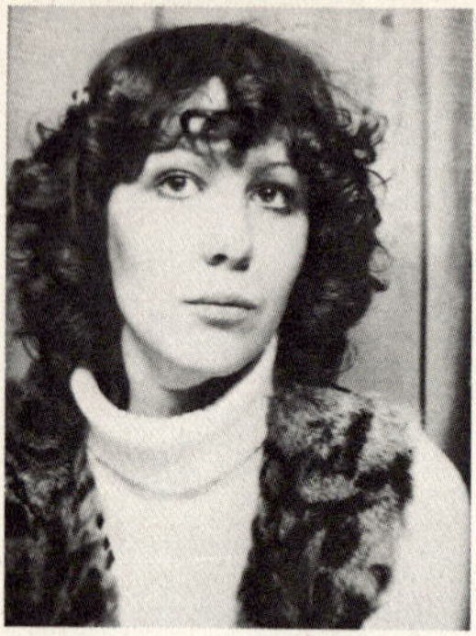

Editha, 1951 in Berlin geboren. Ich habe Romanistik und Geographie studiert und bin jetzt als Bürokauffrau in Berlin tätig. Ich heiratete Uli, zwei Monate nachdem ich ihn kennengelernt hatte. Er studierte damals Theologie, heute macht er eine Tischlerlehre. Robert ist unser erstes Kind, er wird halbtags von einer Tagesmutter betreut.

Pulsstraße – Frauenklinik. Je näher der Termin, um so unheimlicher, fragwürdiger und verwirrender wurde dieser Name. »Wendepunkt im Leben jeder Frau« – so liest und hört man. Angst vor dem Versagen vor meinem Mann während der Geburt, Furcht vor den medizinischen Apparaten. Ich werde nur ruhig, wenn ich zur Vorsorge zu M., einer Ärztin, gehe, die mich entbinden wird und die eine gute Bekannte ist. Aber würde sie es nicht weitererzählen, falls ich mich nicht »zusammenreißen« könnte? Und wie würde es Uli verkraften, mich völlig enthemmt zu sehen, vielleicht vor Schmerz aufschreiend? Ich hatte viel gelesen, aber immer wieder diesen Satz: »Jede Frau erlebt die Geburt anders«, und das war erschreckend. Denn es war das erste Mal, wo ich nicht auf Erfahrungen anderer bauen konnte.

Eigentlich auch schön, daß Uli und ich etwas gemeinsam erleben würden, was niemand so durchlebt hatte. Aber zum ersten Mal in meinem Leben war da eine Situation, die unausweichbar war.

Denn von dem Augenblick an, in dem wir voller Freude feststellten, daß ich schwanger war, trieb mich eine immer sichtbarer werdende Kraft auf einen Punkt zu, vor dem ich nicht mehr fliehen konnte. Selbst im Examen konnte ich die Furcht beseitigen, indem ich mir sagte, daß ich ja aussteigen könnte.

Schon drei Wochen, nachdem der »Grundstein« zu Robert gelegt worden war, fühlte ich, daß ich schwanger war. Die Brüste wurden heiß und größer, meine Haut wurde weich. Ich hörte sofort auf, zu rauchen, obwohl es mir schwerfiel. Aber erst zwei Monate später machten wir den Baby-Test, am Morgen des 24. Dezember. Ich rannte immer wieder in die Toilette und starrte auf das Röhrchen.

Obwohl wir uns das Baby sehr gewünscht hatten, verlief die Schwangerschaft nicht so harmonisch wie erhofft. Mir ging es gesundheitlich bestens, aber emotional unterlag ich starken Schwankungen. Einmal himmelhochjauchzend – dann wieder zu Tode betrübt.

Je dicker mein Bauch wurde, um so unattraktiver, unbeweglicher fühlte ich mich. Es war das erste Mal, daß ich einen Bauch hatte. Uli beteuerte zwar immer wieder, wie schön er mich fände. Aber ich glaube, er wollte mich nur nicht kränken. Ich wurde sehr eitel und damit verletzlich. Meine Unternehmungslust nahm zu, da ich glaubte, mit den Vergnügungen sei es nach der Geburt vorbei.

Hemmungen, auch ohne Uli in eine Kneipe zu gehen, hatte ich nicht. Nicht nur ich veränderte mich, auch das Verhalten meiner Freunde und Fremder war anders geworden. Entweder trafen mich fast feindliche Blicke auf Straßen, in Galerien, oder ich wurde verwundert angestarrt, weil ich mit solch dickem Bauch noch in verräucherten Pizzerias saß.

Frauen, die schon Kinder hatten, gingen auf mich zu und verwickelten mich in »Kindergespräche«, die mich jetzt interessierten. Männer, die ich in meiner »ausgeflippten« Zeit kennengelernt hatte, konnten mit mir als einer zukünftigen Mutter nichts mehr anfangen und wurden gehemmt. Viele Menschen betrachtete ich jetzt unter dem Gesichtspunkt, ob ich mit ihnen noch etwas anfangen könnte, wenn unser Baby da sein würde. Ich erkannte besser, bei wem ich mich wohlfühlte.

Im Laufe der Monate wurde ich eifersüchtig auf andere Frauen, die nicht so »behindert« waren, wie ich mich eben fühlte. Und ich bekam Haß auf alles, was sich mit Mode befaßte. Ich begriff nun meine Freundin, die mir mal erzählte, daß sie die Mode nie zuvor als so schön empfunden hatte wie die während ihrer Schwangerschaft.

Ich lebte von einem Arztbesuch zum anderen mit der Angst, zuviel zugenommen zu haben. Die Kalorientabelle, die ich früher belächelt hatte, wurde zu meinem Begleiter. Ich war sehr froh darüber, daß ich dann kurz nach der Geburt wieder in meine alten Jeans steigen konnte. Ich bin aber auch traurig darüber, daß das Figurproblem zur Hauptsorge in dieser Zeit wurde. Es war mir gar nicht bewußt, was da eigentlich für eine wunderbare Sache in meinem Bauch passierte.

Uli und ich besuchten ab dem sechsten Monat einen Schwangerschaftskurs, in dem neben Wickeltechniken und Ernährung auch die eigenen seelischen Probleme während dieser Zeit besprochen wurden. Es war wie eine Befreiung, mit anderen Frauen darüber sprechen zu können, wie viele Schwierigkeiten wir alle mit der kommenden Mutterschaft und den damit verbundenen Gefühlen hatten. Wir empfanden es als Zumutung, was uns von der Werbung in puncto Mütterlichkeit vorgesetzt wurde. Wir sollten wohl den ganzen Tag über im Sofa sitzen und versunken in unseren Bauch hineinhorchen. Aber niemand von uns verspürte dazu Lust.

Die Angst vor der »Stunde Null« überwanden Uli und ich auch mit gemeinsamen Atemübungen, die die Geburt vereinfachen sollten. Diese Übungen erlernte ich in mehreren Gymnastik- und Schwimmkursen. Ein Kurs wurde in der Frauenklinik Pulsstraße durchgeführt, und wir äußerten öfter den Wunsch, den Kreißsaal besichtigen zu dürfen. Jedesmal sagte uns dann die Gymnastiklehrerin, daß dies im Augenblick nicht möglich sei, gerade würde wieder eine Frau entbinden, die so fürchterlich schreien würde. Das wäre nur ein Schock für uns; wir sollten uns darauf verlassen, daß man nur die erlernten Atemübungen richtig durchzuführen brauche, um geradezu vorbildlich entbinden zu können. Dieses wurde für mich während der Geburt zum Trauma, denn mir gelang es eben nicht, das Schreien zu unterdrücken. Im Gegenteil, es war wie eine Befreiung. Ich hatte aber starke Minderwertigkeitskomplexe, denn nun war ja auch ich so eine Frau, die sich nicht zusammenreißen konnte. Dadurch wurde die Geburt nicht zum schönsten Erlebnis meines Lebens.

Die Tage kurz vor der Entbindung waren voller Hektik. Dieser Bewegungsdrang, wie er fast bei allen Frauen auftritt, tat mir gut, dadurch lenkte ich mich ab. Am Abend vor der Geburt schliefen wir noch einmal zusammen, wir hatten einfach Lust und schlugen die Warnungen der Ärzte und der Broschüren in den Wind. Alle vertraten die Auffassung, daß man bis zu sechs Wochen vor der Geburt möglichst keinen sexuellen Kontakt mehr haben sollte. Kurz darauf setzten die Wehen ein. Ich ging in mein Zimmer, weil ich sehr unruhig wurde und allein sein wollte. Es tat nicht weh, nur der Bauch wurde alle fünfzehn Minuten hart. Ich beatmete dies so gut es ging.

Am nächsten Morgen waren auf dem Wehenschreiber in der Klinik keine Wehen festzustellen, und M. glaubte, daß ich den Termin überziehen würde. So unternahm ich mit Uli, der zu dieser Zeit Semesterferien hatte und mich in den ersten Monaten sehr unterstützen konnte, noch einen Stadtbummel. Als wir wieder zu Hause eintrafen, setzten die Wehen alle zwei Minuten ein. So stark, daß ich kaum entspannen konnte. Wir konnten es gar nicht fassen und warteten noch zwei Stunden ab. Dann raste Uli mit mir durch den Berufsverkehr und half mit Zählen die Wehen zu beatmen.

Das Aufregendste war für mich der Gedanke, daß es jetzt endlich soweit war und kein Mensch mehr diesen Vorgang aufhalten könnte. Diese Urgewalt, die mein Körper nun entwickelte, faszinierte mich. Ich versuchte, mich gegen den Schmerz aufzulehnen. Es gelang mir nicht. Mein Bauch überrollte mich. Auf dem Entbindungsstuhl brüllte ich und klammerte mich mit aller Gewalt an Uli. In diesem Augenblick wollte ich die Spritzen und all die Medikamente, die ich vorher in Gedanken abgelehnt hatte. Ich wollte doch so tapfer sein, und nun ertrank ich in einem Meer von Schmerz, Gefühl und Angst. Robert wollte hinaus, raus aus meinem Körper, der ihm zu eng geworden war.

Ich wurde an den Wehentropf angeschlossen, damit sich der Muttermund schneller öffnete, denn schon bei der Untersuchung war die Blase gesprungen. Jetzt ging alles sehr schnell, so daß ich keine Medikamente mehr bekommen konnte.

Mein Körper war meiner Kontrolle völlig entglitten. Ich war wie eine stumpfsinnige Maschine. Stumpfsinnig, weil ich nichts mehr von meiner Umgebung wahrnahm, bis die Preßwehen einsetzten. Mir war alles so gleichgültig, selbst als die Hebamme mich anherrschte, ich solle mich zusammenreißen. Es seien schließlich noch andere Frauen im Saal, die durch mich gestört würden. Heute empfinde ich das als entwürdigend. Du hast das Gefühl, als wären du und deine Gefühle allen nur lästig. Das Wunder aber, das jede Geburt darstellt, wird in dieser Atmosphäre der Hektik und Unpersönlichkeit nicht erlebt.

Uli nahm dann meinen Kopf in seine Hände, und wir preßten gemeinsam. Diese Preßwehen sind wirklich eine große Erleichterung, denn dann ist alles bald überstanden, und endlich konnte ich Robert bewußt unterstützen. Das Gefühl, als Roberts Kopf durch meine Scheide schoß, war nichts als ein großes Durchatmen. Wir hatten es geschafft!

Als M. rief, daß es ein gesunder Junge sei, sank ich zurück, ließ die Augen geschlossen und war ganz leer. Der Wunsch, der bei fast allen Müttern entsteht, daß sie zunächst nur ihr Baby in den Arm nehmen möchten, stellte sich bei mir nicht sofort ein. Ich war körperlich so erschöpft und so außer mir, daß ich zunächst auch nichts bei mir fühlen wollte. Dann wurde mir Robby an die Brust gelegt. Ich war so erstaunt, daß wir nun ein Kind hatten, und Uli flüsterte mir immer wieder Zärtlichkeiten ins Ohr. M. hatte gleich Freunde angerufen, und dann standen alle um uns herum und bestaunten das kleine Wesen, das von nun an einen großen Teil unseres Lebens bestimmen würde.

Heute bezweifle ich, ob wir jemals wieder so entbinden würden. Denn das Krankenhaus bekam nur durch die Anwesenheit von M. einen persönlichen Charakter. Das Stillen wurde für mich gleich zur Qual, denn einzelne Schwestern hatten wohl kein Verständnis dafür, daß man sich am Anfang ungeschickt dabei zeigt. Robby wurde hart am Kopf angefaßt, meine Brust wurde ihm in den Mund gepreßt. Danach waren wir beide erschöpft, und ich wollte nur weg, nach Hause, meine Ruhe haben.

Schon drei Wochen später hörte ich mit dem Stillen auf. Ich empfand es als lästig, daß ich so sehr an das Baby gebunden war. Robby wollte alle zwei Stunden gestillt werden. Ich hatte keine Energie mehr, etwas zu lesen oder aufzunehmen, was Uli und mich betraf. Ich konnte nirgends mehr allein hingehen, niemand konnte ein Ersatz für mich sein. Und obwohl wir uns wenigstens beim Wickeln ablösen wollten, ergab es sich doch, daß hauptsächlich ich das Kind nachts betreute, da ich sowieso zum Stillen aufstehen mußte. Als ich dann immer nervöser wurde, Robby natürlich mit, beschlossen wir, auf künstliche Nahrung überzugehen.

Aber als ich ihn dann das letzte Mal so dicht an meiner Brust hatte, mußte ich doch heulen. Nun war ich austauschbar, es war unsere zweite Trennung. Die Frauen aus meinen Schwangerschaftskursen lehnten meine Haltung ab, was mich sehr verunsicherte. Auch heute noch plagt mich das Gewissen, wenn ich eine stillende Mutter sehe. Denn einerseits soll das Stillen für das Baby gesünder sein und andererseits: war ich nicht doch zu egoistisch?

Nach den ersten chaotischen Wochen nahm ich dann wieder bewußt die Reaktionen meiner Umwelt wahr. Ich merkte meine Unsicherheit. Ich mußte lernen, mich durchzusetzen gegen Äußerungen wie: »Wie soll aus dir nur eine richtige Mutter werden?!«, »Eine Mutter ist immer für ihr Kind da«, »Eine Mutter zieht sich nicht so an!« Wir wurden verunsichert durch die einhellige Meinung, daß man ein Kind schreien lassen sollte, weil es angeblich die Lungen kräftige. Wir aber wollten Robby nicht allein mit seinem Kummer lassen. Die andern hielten es für dumm, nachts tausendmal aufzustehen, denn das würde Robby nur verwöhnen. Anerkennung haben wir bis heute kaum bekommen. Aber für uns ist es auch wichtiger, zu sehen, wie er wächst; und mit ihm wachsen wir.

Robert wurde im zehnten Monat schwer krank. Es stellte sich heraus, daß er an Zöliakie leidet. Einer Getreideallergie, die durch eine Schwäche des Dünndarmes bedingt wird. Dadurch war er in den ersten Monaten ein trauriges Kind, das selten spielte. Heute wissen wir, daß es richtig war, ihn nachts nicht schreien zu lassen. Durch den Umgang mit oftmals nicht sehr geduldigen Ärzten sind wir mutiger geworden, bewußter.

Durch Robby hat sich unser Leben total verändert. Aber nicht so, wie ich es befürchtet hatte, daß wir nun abgeschottet wären von jeglichem persönlichen und politischen Kontakt und daß unsere Beziehung nicht mehr so intensiv sein würde. Im Gegenteil, Robert hat unser Leben reicher gemacht.

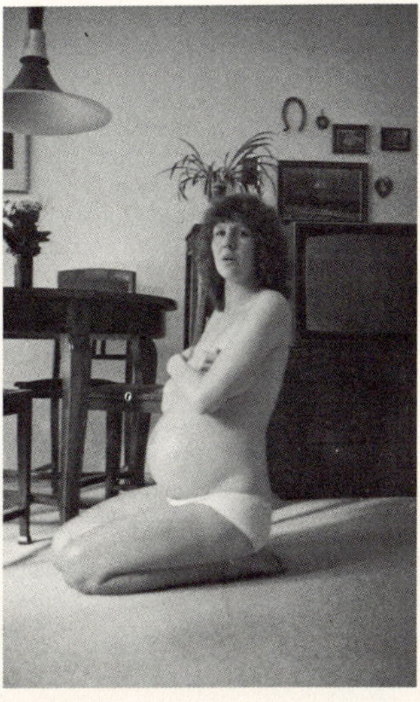

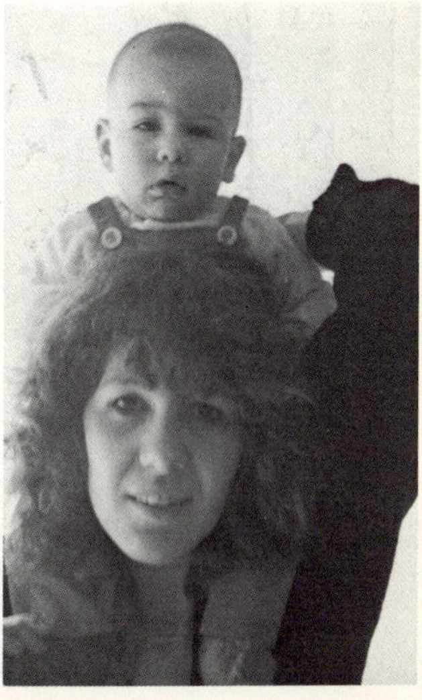

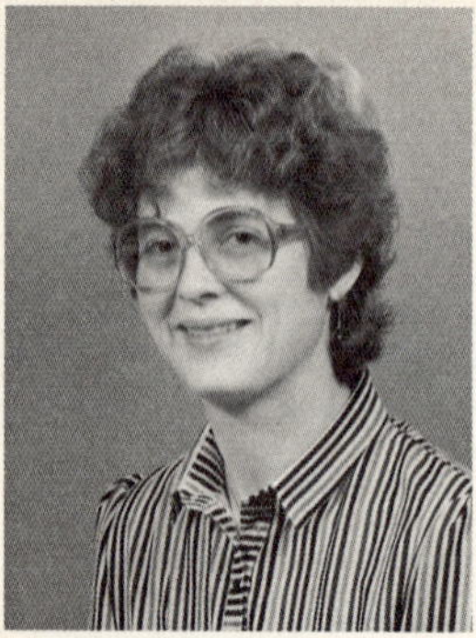

Bärbel, 1949 in Nordenham geboren.
Als ich diesen Bericht schrieb, war ich noch mit Horst verheiratet. Daniel war zehn Jahre und Antje fünfzehn Monate alt. Ich lebe jetzt mit meinen Kindern allein und arbeite wie während meiner Ehe als Erzieherin in einer Kindertagesstätte.

Ich arbeite als Erzieherin in einer Kindertagesstätte, in der Krippenabteilung. Mein Mann studiert und jobt nebenbei. Er hat mit Daniel die ersten Jahre innigster Verbundenheit gelebt und ausgekostet, weil er neben seinem Studium ausreichend Zeit für ihn hatte. Diese Zeit ist mir verlorengegangen, da ich für den größten Teil des Lebensunterhalts aufgekommen bin und als Kinderkrankenschwester im Schichtdienst gearbeitet habe.

Die Beziehung zwischen Daniel und mir war bis jetzt immer sehr distanziert (seit Antje da ist, baut sich unsere Beziehung auf). Ich habe unter dieser Distanz immer gelitten, konnte sie jedoch nie aufheben. Er ist zum Beispiel nie zu mir gekommen, wenn er gefallen ist, ich durfte ihn nie trösten. Es hieß immer nur: Mein Horst, mein Horst kann das, und mein Horst macht das so – niemals meine Bärbel.

Wollte ich deshalb ein zweites Kind? Wollte ich es, bevor ich zu alt bin? Ich war immerhin dreißig Jahre alt. Einmal diese Verbundenheit spüren, einmal erleben, daß jemand kommt und sagt: meine Bärbel! Bekannte, Freunde, meine Eltern und selbst Horst konnten es nicht verstehen, daß der Wunsch nach einem zweiten Kind in mir so groß wurde, daß ich sogar eine Zerstörung der Beziehung zwischen Horst und mir in Kauf nehmen wollte. Damals konnte ich nicht an eine Zerstörung der Beziehung glauben. Daniel ist groß, er ist selbständig, kann alleine verreisen, wir können tun, was uns Spaß macht. Was gebt ihr, oder vielmehr, was gibst du auf, wieder zehn Jahre gebunden!

Aber ich wollte es, und auch Daniel. Wir beide wollten das Kind. Daniel wurde auch immer wieder darauf gestoßen, daß er ja dann teilen müßte, seine Spielsachen, sein Zimmer, er müßte auf das Kleine aufpassen, wenn wir mal weggingen. Aber auch er wollte das alles in Kauf nehmen. Selbst wenn ihm etwas von seinem Spielzeug kaputtgemacht würde.

Und dann war ich schwanger.

Aber die Angst, daß ich, wie schon einmal, wieder eine Fehlgeburt haben könnte, war so groß, daß alleine der Gedanke daran schon weh tat. Ich wollte doch so gerne diese Schwangerschaft genießen, auskosten, erleben, wollte schwimmen gehen, die Gymnastik, die ich bei Daniel durch den anstrengenden Dienst versäumt habe, machen. Bücher brauchte ich nicht zu wälzen, weil ich mit der Materie durch meine Ausbildung vertraut war.

Die erste Zeit der Schwangerschaft war schlimm, weil ich sehr unsicher war, inwieweit ich meinen Partner einbeziehen konnte. Denn seine Einstellung kannte ich ja. Durch ein sehr offenes Gespräch mit Horst wurden diese Ängste erst einmal abgebaut. Aber es war und blieb meine Schwangerschaft. Ich kann nur allen Frauen sagen: Redet miteinander, zeigt dem Partner Ängste und auch Freude, laßt ihn teilhaben an der Schwangerschaft. Es läßt sich leichter tragen.

Dann hatte ich die ersten drei Monate überstanden (erste Fehlgeburt Ende des zweiten Monats). Wir (Daniel, Horst und ich) hörten mit dem Stethoskop gemeinsam die Herztöne des neuen Familienmitglieds. Die ersten Bewegungen zuerst ich alleine, dann auch Daniel und Horst. Daniel wurde ganz närrisch, er machte schon Pläne. Oft holten wir uns das Buch ›Ein Kind entsteht‹ und sahen nach, wie jetzt unser Kind aussieht und wie groß es schon ist. Daniel sah, wie mein Bauch dicker wurde. Horst und er wollten bei der Geburt dabei sein, also suchte ich eine Klinik, in der es möglich wäre. Aber ich suchte vergebens! Eine Hausgeburt wollte ich nicht, denn die Geburt von Daniel war schon schwierig genug gewesen. Das Risiko war mir einfach zu groß.

Ich entschied mich für dasselbe Krankenhaus wie bei Daniel; trotz der schwierigen Geburt hatte ich damals viele positive Eindrücke gewonnen. Dort kann der Partner dabei sein, wenn auch leider nicht das Kind. Auch war die Entbindungsstation neu gebaut worden, hatte keine Sechs-Bett-Zimmer mehr. Am wichtigsten für mich war aber, daß es dort Rooming-in gab.

Dann setzten plötzlich Blutungen ein. Wieder war die Angst da. Ich dachte: Nein, nicht jetzt, es lebt und hat schon alles, was es braucht. Ich hätte sogar eine lange stationäre Behandlung auf mich genommen, um dieses Kind austragen zu können (es war Ende des fünften Monats).

Also mußte ich alles, was ich vorher geplant hatte, ausfallen lassen. Ich konnte nicht schwimmen, nicht radfahren, keine Ballspiele und keine Gymnastik machen. Selbst das Einholen wurde teilweise verboten. Keine langen Spaziergänge, nur kleine, und viel liegen, liegen, liegen. Daniel hätte mich in dieser Zeit am liebsten in Watte gepackt, damit ja seinem Kind nichts passiert.

Erste Kontrolluntersuchung im Krankenhaus. Alles recht nüchtern und kalt. Zeit, Fragen zu stellen, gab es nicht. Alles in Eile, alles Hektik. Auf dem Ultraschallgerät die ersten Umrisse, auch hier wenig Erklärungen. Der Arzt sagte: »Das ist die Wirbelsäule, hier der Kopf, da das Herz.« Ich erkenne nichts. »Hat es Beine, Arme?« – »Ja, ja«, klingt es recht ungeduldig. Widerlicher Arzt.

Am kommenden Dienstag, im November, ist ein Glucose-Toleranztest (Zuckertest) fällig. Bei Daniel hatte ich im achten Monat einen zu hohen Zuckerwert und mußte stationär aufgenommen werden. Das kommt schon mal vor. Daher dieser Test. Mein Mutterschutz hatte gerade begonnen.

Dienstag: Der Wecker klingelt um 6.30 Uhr, Daniel muß zur Schule. Nanu, die Blase ist aber voll, schnell aufs Klo. Das gibt es doch gar nicht. So viel pinkeln kann man doch gar nicht. Sollte etwa die Fruchtblase ...? Zu Horst: »Oje, ich glaube, die Fruchtblase ist geplatzt. Brauchst dich nicht zu beeilen, ich bin sowieso im Labor angemeldet. Wir können aber zuerst einmal zur Entbindungsstation fahren und fragen.« Meine Bekannte und meine Schwester hatten auch einen Blasensprung, sie durften wieder nach Hause. Aber das Köfferchen nehmen wir vorsichtshalber einmal mit (es war noch gar nicht vollständig gepackt).

»Guten Tag, ich glaube ich habe einen Blasensprung. Ich bin im achten Monat.« Jetzt wurden Horst und ich getrennt, er mußte draußen sitzen bleiben, ich verschwand mit der Schwester im Inneren der Entbindungsstation. Ausziehen, Hemd an, warten, sie kommt gleich wieder. Die ganze Situation war schrecklich, plötzlich war ich alleine, die Unsicherheit kam wieder, was geschah jetzt? Der Vorhang wird zurückgeschoben, die Schwester holt mich ab. Es geht in einen Raum, der eigentlich wie eine Waschküche aussieht, nur steriler, kalt und unpersönlich. An einer Seite steht der Stuhl, gegenüber eine Liege und Apparate.

Ich muß auf den Stuhl klettern und komme mir ein bißchen hilflos vor. Während wir wohl auf eine Hebamme und die Ärztin warten, füllt die Schwester einen Aufnahmebogen aus. Name, Beruf, wievielte Schwangerschaft, Alter etc. Dann kommt die Ärztin, die Untersuchung beginnt. Es wird abgetastet, gefühlt, gesprochen, der Nächste (Oberarzt) kommt noch einmal, bitte, die Hebamme. Kurze Beratung, der Muttermund ist schon geöffnet, runter vom Stuhl, auf die Liege. Die nächste Untersuchung. Zwischendurch die Frage nach Wehen, ich verneine.

Trotzdem werde ich an den Wehenschreiber angeschlossen. Die Herztöne des Kindes werden kontrolliert. Nun laufen sie alle aus dem Raum, ich bin alleine. Zehn, zwanzig Minuten, dann taucht wieder eine Schwester auf. Ich fühle langsam ein Knurren und Rumoren in der Magengegend. Hunger, wie lange dauert es denn noch, kann ich wieder nach Hause, mein Mann sitzt vorne, er muß zur Uni! Warten. Die Hebamme kommt, kontrolliert, ruft die Ärztin, mir wird angst und bange. Ist was nicht in Ordnung?

Auf meine nochmalige Frage werde ich erstaunt angesehen. »Nach Hause? Nein, sie haben Wehen!« – »Was habe ich?« Ich merke keine Wehen, das soll eine Wehe sein, und ich dachte, das Kind macht einen Purzelbaum, dreht sich noch einmal um die eigene Achse (übrigens, alle haben gewettet, daß ich einen Jungen bekomme). »Wenn Sie nach Hause gehen, dann nur mit dem Kind.«

Aber die Gefahr der Infektion ist zu groß, so wird mir vorher ein Ring in den Gebärmuttermund eingesetzt mit einer desinfizierenden Lösung. Dann darf ich mich von Horst verabschieden und marschiere in das Vorwehenzimmer.

12.00 Uhr: Gott sei Dank, ich liege nicht alleine. Frau B. ist 39 Jahre alt und bekommt ihr erstes Kind. Wir finden guten Kontakt zueinander und können über vieles sprechen. Wie lange ich wohl noch auf mein Essen warten muß? Liege ich bis zur Entbindung hier? Nun kommt die Schwester wieder, ich frage sie, wie das mit dem Zuckertest ist, ob er noch durchgeführt wird. Ich habe noch nichts gegessen. Sie verspricht, im Labor anzurufen. Also, langsam kann sich mal wieder einer sehen lassen. Ich verhungere. Endlich, nach einer Stunde, wird mein Essen gebracht, der Test braucht nicht mehr gemacht zu werden. Zwischendurch die Frage »Haben Sie Wehen?« – »Nein!« Was oben als Lösung einläuft, läuft unten wieder raus. Ein unangenehmes Gefühl.

16.30 Uhr: Ein Arzt kommt. »Frau Oetting, wir haben entschieden, daß die Geburt eingeleitet wird, die Gefahr der Infektion ist einfach zu groß.« Warum hat denn die Entscheidung so lange gedauert? Es ist erst die 35. Schwangerschaftswoche (bei 37 Schwangerschaftswochen wäre es kein Problem gewesen), das Kind ist recht klein, aber doch lebensfähig. »Sie bekommen einen Wehentropf.«

Kenne ich schon von der ersten Geburt. Also jetzt in den Kreißsaal.

17.00 Uhr: Vom Kreißsaal aus rufe ich Horst an, es ist soweit. Er verspricht, Daniel zu Elke zu bringen und zu kommen.

Die Hebamme stellt sich vor, sie ist sehr nett. Ich habe Glück, sie hat Zeit für mich. Während sie die Sachen für den Tropf richtet, unterhalten wir uns. Der Arzt kommt, der Tropf wird gelegt. Tropfenzahl wird eingestellt.

Die Hebamme geht raus und kommt mit Horst wieder, ich erkenne ihn kaum, ganz in Grün. Er erzählt, streichelt mich. Ich wette mit der Hebamme, daß die Wehen erst einsetzen, wenn die Flasche fast dreiviertel leer ist (bei Daniel war es auch so).

Sie glaubt nicht daran, weil die Tropfenzahl (vier Tropfen) gut anschlägt. Zwischendurch läßt sich der Arzt mal sehen, untersucht, redet mit mir und geht wieder raus. Nun bin ich mit Horst alleine. Die Wehen werden stärker, aber noch nicht stark genug. Die Tropfenzahl hat sich mittlerweile doch bis auf zwölf Tropfen erhöht. Ich habe doch recht.

Die Wehen kommen, ich kann Horst am Arm drücken, er hilft mir, aber ich glaube, daß es alleine seine Anwesenheit ist. Ich fühle mich beschützt, geborgen und nicht alleine mit meinem Schmerz. Er fühlt mit mir.

So, jetzt geht es los, alle sind sie da, der Arzt fragt mich, ob ich eine Spritze bekommen möchte. Sie würde den Schmerz nehmen. Ich lehne ab, ich will ja aktiv mitarbeiten und nicht so passiv wie bei der ersten Geburt.

Man kann Wehen ertragen, wenn man versucht, sich zwischen den Phasen zu entspannen, nicht zu verkrampfen. Auch die Hebamme hilft, indem sie sagt, ganz schnell atmen, langsam atmen, durchatmen. Es geht. Bei mir ist nie Angst vor der Geburt aufgetaucht.

21.42 Uhr: Drei Preßwehen, der Kopf ist durch, die Augen sind auf, sie sehen Horst an, er hebt mich an, ich kann den Kopf sehen und noch einmal alle Kraft zusammennehmen, es ist da. Was ist es?

Ein Mädchen, wir haben ein Mädchen. Für Horst und mich ein schönes Gefühl, in diesem Moment, beide naßgeschwitzt. Hat Horst auch Wehen gehabt? Ich bekomme mein Mädchen auf den Bauch gelegt, es ist alles an ihr dran, aber so klein, hoffentlich kann sie mit auf das Zimmer. Wir begucken unsere kleine Tochter, schwarze Augen, dunkles Haar.

Die Nachgeburt kommt, der Damm wird genäht. Leider fehlt mir ein Stück Plazenta, ich muß noch einmal narkotisiert werden. Horst darf Antje fertig machen. Mir wird noch gesagt, daß sie 2180 Gramm wiegt, 44 Zentimeter lang ist und somit in die Kinderklinik kommt. Schade, ich bin ein bißchen traurig. Also kann mein Kind wieder nicht bei mir bleiben. Aber am nächsten Tag kann ich mit Horst in die Kinderklinik, Antje liegt auf der Frühgeburtenstation.

Wir müssen uns beide einen Kittel anziehen, Plastiktüten über die Schuhe ziehen und die Hände waschen. Dann dürfen wir zu Antje. Daniel sieht seine Schwester nur durch die Scheibe. Sie liegt im Wärmebett. Ist die klein, man kann sie in einer Hand tragen! Wir beide sind happy. Ich wickele sie, dann verziehen wir uns ins Stillzimmer.

Die Schwester sagt, was ich machen soll (nicht länger als zehn Minuten probieren), dann läßt sie mich alleine. Ich lege Antje an, aber es klappt nicht sofort, sie macht den Mund zu, statt auf. Das Sitzen tut mir weh, ich weiß nicht, wie ich mich drehen soll. Noch einmal, ja, jetzt hat sie die Brustwarze im Mund, sie zieht, einmal, zweimal, dreimal – und aus. Ich probiere es noch einmal, nichts. Entmutigt nehme ich sie hoch, trage sie in das Zimmer, die Schwester wiegt sie. Also Flasche, da kann sie plötzlich ziehen, Horst macht mir Mut, vielleicht klappt es das nächste Mal.

Ich gehe jeden Tag dreimal in die Kinderklinik, um mein Kind zu wickeln und zu stillen. Aber immer das gleiche, sie zieht drei- bis viermal, dann ist Schluß, die Milchproduktion kommt nicht in Gang. Es ist stressig, dauernd hinüber zu laufen.

Ich trinke und trinke, nichts hilft, und dabei würde ich doch so gerne stillen. Ich habe das Gefühl, daß Antje nur an der Brustwarze nuckeln will, Nahrung trinkt sie aus der Flasche. Nach dem Stillen versuche ich, noch einmal abzupumpen. Aber es ist so wenig, daß es nicht einmal für eine Mahlzeit reicht (die abgepumpte Milch bekommt dann mein Kind). Trotzdem lege ich immer wieder an. Ich darf Antje mit nach Hause nehmen.

Aber auch hier das gleiche, ich habe gedacht, wenn ich zu Hause bin, geht es besser. Nuckeln an der Brust, ja, vielleicht bekommt sie ja auch ein bißchen, aber es reicht nicht aus. Trotz Pumpen auch nicht mehr Milch. Nach drei Monaten ist ganz Schluß, es kommt überhaupt keine Milch mehr.

Aber wenn Antje sehr unruhig war, habe ich sie aufgenommen, angelegt und nuckeln lassen. Es war trotz allem ein herrliches Gefühl. Geschlafen hat sie auch die ersten drei Monate auf Horsts oder meinem Bauch. Dann schlief sie nachts in ihrem Bettchen durch.

Antje ist mein Kind geworden, wir haben zueinander einen hautnahen Kontakt. Es tut mir unheimlich wohl. Und Daniel liebt seine Schwester abgöttisch, und sie ihn. Eines ihrer ersten Worte war: Daniel!

Antje habe ich nun den ganzen Tag bei mir, obwohl ich berufstätig bin. Bei Daniel gab es noch keinen Mutterschaftsurlaub. Wir mußten ihn mit acht Wochen in die Kinderkrippe bringen. Doch immer, wenn wir konnten, haben wir ihn zu Hause gehabt.

Mit Antje habe ich ein halbes Jahr zu Hause verbracht, dadurch ist der erste Kontakt zwischen ihr und mir viel tiefer geworden. Jetzt geht auch sie in die Kinderkrippe, nur hat sie den Vorteil, daß sie in meiner Gruppe ist. Sie wächst mit den Kindern zusammen auf und hat mich praktisch den ganzen Tag. Eigentlich haben ich und meine Kolleginnen viele positive Erfahrungen gemacht. Antje sagt jetzt, mit fünfzehn Monaten, genau wie alle Kinder Bärbel zu mir. Daniels Geburt war sehr schwierig, die Wehen kamen und gingen, ich bekam noch ein Beruhigungsmittel vorher, und als es dann losging, hatte ich gar keine Kraft mehr, die Geburt aktiv mitzuerleben und mitzuhelfen.

Er wurde dann auch mit der Saugglocke geholt. Ich war so fertig, daß ich auf Fragen meiner Zimmergenossin, ob es ein Mädchen oder ein Junge sei, nur noch sagen konnte: Ich glaube, es ist ein Junge.

Antjes Geburt habe ich aktiv und positiv erlebt. Sie war im

Gegenteil zu Daniels Geburt »schön«. Aber was ich bei beiden Geburten positiv empfand war, daß ich sehr viel Glück mit den Hebammen hatte. Es war jeweils nur eine, kein Schichtwechsel kam dazwischen. Bei Daniel hatte ich eine Hebammenschülerin, und ich war ihre »Examensgeburt«, dadurch war ich selten alleine.

Auch bei Daniel war das Stillen schon problematisch gewesen. Ich hatte ihn ja erst am nächsten Tag um die Mittagszeit gesehen, und da hatte er schon die Flasche. Er hat sich von Anfang an geweigert, die Brust zu nehmen.

Ich habe es nicht bereut, Antje zu bekommen. Obwohl sie sehr viel von meiner Zeit in Anspruch nimmt und uns alle fordert. Sie ist mit ihren fünfzehn Monaten schon eine Persönlichkeit und hat einen starken, eigenen Willen, den sie auch versucht durchzusetzen. Manchmal glaube ich, viele Dinge bei Daniel nicht gesehen zu haben.

Der schönste Augenblick für mich ist, wenn Antje kommt und ihre Arme um meinen Hals legt und sich bei mir anschmiegt. Aber auch meine Beziehung zu Daniel hat sich geändert. Sie ist herzlicher, wärmer geworden. Wir können jetzt miteinander reden. Da wir Daniel von Anfang an mit in die Erziehung von Antje einbezogen haben, wird er ganz toll mit ihr fertig. Er hat ihr schon die Flasche gegeben und sie auch gewickelt. Doch auch in dieser Beziehung gibt es hin und wieder Spannungen, wenn sie ihn beim Spielen stört oder etwas zerstört. Aber mit einem gekonnten Augenaufschlag bringt sie alles wieder in Ordnung.

Antje mußte ich, da sie ja zu früh gekommen ist, rund um die Uhr füttern. Sie schlief auch nachts nicht durch. Sie kannte nur einen drei Stundenrhythmus. Oft, wenn sie unruhig war, habe ich sie in mein Bett geholt. Dann schlief sie an meiner Schulter oder auch auf meinem Bauch.

An diesem Punkt wurden wieder Stimmen von Freunden und Eltern laut: Ihr verwöhnt sie ja total. Aber das stimmte nicht. Nach drei Monaten schlief Antje nachts in ihrem Bettchen bis zum nächsten Morgen. Es ist auch veraltet, ein Kind schreien zu lassen, das »stärkt die Lungen«. Alles Quatsch. Wir haben Antje oft rumgetragen, wenn sie weinte. Es sind manchmal nur ein paar Minuten gewesen, aber wir haben, glaube ich sagen zu können, ein recht fröhliches, ausgeglichenes Kind, und darauf kommt es doch wohl an.

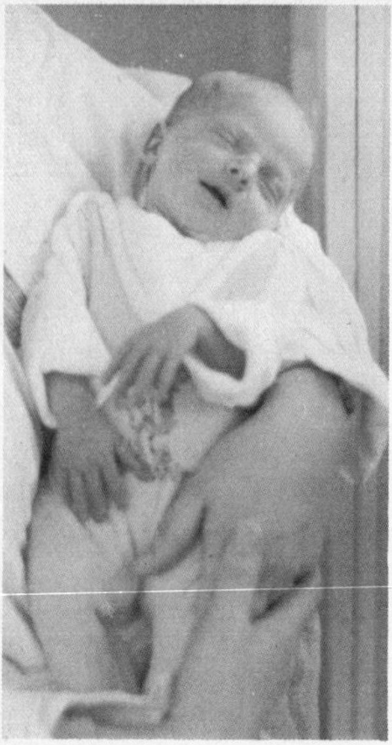

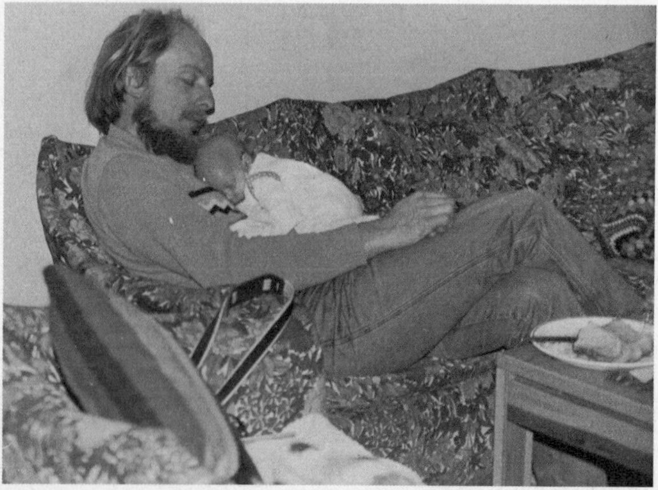

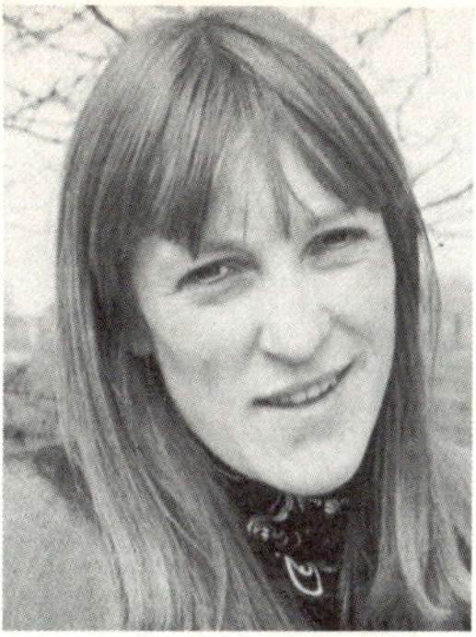

Renate, 1952 in Bad Berleburg geboren.
Auf dem Land aufgewachsen, zog ich nach neun Jahren Berlin mit Rainer und zwei Freunden auf einen Bauernhof in der Nähe von Bremen. Dort wurde Nina in einer Hausgeburt geboren. Ich studiere Sozialpädagogik an der Hochschule in Bremen.

Endlich ist unser Wunsch in Erfüllung gegangen: Wir konnten uns einen Bauernhof in der Nähe von Bremen mieten, und damit wurde auch der zweite Wunsch wachgerufen, hier draußen in der »Noch-Idylle« ein Kind zu haben. Natürlich gab es für mich auch einige Zweifel, in diese bedrohliche Welt ein Kind zu setzen. Bin ich zu egoistisch, meine Muttergefühle zu unterdrücken, oder war es einfach der Mut und die Hoffnung in unsere Kinder? Alle diese Gedanken waren wie weg, als ich Anfang August die Bestätigung bekam: Ich sei schwanger. Zu Hause habe ich erstmal aus Freude geheult. Optimistisch blickte ich meiner Schwangerschaft entgegen – warum auch nicht? Mit Rainer konnte ich mir es auch toll vorstellen, da er sich ebenfalls sehr auf ein Kind freute. Außerdem war der Zeitpunkt jetzt sehr günstig, da wir beide noch studierten und so unsere Zeit gleich einteilen konnten.

Nun gab es das Problem, wie einen Arzt finden, der auch für Hausgeburten ist. Denn das stand schon vor Jahren für mich fest, daß ich nicht in einer Klinik entbinden möchte. In Berlin habe ich oft von Frauen gehört, wie toll die Hausgeburten für sie waren. Auch meine Mutter beschrieb mir ihre Hausgeburten als ein eindrucksvolles Erlebnis. Ich wollte mein Kind auf natürlichem Weg gebären, ohne den ganzen üblichen Klinikstreß. Aber hier in Bremen war ich erst kurze Zeit, und ich wußte nicht, ob überhaupt Arzt und Hebamme hier herauskommen würden. Der Ort, in dem wir wohnten, war 40 Kilometer von Bremen entfernt.

Da ich Bedenken hatte, von einem Arzt/einer Ärztin blöd angemacht zu werden, wenn ich von einer Hausgeburt rede, holte ich mir über eine Gruppe von Hebammen eine Adresse von einem Arzt. Dr. A. war auch sehr für Hausgeburten, er würde aber nicht zu mir kommen können. Ich erfuhr von ihm die Adresse einer Hebamme, die ein Entbindungsheim hat. Dort kommt er in schwierigen Fällen auch hin. Dort solle es sehr gemütlich und familiär sein. Bei ihr sollte ich auch die Schwangerschaftsgymnastik machen, wenn ich dort entbinden wollte. Allerdings wäre das 70 Kilometer weg gewesen. Bis November hatte ich noch Zeit mir alles zu überlegen.

Bis dahin war also noch reichlich Zeit, und ich genoß erstmal den sonnigen August auf dem Lande. Mit viel Ruhe, die brauchte ich jetzt nach den vielen hektischen Monaten, nahm ich die ersten körperlichen Veränderungen wahr. Meine Brüste wurden größer und häufig war mir übel. Vor allem konnte ich sehr viel schlafen. Ich wollte meine Schwangerschaft so bewußt wie möglich miterleben. Ich wollte alle Vorgänge in meinem Körper begreifen. Ich holte mir auch gleich verschiedene Bücher von Frauen, die etwas über Geburten geschrieben haben.

Manchmal war es für mich unbegreiflich, daß in meinem Körper ein Lebewesen wachsen sollte. Dann, noch bevor wir nach Italien fuhren, konnten Rainer und ich beim Arztbesuch das erste Mal die Herztöne hören. Es war wunderschön! Nach einem schönen Urlaub – ich fühlte mich körperlich wieder unheimlich fit – überraschte mich eine schwere Bronchitis. Zwar meinte Dr. A. dies wäre eine häufige Nebenerscheinung in der Schwangerschaft. Aber es wurde immer schlimmer, ich nahm sehr viel ab, konnte kaum noch etwas essen und hatte ständig schlimme Atemnot. Ich war mittlerweile reichlich depressiv. An Aufstehen war nicht zu denken.

Ich kam allmählich nicht mehr klar und entwickelte ziemliche Haßgefühle auf mein Kind. Gedanken kamen auf, ob ich unter solchen Umständen überhaupt ein Kind wollte. Es wurde nicht besser, und Dr. A. mußte auf Penizillin zurückgreifen. Dies führte kurzfristig zu einer Besserung, ich konnte langsam wieder aufstehen, doch nachdem ich die »Droge« wieder abgesetzt hatte, kamen die asthmatischen Anfälle wieder. Ich war fix und fertig, Angst um das ungeborene Kind – kann es unter solchen Umständen überhaupt überleben? Bekommt es durch die Medikamente keine Schädigungen?

Ich ertappte mich immer öfter bei dem Gedanken, entweder ich oder das Kind! Ich hatte auch kaum noch einen Bezug zu meinem Kind, der kleine Bauchansatz, der sich Anfang des vierten Monats zeigte, war weg, Bewegungen spürte ich auch noch keine. Schließlich war ich mir wichtiger, ich wollte wieder auf die Beine kommen. War ich deshalb vielleicht eine »Rabenmutter«? Meine Ängste, meine Zweifel konnte ich fast niemandem vermitteln.

Endlich, nach Wochen, ging es mir wieder besser, keiner glaubte, daß ich mittlerweile fast Anfang des sechsten Monats schwanger war. So langsam, mit Abklingen der Bronchitis bekam ich auch wieder ein Gefühl zu meinem Kind. Ich war überglücklich endlich die ersten Bewegungen zu spüren. Es ging mir zunehmend besser, ich fühlte mich jetzt körperlich wesentlich besser und konnte noch im siebten Monat alles tun, wozu ich Lust hatte (Skilanglauf, alle körperlichen Arbeiten).

Vom Bauch war immer noch wenig zu sehen, und erst im achten Monat fing er richtig an, zu wachsen, aber trotzdem, das »Power-Gefühl«, wie ich es oft von »frauenbewegten« Frauen erfahren habe, fehlte mir. Ich stand zwar zu meinem Bauch, aber ich hätte mich wahrscheinlich ohne besser gefühlt. Nur einmal noch ging es mir gesundheitlich reichlich schlecht, ausgerechnet, als ich auf der Hamburger Frauenwoche war. Ich dachte schon, jetzt geht es los – aber es waren ja noch vier Wochen bis zum errechneten Termin.

Während der letzten Monate hatte ich mich nun entschlossen, doch zu Hause zu entbinden, trotz des schlechten Weges zu unserem Haus, 800 Meter Feldweg, der bei schlechtem Wetter nicht zu befahren ist. Ich hatte eine Hebamme aus dem 40 Kilometer entfernten Nienburg dazu überreden können, zu mir herauszukommen, für ihr Alter von 70 Jahren eine reichliche Strapaze. Ich war auch unsicher, ob sie es dann auch zeitlich schafft. Überhaupt kam sie mir ziemlich cool vor, sie meinte gleich am Anfang: »Ach, das hat doch Zeit, vor Mitte April kommt das Kind sowieso nicht.« So mußte ich lange warten, bis ich sie endlich einmal treffen konnte. Aber zwei Frauen aus der Gegend waren so begeistert von ihr, daß sie mir Mut machten.

Mittlerweile ging ich sporadisch zur Schwangerschaftsgymnastik, kam aber leider mit den Frauen dort nicht klar, da an Gesprächen nur schwer etwas lief. Auch an Atemtechnik wurde wenig vermittelt. Zu Hause bereiteten wir uns auf das richtige Atmen vor. So gewann ich auch immer mehr Sicherheit zu meiner Hausgeburt, ich konnte mir die einzelnen Geburtsvorgänge richtig vorstellen und stand nicht mehr so ahnungslos vor dem »großen Ereignis«, vor dem vermutlich viele Frauen stehen, die sich aber dann in die »sicheren« Hände der Klinik begeben. Von vielen Seiten wurde ich verunsichert, wenn ich von der Hausgeburt sprach. Irgendwie kam oft unausgesprochen der Vorwurf, »verantwortungslos« zu sein. Vorsichtshalber bemühte ich mich noch um einen Landarzt, der kommen würde, falls es notwendig würde.

Durch das Buch von Mitchell (›Wir bekommen ein Baby‹) erfuhr ich vieles über den Schmerz, den man bei der natürlichen Geburt nicht durch schmerzstillende Mittel ausschalten kann beziehungsweise will. Das Wichtigste ist, zu dem Schmerz zu stehen, entspannt zu sein und keine Angst zu haben – und die Angst wurde mir auch tatsächlich genommen, je mehr ich über die Geburtsarbeit las.

Langsam sehnte ich nun den Termin herbei, manchmal hatte ich sogar den Wunsch, mein Kind wäre schon da. Vierzehn Tage vorher bekam ich einen wahnsinnigen Energieanfall. Ich putzte Fenster, richtete mein Zimmer für die Geburt her, als sei sie morgen. Einige Leute meinten, das sei das Zeichen, daß es nun bald losginge. Aber einerseits wollte ich noch viel machen, im Garten säen und noch dies und jenes, andererseits wünschte ich mir die Geburt bald herbei.

Am 5. April hatte ich noch einmal den letzten Vorsorgetermin. Ich war neugierig, ob der Muttermund schon geöffnet ist. Ich fragte den Arzt, ob das denn mit dem Termin klappen könnte. Er meinte: vielleicht! Aber meine Hebamme wußte es wieder besser. Sie meinte, daß unregelmäßige Menstruation und die Tatsache, daß es das erste Kind war, für sie Zeichen waren, daß es noch dauern würde. Vielleicht eine – vielleicht zwei Wochen!

Ich war traurig, ich wollte Ostern nun doch mein Kind. Ostern verging, ich wartete jeden Morgen auf ein Zeichen, aber weder Fruchtwasser ging ab, noch gab es irgendwelche Vorwehen. Dann endlich löste sich der Schleimpfropf. – Hurra, es ging los! Aber wieder nicht. Freunde rufen an und wollen wissen ob ... Nein, noch nicht! Ich bin genervt.

Endlich, am 14. nachts, bekomme ich Schmerzen wie bei der Mensis, nur viel stärker. Sie ziehen stark in der unteren Rückengegend. Ich kann nicht schlafen, nicht liegen, laufe im Zimmer rum und verbringe die Nacht mit Stricken und Radiohören. Oft kann ich nicht mehr sitzen. Ich hocke oder beuge mich über den Tisch. Eigentlich wollte ich noch am nächsten Tag zur Uni fahren. Ich lege den Einkaufszettel auf den Tisch, soll jemand anderer fahren, um einzukaufen. Ich denke, ich kriege vielleicht mittags mein Kind. Rufe ich nun die Hebamme an oder nicht? Nein, erst abends, sollte ich sowieso!

Den Tag verbringe ich weiterhin mit Wehen in der Frühjahrssonne im Liegestuhl. Sie werden nicht stärker und auch nicht regelmäßiger. Ich sage Rainer, wir sollten einen Spaziergang machen, das setzt die Wehen in Gang. Wir laufen das letzte Mal zu zweit durch den Wald: Ab morgen sind wir zu dritt! Wir sind wahnsinnig gespannt. Wann kommt es, wie wird es sein, Kindheitserinnerungen an Heilig Abend kommen mir hoch. Es ist schön, zusammen zu sein, nicht jetzt schon in die Klinik zu müssen. Wir sind happy.

Zu Hause angekommen, rufe ich meine Hebamme an. Sage ihr, ich hätte schon Vorwehen und es gehe jetzt sicher bald los. Ach was, sagt sie, ich solle trotzdem erst noch einmal zu ihr kommen. Sie will mich untersuchen. Also doch noch mal bis Nienburg. (40 Kilometer hin und 40 Kilometer zurück!) Sie untersucht mich.

Rainer und ich hatten vorher gewettet, wie weit der Muttermund geöffnet wäre. Ich sagte, drei Zentimeter. Leider war er nur einen Zentimeter geöffnet. Die Hebamme untersuchte mich rektal und stülpte dabei den Muttermund etwas um. Sie rechnete erst mit Sonntag, meinte dann aber, vielleicht könnte es auch Samstag losgehen. Noch so lange? Vielleicht aber auch in der Nacht. Für alle Fälle vereinbarten wir einen Treffpunkt im Nachbarort, wo sie jemand aus der Wohngemeinschaft abholen sollte, da sie unseren Feldweg im Dunkeln nicht finden würde. Beim Abschied meinte sie noch lachend: »Ich habe Sie zu mir bestellt, da Autofahren ein sehr wirksames Wehenmittel ist«.

Auf dem Rückweg fuhr ich und nahm bewußt einige holprige Wege. Manchmal stöhnte ich laut auf, wenn wieder eine Wehe kam. Unseren Feldweg, sehr holprig und steinig, nahm ich im Affentempo. Rainer lachte. Es sollte ja wehenfördernd sein! Und war es auch. Als ich vom Tisch aufstehen wollte, bekam ich wieder eine Wehe, und dann ging ich zwei Schritte, und es machte plopp: Ein Wasserschwall quoll aus mir heraus, lief mir die Beine hinunter.

Ich mußte furchtbar lachen, die anderen auch, wie ich so dastand, breitbeinig, pitschenaß, und ich stellte mir vor, das hätte mir morgens in Bremen passieren können. Um 24.00 Uhr ging es wieder stärker mit Wehen los. Wir schauten auf die Uhr, aber sie waren immer noch unregelmäßig. Sie dauerten nur knappe 30 Sekunden. An Schlaf war nicht zu denken! Rainer dagegen schlief ein. Ich fand es nicht schlimm, da ich sowieso sehr unruhig durch die Gegend ging. Ich wußte oft nicht, wie ich liegen oder sitzen sollte. Bis 3.00 Uhr nachts hielt ich es alleine aus, dann weckte ich Rainer, er sollte die Wehenabstände aufschreiben. Eine halbe Stunde lang schrieb er auf, aber ich wußte kaum, wann eine Wehe anfing und wann sie aufhörte. Es war für mich einfach ein durchgehender Schmerz.

Jetzt kommen die Wehen in Abständen von fünf Minuten. Ich kann kaum noch atmen. Ich rufe jetzt an, sagt Rainer. Es ist jetzt 4.00 Uhr, ich verspüre einen Brechreiz. Die Hebamme will sofort kommen. Rainer weckt Jutta und Lutz. Lutz fährt sofort zum verabredeten Treffpunkt. Rainer heizt die Räume ein. Es sollen 28 Grad im Zimmer sein. Wasser wird warmgemacht. An mir geht fast alles vorbei, ich hocke auf dem Boden, stöhne, und alles, was ich gelernt habe, ist vergessen. Rainer massiert mir den Rücken.

Plötzlich gehen die Preßwehen los. Ich versuche sie zu veratmen ..., hechle, stöhne und denke, wenn bloß Frau P. hier wäre. 5.10 Uhr ..., die Minuten werden zu Stunden.

Da stürzt Frau P. ins Zimmer. »Bin schon da«, ruft sie, bereitet in Windeseile alles vor, beschäftigt Jutta und Lutz mit allen möglichen Aufgaben. Rainer sitzt und hält meine Hand. Dann endlich darf ich pressen, denke, nun geht es gar nicht mehr – Fehlalarm? Aber dann kommt die erste Wehe, ich presse, oh, ist das anstrengend! Ich kann mich ausruhen, wann ich will, pressen, wann ich möchte, alles verläuft ohne Hetze. Ich kann mich völlig entspannen, bin aber ziemlich kaputt und fertig. Und jetzt erst soll die schwierigste Arbeit beginnen?

Wieder eine Wehe, pressen, pressen, pressen! Beine anheben, den Kopf drückt R. mir hoch, Jutta und Lutz kühlen mir meinen Kopf, geben mir zu trinken. Jutta muß gegen meine Beine drücken, und da schreien alle: »Hurra, der Kopf ist zu sehen!«

Die dunklen Haare lugen heraus. Na ja, denke ich, es kann mich trotzdem nicht anspornen. Es tut alles so weh, daß ich mich kaum auf mein Kind freuen kann. Und wieder pressen, der Kopf ist schon ganz weit draußen! Doch dann rutscht er wieder zurück. Ich hatte nicht genug gepreßt. Warum will es wieder rein? Ich bin enttäuscht und frage, wie lange es noch dauern kann. Vielleicht eine Stunde, sagt Frau P. Also wieder von vorn anfangen. Ich bin fix und fertig. So schlimm hatte ich mir die Geburtsarbeit nicht vorgestellt. Ich denke ich reiße total auseinander.

Dann ist der Kopf draußen, und unser Baby schreit das erste Mal ganz laut und eindringlich, als wollte es sagen, »hier bin ich endlich«. Alle lachen, ich schreie mit aus Schmerz. Und dann geht es ruckzuck, ich schreie und heule, Rainer mit mir. Dann macht es schwupp, und die Hebamme legt mir unseren kleinen Schatz auf den Bauch. Noch nehme ich es gar nicht richtig wahr. Ich sehe nur die pulsierende dicke Nabelschnur. »Ein Mädchen!« schreien alle. Hurra, ein Mädchen!

Als ich dann die Kleine in den Arm bekomme, wird mir klar, daß ich Mutter geworden bin. Ich streichele die kleine Nina ganz behutsam, sie wirkt so zerbrechlich, aber unsagbar schön. Sie ist gar nicht so zerknautscht.

Draußen fangen die Vögel an zu zwitschern, es ist genau 6.25 Uhr. Dann wird Nina gebadet, gemessen und gewogen, und ich darf sie das erste Mal an die Brust legen. Es ist ein wunderschönes Gefühl. Nina ist gesund. Rainer und mir fällt ein Stein vom Herzen. Sie ist schon ein richtiger Wonneproppen. Anschließend sitzen alle in meinem Zimmer, trinken Kaffee und essen Ninas Geburtstagskuchen. Nina und ich liegen glücklich im Bett. Als Frau P. gegangen ist, reden wir alle noch viel, und jeder schildert seine Eindrücke. Dann krabbeln Rainer, Nina und ich wieder ins Bett und genießen unser Leben zu dritt.

Es war ein wunderschönes Erlebnis für mich, mein Kind nun doch zu Hause bekommen zu haben. Jeden Tag kam die Hebamme zur Wochenbettpflege. Ich bekam tolle Tips und wurde so sehr schnell im Umgang mit Nina sicher. Meine nächste Geburt muß unbedingt wieder eine so schöne Hausgeburt werden. Am liebsten mit unserer lieben guten Frau P.

Wie ging es weiter? Ich hatte also ein herrliches Wochenbett. Das Stillen klappte prima. Mir ging es auch bestens. Leider stellten sich noch am sechsten Tag nach der Geburt starke Schmerzen in den Beinen ein (Venenentzündung), die erst nach Tagen durch feuchte Umschläge, cremen und wickeln zurückgingen.

Dann kam wieder meine asthmatische Bronchitis. Ich litt genau wie im Oktober wieder unter heftigen Atembeschwerden, wurde nachts oft wach, es wurde immer schlimmer. Ärzte, die Hebamme und andere meinten, was man in der Schwangerschaft an Nebenerscheinungen bekommt, gehe nach der Geburt wieder weg.

Bei mir aber wurde es nach der Geburt immer schlimmer. Ich wußte nachts manchmal nicht, wie ich Nina zum Stillen hochkriegte. Dann wieder die Wege zu den verschiedenen Ärzten. Der eine meinte, ich solle abstillen, der nächste wieder nicht. Ich wußte bald gar nichts mehr. Der eine Arzt verschrieb Penizillin (trotz Stillen), der andere Arzt (Kinderarzt) sagte, nicht dieses Medikament, da sei Tetracyclin drin. Davon bekommen kleine Kinder schwarze Zähne und Zahnausfall. Ich war empört, wie unbeschwert Ärzte dieses Medikament verschreiben, obwohl ich ausdrücklich darauf hingewiesen habe, daß ich noch stille.

Ein anderes Medikament konnte ich nehmen, doch davon bekam Nina entsetzliche Magen- und Darmschmerzen. Ich war total fertig, wenn Nina solche starken Blähungen hatte. Sie schrie wahnsinnig! Nun hatte ich ein gesundes Kind, und sie mußte meinetwegen so leiden. Und ich war vorher gesund und mußte wegen Ninas Erscheinen so leiden. Es war alles total verrückt! Mein sechster Arzt (ein Facharzt) verschrieb mir dann nochmals Penizillin, auf dessen Anleitung war aber extra vermerkt, daß dieses Mittel beim Stillen genommen werden dürfe. Aber es half mir auch nicht.

Dann riet mir eine Bekannte, ich solle doch mal eine Akupunktmassage machen. Dort riet man mir, unbedingt mit dem Stillen aufzuhören. Das erleichterte meine Entscheidung, nicht mehr zu stillen. Ich wollte endlich wieder gesund werden! Wollte wieder radeln, laufen, alles machen, ohne in solche Atemnot zu kommen. Ich zögerte es lange hinaus. Wenn ich Nina stillte, dachte ich, wie toll ist das, ein schönes Gefühl für mich, ein wunderschönes Gefühl für Nina. So einfach, so problemlos! Die Brüste sind immer trinkfertig, kein kompliziertes Flaschenmachen, keine Sorge zu haben, daß es zu viel oder zu wenig sei.

Nicht zu stillen hatte natürlich auch viele Vorteile. Ich brauchte nicht immer »griffbereit« zu sein, könnte weggehen, wenn ich wollte, meine Brüste würden kleiner werden, ich könnte mich besser bewegen, ohne daß ständig Milch rausschießt. Außerdem machte ich mir Gedanken, ob Nina nicht durch mich vielleicht schlechte Milch bekam; ich hatte mich noch nicht getraut, meine Muttermilch untersuchen zu lassen. Und außerdem würde ich nachts wieder schlafen können ...

Nach drei Wochen war ich fertig mit dem Abstillen. Ich konnte es kaum fassen, keine Milch mehr zu haben, es war unglaublich schön! Vor allem das Durchschlafen. Wir wechselten uns nun ab. Rainer war überglücklich, Nina auch füttern zu können. Er bekam jetzt ein noch besseres Verhältnis zu ihr. Das Füttern, das Schönste, was man dem Kind bieten kann, war ihm vorher verwehrt gewesen.

Am Anfang tat ich mich äußerst schwer mit dem Flaschenmachen. Wenn Nina Hunger hatte, war die Flasche entweder zu warm, zu kalt oder einfach vergessen worden. Dann machten wir morgens gleich fünf Flaschen und stellten sie in den Kühlschrank. Wir nahmen Frischmilch mit Siebenkorn (biologisch angebautes Getreide). Besser als die üblichen Plastiksachen und viel billiger. Und Nina gedieh durch diese Ernährung prima.

Überhaupt: Sie erschien uns ungeheuer ausgeglichen, freute sich über alles und jedes, sei es ein Blick von uns oder ein kleines Schäckerchen von Rainer, dessen Bart sie wahnsinnig liebt.

Wahrscheinlich ist sie so ausgeglichen, weil wir beide uns die Arbeit teilen können und daher selbst ausgeglichener auf sie reagieren können als in den ersten Monaten. Im ersten Vierteljahr war ich mit Nina viel allein, Rainer arbeitete und war viel unterwegs. Er bekam in dieser Zeit schlecht Kontakt zu Nina. Doch heute genießen wir die Zeit sehr. Ich merke immer wieder, daß ich neben dem Muttersein auch noch ich selbst mit meinen Interessen sein kann. Doch das geht nur, wenn mindestens zwei Leute für ein Kind dasein können. Ich bin glücklich darüber, daß wir beide, dank der Tatsache, daß wir beide noch studieren, dazu die Möglichkeit haben. Aber wie lange noch, und was kommt dann?

Solche Fragen machen mich traurig. Denn es gibt allgemein zu wenig Verständnis dafür, den Mann mehr in die Kindererziehung miteinzubeziehen; immer noch hat nur die Frau in erster Linie Mutter zu sein. Will sie sich gleichzeitig noch verwirklichen, geht alles zu ihren Lasten. Ich finde, es müßte für Frauen und Männer mehr Halbtagsstellen geben, und es sollte ganz natürlich sein, daß der Vater auch die Hausfrauenrolle übernehmen kann. Vielleicht wären wir alle und unsere Kinder viel glücklicher und zufriedener.

Für Nina
(Tagebucheintrag vom September 1982)

Ich liebe dich,
ich liebe dich auch, wenn ich nachts
oder morgens vor deinem Bettchen stehe,
die Augen vor Müdigkeit kaum aufhalten kann.
Du weinst, und siehst du mich,
strahlst du mich an,
alles ist vergessen,
und ich zerschmelze vor Glück.
Ich bin glücklich,
wenn du so wonnige Schreie ausstößt,
wenn du vergnügt die Beinchen in die Luft
werfen willst,
wenn du schreist, wenn wir dir deine Flasche
wegnehmen.
Ich liebe dich, ich bin selig vor Glück,
daß es dich gibt,
und ich habe Angst,
Angst für uns,
Angst um dich, wenn die Tiefflieger über das Dach
brausen,
die Luft zerschneiden,
wenn ich vom Krieg im Libanon lese,
Bilder sehe von Müttern, die ihre Babys
im Arm halten, im Kugelgebraus.
Ich habe Angst vor der unmenschlichen Zerstörung,
ich will Frieden,
Frieden für dich,
für uns,
für alle.
Ich habe Angst,
und du gibst mir unheimlich viel Mut,
deinen Blick in die Zukunft gerichtet,
herausfordernd und
fragend.
Ich liebe dich, mein kleines Mädchen,
meine Tochter,
unser Kind.

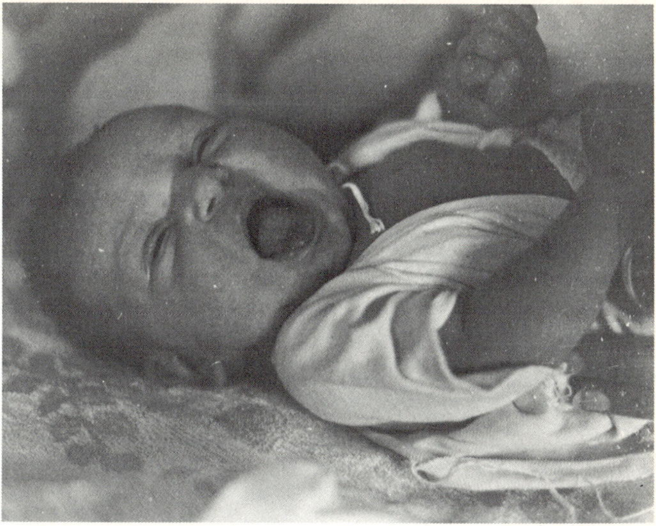

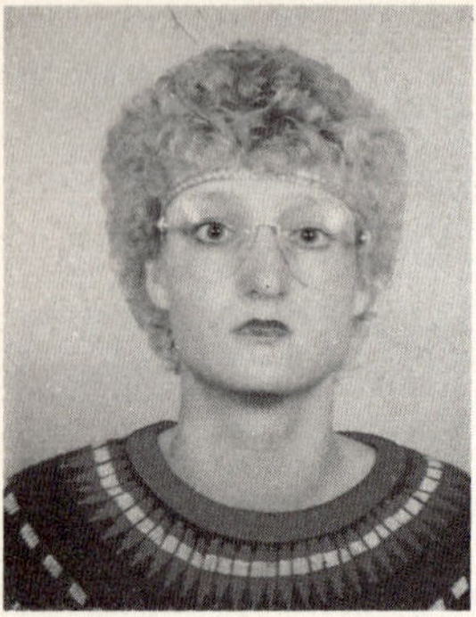

Sylke, 1960 in Hamburg geboren. Ich habe Verkäuferin gelernt und bin nach der Heirat zu meinem Mann Wolfgang nach Berlin gezogen. Er wurde Beamter bei der Feuerwehr und hat nebenbei das Abitur nachgeholt.

Freunde hatten eine Party gegeben. Dort lernte ich einen jungen Mann kennen, der, wie ich später erfuhr, aus Berlin kam. Er gefiel mir ganz gut, und nach wenigen Monaten des Kennenlernens bin ich mit ihm nach Berlin gefahren. Schon nach seinem ersten Heiratsantrag habe ich ja gesagt. Wir blieben in Berlin. Allerdings muß ich dazu sagen, daß er auch nach Hamburg gezogen wäre, wenn die Versetzung als Beamter möglich gewesen wäre. Ich bin nach Berlin in seine Einzimmerwohnung gezogen. Die Zeit war dort sehr schön. Bald machten wir uns Gedanken über Nachwuchs und bemühten uns deshalb auch um eine größere Wohnung. Durch ein wenig Glück und Beziehung konnten wir relativ schnell nach Spandau umziehen.

Eines Tages war es dann soweit, ich war schwanger! Ich gab meinen Beruf auf, da wir der Meinung waren, daß sich einer ganz dem Kind sollte widmen können. Mit Beginn der Schwangerschaft war mir jeden Tag unheimlich übel. Zum Glück gab mir meine Frauenärztin den Rat, das Frühstück im Bett einzunehmen. Die Übelkeit ließ tatsächlich nach.

In den ersten fünf Monaten haben wir fast alles gelesen, was wir über das Thema Schwangerschaft auftreiben konnten (u. a. ›Wir bekommen ein Baby‹ von Ingrid Mitchell). Insbesondere habe ich mich mit den verschiedenen Gebärmethoden beschäftigt. Aber es gibt derartig viel Lektüre darüber, daß einem die richtige Wahl schwerfällt. Ich habe mich dann schließlich für die Lamaze-Methode entschieden. Allerdings muß ich hier gleich anmerken, daß diese Art bei mir nicht das Optimale war.

Ich habe versucht, was ich übrigens auch jedem rate, mich während der gesamten Schwangerschaft vorwiegend von vitaminreicher Kost zu ernähren. Eine einseitige Diät sollte man zugunsten des Babys auf keinen Fall mehr einhalten. Ich habe jeglichen Alkohol- und Zigarettenkonsum vermieden. Anfang des sechsten Monats bin ich dann zur Schwangerschaftsgymnastik gegangen. Die Entspannungsübungen haben meinem Körper sehr gut getan. Uns hat öfters die Sorge erfaßt, ob das Kind physisch in Ordnung ist. Deshalb sind wir zur Ultraschalluntersuchung gegangen. Tief beeindruckt sahen wir auf dem Bildschirm das Baby in meinem Bauch. Es war gerade vier Monate alt, und wir konnten sogar das Herz schlagen sehen. Dies war für uns sehr faszinierend. Außerdem war es beruhigend, durch diese Untersuchung Aufschluß über die Gesundheit und den Entwicklungsstand des Kindes zu bekommen – auch können hier schon der annähernde Geburtstermin, aber auch zu erwartende Komplikationen festgestellt werden. Die Vorteile der Ultraschalluntersuchung sind für mich eindeutig und können nicht wegdiskutiert werden. Bei einem weiteren Ultraschall im achten Monat konnte man erkennen, daß wir ein Mädchen bekommen würden – wir hatten uns ein Mädchen gewünscht!

Nun kam der letzte Teil der Schwangerschaft, ich war im neunten Monat. Das Baby trat mir oft und ziemlich heftig gegen den Rippenbogen, für mich nicht wenig schmerzhaft. Außerdem drückte das ganze Gewicht auf die Leiste. Während dieser Zeit habe ich mir mehr als einmal gewünscht, es möge nun endlich losgehen. Am 19. Mai war es dann soweit, die Kontraktionen, oder wie es früher hieß, die Wehen, setzten ein. Ich habe es anfänglich als etappenweises Ziehen empfunden. Da mein Mann im Dienst war, bin ich alleine ins Krankenhaus gefahren und wurde nach der Untersuchung gleich dabehalten.

Mein Mann und ich wollten die Geburt gemeinsam erleben. Als er ins Krankenhaus kam, sagte man uns, daß es vielleicht heute noch oder erst am nächsten Tag losgehen könne. Die Krankenschwester schloß mich dann gegen 22.00 Uhr nochmal an den Wehenschreiber an. Ich war kaum zwei Minuten an dem Gerät, da platzte schon die Fruchtblase. Da das Kind ziemlich hoch lag, war es eine erhebliche Fruchtwassermenge, über die sich sogar die Krankenschwester wunderte.

Anschließend wurde ich in das Entbindungszimmer gefahren, das sehr farbenfroh gestaltet war. Ich hatte schon Wochen vorher die Möglichkeit gehabt, die Räumlichkeiten und auch den

Chefarzt kennenzulernen. Auf einem Filmabend konnte ich mich auch über die verschiedenen Gebärmethoden informieren.

Ich weiß nun nicht, ob meine Geburt leicht oder schwer war. Die Schmerzen waren so stark, daß keine Atmungsart Erleichterung brachte. Bei den Spitzen der Wehen hatte ich keine Kontrolle mehr über meinen Körper, er zitterte nur noch. Wir hatten uns vorher über die Möglichkeit der Peridualanästhesie erkundigt, eine Spritze, die in den Rücken eingeführt wird und es dem Arzt ermöglicht, zu jeder Phase der Geburt die Spannungsspitzen der Schmerzen zu kontrollieren oder zu mildern. Der Vorteil hierbei ist, daß man die Austreibungsphase voll erlebt und aktiv daran beteiligt ist. Wenn ich mich zu einem zweiten Kind entschließen sollte, würde ich wieder zu dieser Maßnahme greifen.

Die letzten Wehen traten ein, mein Mann half mir beim Pressen. Es war gar nicht so einfach. Um 3.35 Uhr hatte sich dann Nathalie-Yvonne im Waldkrankenhaus-Spandau ans Licht der Welt gekämpft. Der Chefarzt mußte bei den letzten Zentimetern noch die Saugglocke zu Hilfe nehmen – der Kopf Nathalies kam nicht am rechten Beckenrand vorbei. Bedingt durch das viele Fruchtwasser, hatte sie nicht rechtzeitig in das Becken eintauchen und so den Kopf nicht anpassen können.

Die ganze Geburt hatte zwölf Stunden gedauert. Nathalie wurde untersucht und gemessen. Sie war bei einer Größe von 52 Zentimetern 3560 Gramm schwer. Nach dem Baden wurde sie in ihr Bett gelegt – auch ich schlief bald ein. Da ich ein Einzelzimmer hatte, konnte ich mich in aller Ruhe von der Geburt erholen. Am nächsten Tag kam Wolfgang uns besuchen. Ich hatte noch recht starke Wundschmerzen. Ein Dammschnitt war zwar bei mir nicht nötig gewesen, doch die Schamlippen waren aufgerissen.

Dann kam der erste Augenblick des Stillens – ein Gefühl, wie wenn zwei Zähne in die Brust beißen? Es war ein unangenehmer Schmerz. Eine kleine Hilfe war mir das tägliche Einreiben der Brüste mit einer Salbe, die man mir schon im Krankenhaus gegeben hatte. Ich hatte viel Milch, aber leider reichte sie nur bis zur sechsten Lebenswoche aus. Auch mußte ich mit Trockenmilch zufüttern, da meine eigene Milch nicht sättigend genug war.

Inzwischen ist unsere Tochter zwanzig Monate alt. Es macht viel Spaß, sich mit ihr zu beschäftigen. Sie läuft schon so wild, daß man ihr kaum folgen kann; auch kann sie schon viel sprechen. Nur mit dem Topf klappt es noch nicht ganz.

Liebe in der Schwangerschaft – kann das dem Baby schaden? Diese Frage wird immer wieder gestellt! Es gibt da viele Vorurteile und Irrtümer. Oft wird behauptet, daß das Lustempfinden der Frau nachläßt. Wir konnten uns ohne Einschränkungen noch bis zum achten Monat lieben. Bis sechs Wochen nach der Entbindung war es allerdings nicht möglich.

Die Partnerschaft nach der Schwangerschaft? Nach der Geburt unseres Kindes änderte sich einiges in unserem Leben. Früher waren wir es gewohnt, lange zu schlafen und im Bett zu frühstücken. Dies war nun nicht mehr möglich, da sich Nathalie meist gegen 7.00 Uhr laut und eindringlich meldete. Vor der Geburt konnte man des öfteren weggehen, was nun gänzlich ausfiel. Dies trägt natürlich nicht gerade zu einem ausgeglichenen Nervenkostüm bei. Es kam öfter als früher zu heftigen Auseinandersetzungen. Vieles hatte man sich vorher doch nicht so schlimm vorgestellt. Besonders nervend war das nächtliche Aufstehen, wobei ich froh war, daß sich Wolfgang daran beteiligte.

Inzwischen sind schon fast zwei Jahre vergangen, und man kann sagen, daß Nathalie »pflegeleichter« geworden ist. Sie schläft meist gegen 19.00 Uhr ein und erwacht erst um 8.30 Uhr. Damit einer weggehen kann, lösen wir uns beim Aufpassen ab. Es werden sich sicher noch Probleme einstellen, aber es werden immer wieder andere und neue sein.

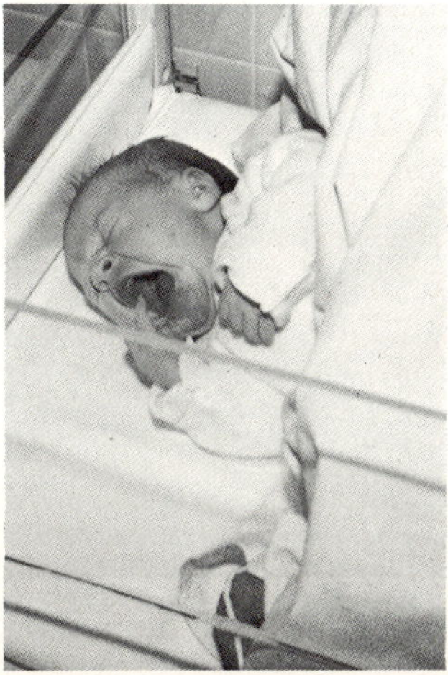

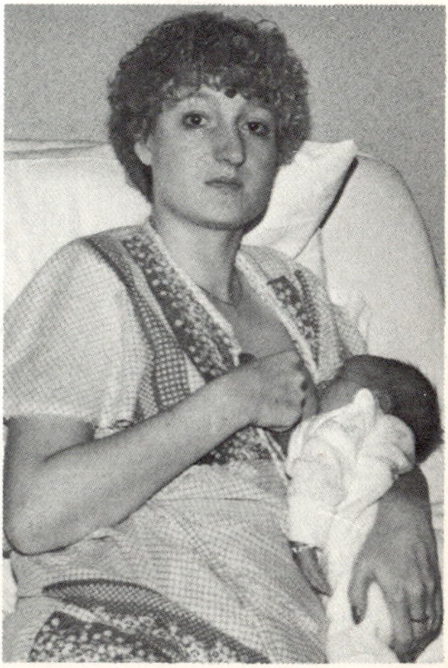

Anna, 1963 in Berlin geboren.
Ich bin Gymnasiastin und lebe bei meinen Eltern. Ich habe mein Baby sofort nach der Geburt zur Adoption freigegeben.

Mein Bericht besteht hauptsächlich aus Tagebucheintragungen und Briefen, die aus der Zeit meiner Schwangerschaft stammen. Ich habe versucht, so wenig wie möglich an den Formulierungen zu verändern, weil ich meine Gedanken und Empfindungen so, wie sie damals waren, wiedergeben wollte. Heute, nach mehr als drei Jahren, stehe ich noch immer fest zu meinem Entschluß, mein Kind zur Adoption freizugeben, aber ich denke über vieles ein wenig anders als damals. Ich bin häufig mit Kindern zusammen und wünsche mir dann oft, meinen Sohn bei mir haben zu können. Oft wird mir aber auch bewußt, daß ich damals einem Kind wohl nicht gewachsen gewesen wäre.

Dritter Monat: Ich bin völlig verzweifelt! Das, was ich befürchtet hatte, ist eingetreten: Ich bin schwanger. Was mache ich bloß? Irgendwie kann ich noch gar nicht fassen, daß in mir ein Baby wachsen soll. Ich als Mutter – mit 17 Jahren?! Will ich dieses Baby eigentlich? Bin ich überhaupt reif genug für diese Aufgabe? Habe ich die Kraft, alleine ein Baby großzuziehen? Wie bringe ich es bloß meinen Eltern bei! Fragen über Fragen stürzen lawinenartig auf mich ein. Noch nie habe ich mich so hilflos und alleine gefühlt wie jetzt. Wie konnte ich nur so leichtsinnig sein? Jetzt sitze ich da und bekomme als Erinnerung an das Jahr in Frankreich ein Kind von Jacques. Ich muß erst einmal zur Ruhe kommen und meine Gedanken ordnen, sonst komme ich nicht weiter. Diese Situation ist mir so fremd; all die neuen Eindrücke und Gedanken. Wie soll ich bloß mit ihnen fertig werden, so ganz alleine? Ich fühle mich völlig überfordert! Ob es nicht vielleicht besser wäre, abtreiben zu lassen?

Dr. R. war der Meinung, daß es dafür schon ziemlich spät, aber noch nicht zu spät sei. Ich habe Angst vor dieser verantwortungsvollen Entscheidung.

Vierter Monat: Nein – eine Abtreibung hätte ich wirklich nicht übers Herz gebracht. Ich wäre mir wie ein Mörder vorgekommen, denn ich hätte einem hilflosen Wesen die Möglichkeit, zu leben, genommen. Einige Leute behaupten, daß in den ersten Monaten noch kein Leben, sondern nur eine Ansammlung von Zellen vorhanden sei. Aber diese Zellen enthalten doch das gesamte Material über den Menschen, zu dem sie sich entwickeln werden. Es ist doch alles schon vorhanden! Ich bin jetzt froh, daß ich mich bewußt für das Baby entschieden habe. Sicher, es steht mir jetzt eine schwierige Zeit bevor. Erstens muß ich lernen, mit dieser neuen Situation so umzugehen, daß ich mich wohlfühle und glücklich sein kann, trotz der Probleme, die sich zweifellos ergeben werden. Hoffentlich schaffe ich das! Zweitens werde ich wohl viel über meine Zukunft und die des Kindes nachdenken müssen. Ich überlege mir zum Beispiel, ob ich zu Hause bleibe oder mit einer anderen jungen Mutter zusammenziehe, ob ich weiter zur Schule gehen kann (immerhin ist es nur noch ein Jahr bis zum Abitur) und vieles mehr.

Eine Freundin brachte mich neulich auf die Idee, ganz unverbindlich mit einer Adoptionsvermittlungsstelle Kontakt aufzunehmen. Vielleicht ist es ganz sinnvoll, auch die Möglichkeit, das Kind wegzugeben, mitzuüberlegen, auch wenn ich mir das im Moment kaum vorstellen kann. Meine Eltern versuchen, mir, so weit wie möglich, zu helfen. Allerdings haben sie mir klargemacht, daß sie mich nicht beeinflussen wollen, sondern mir die Entscheidung ganz selbst überlassen werden. So ist es mir auch am liebsten. Es ist jedenfalls sehr beruhigend, zu wissen, daß sie mich in jedem Fall unterstützen wollen. Und ich hatte vor der Reaktion meiner Eltern solche Angst gehabt!

Fünfter Monat: Inzwischen hatte ich ein Gespräch mit einer Frau von der Adoptionsvermittlungsstelle des Caritas-Verbandes, um mich erst einmal zu informieren. Ich finde es wichtig, viele Möglichkeiten zu durchdenken, um nachher den besten Weg für mich und das Kind zu finden. Schließlich möchte ich doch, daß mein Kind es gut hat und die bestmöglichen Startbedingungen erhält. Eines ist ganz sicher: Wenn ich das Kind alleine großziehe, werde ich ziemlich Abstriche in Kauf nehmen müssen.

Das Kind wächst ohne Vater auf, wird hin und her geschoben, weil ich entweder arbeiten oder zur Schule gehen muß, wird von jemandem erzogen, der selber noch nicht »erwachsen« ist. Sind das ideale Voraussetzungen für ein glückliches Kind? Ich habe Angst davor. Von anderen Müttern habe ich zwar gehört, daß es auch denen so geht, die sich ihr Kind sehnlichst wünschen, aber dieser Gedanke hat bei meiner Lage schon Berechtigung. Ich könnte natürlich auch ganz optimistisch an die neue Aufgabe herangehen und mir sagen: Irgendwie wirst du das schon schaffen – schließlich hat Kindererziehung auch schöne Seiten. Aber um das »Irgendwie« geht es mir. Das Risiko und die Verantwortung sind mir zu groß, um so naiv an die Sache heranzugehen. Es gibt so viele Eltern, die sich ein Kind wünschen, aber selber aus irgendwelchen Gründen keines bekommen können! Ein Kind hätte es in einer solchen Familie bestimmt sehr gut, noch dazu, weil Adoptiveltern sowieso sehr genau auf ihre Eignung hin geprüft werden. Vom Kind aus gesehen, spricht alles für die Adoption, schließlich bin ich ja selber auch noch ziemlich jung und möchte noch vieles erleben und erfahren. Es könnte ja auch sein, daß ich mich mit dem Kind durch die Einschränkung unwohl und sogar unzufrieden fühle. Unbewußt würde ich dafür sicher meinem Kind die Schuld in die Schuhe schieben. Trotzdem – ich weiß nicht, ob ich so selbstlos sein und mich von meinem Kind trennen kann. Schließlich ist es ja mein Kind, dem ich so viel Zuwendung und Geborgenheit geben möchte, wie ich kann. Im Moment fällt es mir zwar schwer, mich als Mutter vorzustellen, aber ich glaube schon, daß ich dazu in der Lage wäre.

Heute habe ich zum ersten Mal Bewegungen gespürt! Es fühlte sich an wie ein ganz hartes Klopfen in meinem Unterbauch, so als wollte sich jemand ganz sanft von innen her bemerkbar machen. Jetzt spüre ich endlich, daß in mir etwas lebt!

Sechster Monat: Jetzt habe ich schon ein kleines Kugelbäuchlein, das aber noch gut unter weiten Blusen versteckt werden kann. Die Vorstellung, daß bald jeder sehen kann, daß ich ein Baby bekomme, ist sehr merkwürdig. Etwas verunsichert bin ich dadurch schon. Trotzdem beginnt die Schwangerschaft richtig spannend zu werden. Ich spüre, wie das Baby in mir wächst, und versuche mir vorzustellen, wie die Erfahrungswelt des Embryo wohl aussehen könnte.

Es macht mir Spaß, mich in Bücher über die Schwangerschaft zu vertiefen und diese schöne Erfahrung so richtig zu genießen.

Merkwürdigerweise habe ich festgestellt, daß sich viele Leute über meine Überlegung, das Kind zur Adoption freizugeben, entsetzen, aber eine Abtreibung durchaus akzeptieren. Ich finde das unmöglich. Außerdem haben diese Leute mich völlig mißverstanden. Ich möchte das Baby, das nun einmal entstanden ist, leben lassen, und zwar so, daß es glücklich wird. Es geht doch in erster Linie um das Kind! Schließlich bin ich dafür verantwortlich, was aus ihm wird, und damit kann ich nicht so leichtfertig umgehen. Im Moment bin ich von dem Gedanken der Adoption allerdings wieder abgekommen – es ist ein ewiges Hin und Her, aber nur so kann ich mir nachher sagen, daß ich aus Überzeugung zu meiner Entscheidung gekommen bin. Es gibt ja genug Leute, die sich sehr darum bemühen, mich dazu zu bewegen, das Kind zu behalten. Gerade diejenigen, die mich und meine Umgebung am wenigsten kennen, engagieren sich am stärksten. Natürlich ist es gut gemeint, ich weiß. Trotzdem ärgert es mich, wenn einige Leute meinen, die beste Lösung für mich und das Kind zu kennen, ohne über meine Lebenssituation auch nur annähernd Bescheid zu wissen. Außerdem habe ich die Erfahrung gemacht, daß ich anscheinend von einigen nur dann akzeptiert werde, wenn ich mich so entscheide, wie sie es für richtig halten. Zum Glück sind das aber nur Ausnahmen, denn die meisten meiner Freunde und Bekannten lassen meine Einstellung gelten, auch wenn sie anderer Meinung sind.

Ich gehe weiterhin zur Adoptions-Vermittlungsstelle, um mich mit den beiden Frauen zu unterhalten. Sie sind sehr nett und helfen mir bei der Entscheidung. Übrigens unterstützen sie auch Pläne, das Baby zu behalten. Ich werde also nicht, wie manche denken, in eine Richtung beeinflußt.

Siebter Monat: Wie die Zeit rennt! Anfangs kamen mir neun Monate wie eine Ewigkeit vor. Jetzt dagegen wünsche ich mir, daß die Schwangerschaft noch ein bißchen länger dauern könnte. Insgesamt fühle ich mich nämlich sehr wohl und denke, daß ich bis zum letzten Moment vor der Entbindung zur Schule gehen werde. Ich habe schon eine Klinik ausgesucht und mache kräftig Gymnastik. Das nimmt mir ein wenig die Angst vor der Geburt. Außerdem lese ich viele Bücher, um mich genaustens zu informieren. Was nach der Geburt mit dem Kind und mir geschehen wird, weiß ich noch immer nicht endgültig. Es ist eine so schwierige Entscheidung! Die Vorstellung, mein Baby fremden Leuten anzuvertrauen, fällt mir doch unheimlich schwer! Oft werden Mütter, die ihr Kind zur Adoption freigeben, als Rabenmütter bezeichnet, weil man meint, daß sie herzlos und egoistisch handeln – auch ich bekomme das zu spüren. Ich bin dann immer ziemlich verletzt, weil ich mir einbilde, diese Entscheidung nicht leichtfertig zu fällen. Trotz aller Schwierigkeiten komme ich langsam, aber sicher zu der festen Überzeugung, daß es so das beste für uns beide ist.

Achter Monat: Ich bin schon sehr gespannt, ob es ein Mädchen oder ein Junge wird! Mein Arzt darf mir aber vor der Geburt noch nichts verraten, damit die Spannung bis zum letzten Moment bleibt. Das Baby strampelt kräftig – vor allem dann, wenn ich schlafen möchte! Solange ich mich selbst viel bewege, spüre ich manchmal über längere Zeiträume hinweg fast gar nichts. Das kann aber auch daran liegen, daß ich dann einfach nicht so sehr auf mein »Innenleben« achte. Kürzlich hat mir Frau K. vom Caritas-Verband von den Eltern, die für die Adoption in Betracht kommen, erzählt. Ich kann mir die jeweiligen Eltern sogar aussuchen! Das hatte ich nicht erwartet. Zwar geht die Sache anonym vor sich, aber aufgrund ihrer Erzählungen kann ich mir doch ein gutes Bild von den Eltern machen. Schließlich ist es für mich wichtig, ihnen vertrauen zu können.

Neunter Monat: Jetzt bin ich aber endgültig rund geworden! Es ist alles doch recht mühsam, obwohl meine Bewegungen wahrscheinlich viel »umständlicher« aussehen, als sie es sind. Es bleiben nur noch wenige Wochen bis zur Geburt. Inzwischen bin ich mir über die Adoption sehr sicher geworden. All die anderen Ideen, die ich im Lauf der Schwangerschaft hatte, waren zwar im Moment ganz verlockend, aber letzten Endes doch nur halbe Sachen. Ich möchte auf keinen Fall, daß meine Mutter, die bereits vier Kinder erzogen hat, jetzt noch einmal neu mit Kindererziehung anfängt. Sie hat mir zwar versichert, daß sie das für mich gerne übernähme, aber sie braucht auch endlich einmal Zeit, um ihren eigenen Wünschen und Interessen nachzugehen. Ich kann einfach nicht von ihr verlangen, meine jüngeren Geschwister, Haus und Garten und noch zusätzlich ein Baby zu versorgen – sie würde dabei zu kurz kommen. Mein Kind tagsüber einer Tagesmutter anzuvertrauen bringe ich nicht über das Herz. Ich hätte ständig das Gefühl, mein Kind zu vernachlässigen und seinen Bedürfnissen nicht gerecht zu werden. Gerade die ersten zwei Jahre sind bekanntlich ausschlaggebend für die gesamte spätere Entwicklung. Also wäre eine solche Lösung ein billiger Kompromiß. Ich glaube nicht, daß ich Schule und Baby miteinander vereinbaren kann, ohne daß beide darunter leiden. Nein, in seinem und in meinem Interesse ist es das Vernünftigste, wenn es in eine Familie kommt, in der es mit offenen Armen aufgenommen wird. Im Traum habe ich neulich eine andere Lösung gefunden: Ich habe Drillinge zur Welt gebracht, von denen ich zwei zur Adoption freigegeben und eins behalten habe. Aber ganz so einfach ist es wohl nicht.

Die Geburt: Als ich die ersten Wehen spürte, war ich nicht sonderlich glücklich darüber. Ich wollte das Baby lieber noch ein wenig länger bei mir behalten. Anfangs fühlten sich die Wehen wie starke Periodenschmerzen an. Mein Bauch wurde hart, und alle Muskeln im Bauch, Rücken und Unterleib schienen mit aller Kraft nach unten zu ziehen. Später wurden die Kontraktionen stärker und damit auch schmerzhafter, so daß es mir anfangs noch schwergefallen ist, mich nicht gegen die Schmerzen zu sträuben. Erst nach einer Weile hatte ich die Schmerzen akzeptiert und versuchte, die Atemtechniken, die ich vorher gelernt hatte, so gut es ging, anzuwenden. Ich wollte zwar so lange wie möglich zu Hause bleiben, war aber schließlich ganz froh, als wir dann in die Klinik fuhren. Dort herrschte überraschenderweise eine sehr freundliche und ruhige Atmosphäre. Die Hebammen haben sich für mich Zeit genommen, so daß ich mich in dieser Umgebung sogar einigermaßen wohlfühlte. Die Angst vor dem Kreißsaal war jedenfalls weg. Die Zeit der Wehen kam mir unendlich lang vor, und sie wäre mir noch viel länger vorgekommen, wenn meine Mutter nicht die ganze Zeit dabeigewesen wäre. Die Hebamme und sie haben mir besonders dann geholfen, wenn ich mit dem Atmen Schwierigkeiten bekam, und machten mir immer wieder Mut. Als sich die Preßphase ankündigte, war ich sehr erleichtert, weil ich endlich selber aktiv mitarbeiten konnte. Das Pressen war zwar ziemlich anstrengend, aber da ich wußte, daß das Baby bald geboren sein würde, fiel es mir nicht ganz so schwer. Nach 15 Minuten war es schon da – ein Junge! Ich war sehr überrascht, es ging so plötzlich. Die Hebamme hatte mir absichtlich nicht gesagt, wie weit das Baby schon zu sehen war. Nachdem ich einen kurzen Blick auf ihn geworfen hatte, wurde er ins Kinderzimmer gebracht und weiterversorgt. Ich war froh, daß er völlig gesund war und ich die Entbindung gut überstanden hatte. Anfangs war die Erleichterung größer als das Bedürfnis, mein Kind in den Armen zu halten. Erst nach und nach wuchs in mir der Wunsch, meinem Kind nahe sein zu können. Ich hätte es so gerne in den Armen gehalten. Ich war so bewegt und so voller Gefühle. Es war furchtbar, all das meinem Kind nicht zukommen lassen zu können. Ich habe sehr darunter gelitten und fühlte mich einsam und verzweifelt. Aber selbst da habe ich meine Entscheidung nicht ernsthaft rückgängig machen wollen.

Nach der Geburt: Diese erste Zeit war sehr, sehr schwer. Zudem habe ich ständig Besuch bekommen, obwohl ich das nicht wollte. Aber ich war ja zum interessanten Objekt geworden. Ich fühlte mich aber einsam und leer und beneidete die Mütter, die mit ihrem Baby zu ihrem Mann nach Hause gehen konnten. Am dritten Tag nach der Entbindung erreichte ich ein totales Tief und heulte den ganzen Tag über. Ich hatte einfach noch keine Kraft, um mit der schmerzlichen Trennung fertigzuwerden. Nach einer Woche wurde ich entlassen. Alle kümmerten sich rührend um mich und bemühten sich, mir in dieser schwierigen Zeit zu helfen. Es hat mich etwas getröstet, wenn ich mir vorgestellt habe, wie gut es mein Sohn bei seinen neuen Eltern wohl hat. Bei allen Zweifeln blieb diese Gewißheit immer da.

Nach zwei Wochen ging ich wieder in die Schule. Allerdings fiel mir das ziemlich schwer: Ich saß wieder an meinem Platz, so als sei nichts geschehen, und mußte wie immer am Unterricht teilnehmen. Keiner fragte mich nach der Geburt, wahrscheinlich aus Rücksicht, während ich, immer noch aufgewühlt, darum kämpfte, mit der Trennung fertig zu werden. Trotzdem bin ich sehr froh, daß ich diese Schwangerschaft so bewußt erlebt habe. Diese Erfahrung ist für mich so beeindruckend gewesen, daß ich trotz allem dankbar dafür bin.

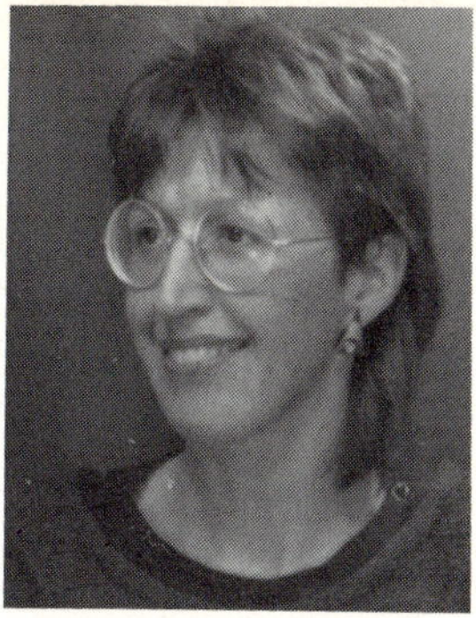

Doris, 1949 in Michendorf geboren.
Ich war 32 Jahre alt, als ich mein Kind zu Hause zur Welt brachte. Mit Heinz, meinem Freund und Vater meiner Tochter, lebte ich acht Jahre in Berlin zusammen. Daphne war zweieinhalb Jahre alt, als wir beschlossen, uns zu trennen. Ich arbeite freiberuflich als Ingenieurin.

Der Gedanke an ein Kind – ein eigenes – entwickelte sich sehr langsam. Bis dahin waren Kinder in meiner Umgebung nicht vorhanden, oder ich übersah sie einfach. Sie waren mir zu laut und lästig. Frauen mit Kindern taten mir leid, was hatten sie noch von ihrem Leben?

Als ich im Büro K. anfing zu arbeiten, lernte ich Johanna kennen, und wir freundeten uns sofort an. Sie lebte, gerade seit einigen Monaten von ihrem Mann getrennt, alleine mit ihrer Tochter Laura. Ich war von Laura begeistert und von der Art, wie die beiden miteinander umgingen. Ein Kind, das der Mutter erlaubte, zu leben, und umgekehrt.

In dieser Zeit bekamen wir einen Brief von Heinz' Bruder und dessen Frau: Wir erwarten ein Kind! Diese Nachricht schlug bei mir wie eine Bombe ein. Ich war berührt und habe mich gefreut. Ich habe mich über mich selbst sehr gewundert, denn bis dahin waren mir solche Nachrichten völlig gleichgültig gewesen.

Dann wurde ich 31 Jahre alt und überlegte, ob ich überhaupt ein Kind wollte. Wenn ja, dann bald, denn vielleicht wollte ich dann noch eins oder mehr. Von dem Zeitpunkt an beschäftigte ich mich in unregelmäßigen Abständen mit dem Thema Kind. Ich fragte mich immer wieder: Bin ich reif dazu, will ich es wirklich, und ist es keine Laune? In meinem feministischen Bewußtsein waren Mütter die Ursache allen seelischen Übels, oder aber sie kamen gar nicht vor. Ich war voller Widersprüche und Zweifel.

Eineinhalb Jahre vor Daphnes Geburt fing ich an, ein Tagebuch zu führen, wo ich alle diese Gedanken und Träume festgehalten habe. Heinz wollte mich bei dieser für uns beide so wichtigen Entscheidung nicht beeinflussen. Er war der Ansicht, daß ich, da ich das Kind zur Welt bringe, damit die Hauptarbeit hätte. Außerdem hatten wir nicht die Absicht, wegen eines Kindes zu heiraten. Ich hätte also auch die volle rechtliche Verantwortung zu tragen. Es lag also an mir.

Immer wieder lauschte ich meiner Mutter, wenn sie von meiner Geburt erzählte, die im Kreise der Familie stattgefunden hatte. Die Wehen hatte sie an der Türklinke im Stehen verarbeitet. Wir sahen uns den dänischen Film ›Winterkinder‹ an. Eine Geburt in Farbe auf der Riesenleinwand, das war schockierend. Mir erschienen die Hochschwangeren monströs. Ich kaufte alles, was ich über Geburten bekommen konnte, und mit jedem Geburtsbericht und jedem Foto, das ich mir ansah, wich ein Stück Angst.

Ich sah meine Umwelt zunehmend unter dem Aspekt, wie es wäre, ein Kind zu haben. Ich sah die Mütter, die Schwangeren, und auf einmal waren überall Kinder, Säuglinge, Kleinkinder und Jugendliche. Ja, die Erwachsenen sah ich als Kinder ihrer Eltern und so weiter. Diese Gedanken hatte ich oft, wenn ich vom Büro mit der U-Bahn nach Hause fuhr. Ich sah mir die Mitfahrenden genau an, so, als könnte ich in ihren Gesichtern die Antwort auf meine Fragen finden.

Ich sehe mich
in den scheiben der u-bahn
im spiegel
im schatten auf der straße
im schrank sind meine sachen
ich bin ich
ich bin alleine
auch mit dir
geliebter freund
geliebte freundinnen
wie werde ich sein?
werde ich ich sein?
oder nur du
oder nur es
oder nur wir?

es in mir
es aus mir
es durch mich durch uns
ich kann akzeptieren
mutter zu sein zu werden
ich denke an meine mutter
an die mutter meiner mutter
mutter meines vaters
ich
die mutter meines kindes
deine mutter ist schwach
deine mutter denkt an sich
noch jetzt vor deiner zeugung
macht sie reisen
gegen atomindustrie
für dich für mich für uns
ich werde weit weg von hier sein
um sagen zu können
ich will bleiben oder nicht
will für dich in schwarzer erde graben
für dich für mich für uns
ich sehe uns in den scheiben
in den spiegeln
sehe dich weinen und tanzen
ich freue mich
für dich für mich für uns.

Ein Jahr voller Aktivitäten begann, und endlich entschloß ich mich, die große Reise zu Ruth nach Indonesien anzutreten. Ich wollte doch noch wissen, was an dem Rucksack-Mythos dran war. Die dafür notwendigen Impfungen ließ ich über mich ergehen mit dem Gedanken, daß eine Geburt viel schlimmer sei. Wir waren drei Freundinnen, die zur großen Reise antraten. Wir kamen jedoch nicht miteinander klar, zu sehr hatten wir uns voneinander entfernt. Diese fünf Wochen wurden von einer qualvollen Spannung überschattet. Dennoch blieb mir genug Zeit, über das nachzudenken, was mir wirklich wichtig war. Durch die riesige Entfernung von zu Hause, die mir in den ersten Tagen Sterbensangst bereitete, erkannte ich, wo ich stand und was ich wollte. Aller Schnickschnack blätterte ab, und das für mich Wesentliche blieb. Ich wollte mit Heinz ein Kind.

Die Zeit nach der Reise war schön. Nach sieben gemeinsamen Jahren waren wir in frischverliebter Stimmung.

Nachdem die Untersuchungen im Tropeninstitut ergeben hatten, daß ich gesund war und nichts Verdächtiges von der Asienreise mitgebracht hatte, gingen wir im August an die Zeugung. Ich hatte ein Jahr lang Temperaturmessungen gemacht, und so haben wir eine Woche lang, morgens und abends zusammen geschlafen. Bei dieser ingenieurmäßigen Gründlichkeit mußte es einfach klappen. Ich bemerkte bald in der rechten Bauchseite ein Ziehen, das ich nicht kannte. Meine Menstruation bleibt aus. Wir rechnen auf dem Kalender hin und her. Eine Woche später wird um sechs Uhr früh ein Apotheken-Schwangerschaftstest gemacht, dann nochmal ins Bett, kuscheln. Eintragung von Heinz ins Tagebuch, als ich schon im Büro war: »8.15 Uhr, Doppelbärchen, schon 7.50 Uhr wird der Ring sichtbar. Funktioniert gut dein Körper – alles voll entwikkelt. Doll!!!!« Hinter dem »doll« ein gemaltes Herz. Haydi rechnet uns den Geburtstermin aus: 5. Juni.

Wir freuten uns wahnsinnig. Als erste erfuhr es Antje, meine Schwester, mit der ich im Büro ein Zimmer teilte. Zum Frühstück gingen wir zu meinen Eltern, die um die Ecke wohnten, und verkündeten die Neuigkeit. Damit hatten sie nicht mehr gerechnet.

Als ich im dritten Monat war, sagte ich es allen im Büro: Erstaunen, Freude, Ablehnung. Ich war seit knapp zwei Jahren im Büro K. als Ingenieurin angestellt und erklärte meinem Chef, daß ich das Kind geplant hätte und keinerlei Rücksicht auf seine Geschäftslage nehmen könne. Er sagte, daß er mich verstehe.

Ich wurde süchtig nach Gesprächen über alles was mit Schwangerschaft und Geburt zusammenhing. Es tat so gut, wenn sich jemand mit mir freute. Ab und zu kochte meine Mutter extra für mich etwas Leckeres oder brachte mir was ins Büro. Bei einigen Freundinnen merkte ich völlige Gleichgültigkeit gegenüber meiner Schwangerschaft. Ich distanzierte mich und war gekränkt. Da ich mich nicht mehr in verrauchten Räumen aufhalten konnte, kamen viele Veranstaltungen und Treffs für mich nicht mehr in Frage. Ich genoß zum ersten Mal die Wohnung und stellte erstaunt fest, daß ich keinen eigenen Raum brauchte.

Bis auf eine Erkältung zu Beginn der Schwangerschaft und ein paar kleine Zipperlein, wie Ziepen hier und Kneifen da, hatte ich keine Beschwerden. Bis zum Schluß ging ich ins Büro. Acht Stunden täglich waren mehr als genug, und als Ausgleich ging ich viel spazieren, ließ fast täglich U-Bahnstationen oder den Bus aus, benutzte keine Rolltreppe. Ich mußte nie kotzen. Alle sagten, ich sähe gut aus und es würde bestimmt ein Junge. Pech gehabt. Ich versuchte, mich möglichst gesund zu ernähren, trank keinen Kaffee und keinen Schluck Alkohol. Wir kauften ungespritztes Obst und Gemüse. Ich befolgte alle Tips, die ich in Büchern fand. So aß ich fast täglich Knoblauch, um ein Heraustreten meiner vererbten Krampfadern zu verhindern. Sie blieben, wo sie waren.

Heinz kam ein paar Mal zu den Vorsorgeuntersuchungen mit, um das Klopfen des Herzens zu hören. Die ersten Bewegungen des Kindes spürte ich während eines Fernsehfilms, ›Maria Stuart‹. Der Bauch war etwas schief und Heinz machte ein paar Fotos. Wir tasteten am Bauch herum und waren ganz feierlich still. Spürte ich einen Tag das Kind nicht, so machte ich mir Gedanken, es könnte krank oder tot sein.

Ich habe drei Kurse besucht. Einen Gymnastikkurs im Steglitzer Kreisel im obersten Stockwerk, den ich aber vorzeitig abbrach, weil ich in den Hochgeschwindigkeitsfahrstühlen ein ungutes Gefühl hatte. Zusammen mit Heinz ging ich zu einem Geburtsvorbereitungskurs, den eine Hebamme veranstaltete. Sie war kurz vor der Entbindung ihres vierten Kindes. Ihre Atem- und Entspannungsübungen halfen mir während der ganzen Geburt. Die Wehe und den Schmerz sollte man als etwas Positives annehmen, sich eine Welle, eine Kurve oder sonst etwas vorstellen, was kommt und geht, Anfang und Ende hat. Bei einem Säuglingspflegekurs, veranstaltet von der evangelischen Kirche, lernten wir den praktischen Umgang mit einem Säugling. Die vielen Tips und Anregungen gaben uns ein sicheres Gefühl. Hier lernten wir einige Paare kennen, mit denen wir jetzt befreundet sind.

Im Februar entschlossen wir uns spontan zu einer Reise nach Zypern. Ich war im siebten Monat. Es wurden zwei wunderschöne Wochen. Wir waren von der Insel verzaubert. Am Strand, in windgeschützten Kuhlen, legte ich Bauch und Brust frei und atmete tief durch. Ich tankte Sonne und Sauerstoff für unser Kind. Vergessen war die smogige Stadt.

Unsere Sexualität: Sie ist nicht meßbar daran, wie oft wir miteinander geschlafen haben. Wir waren uns nie so nahe und vertraut wie während der Schwangerschaft, unternahmen sehr viel gemeinsam und lernten miteinander giekern, wie ich es bisher nur mit Frauen kannte. Am meisten lachten wir beim Umräumen in der Wohnung über unser Gerümpel, daß sich angesammelt hatte. Fast jede Nacht habe ich geträumt, und endlich hatte auch ich meine Flugträume. Ein bis zwei Meter über dem Boden hinweggleiten – wahnsinnig! Jede Nacht stand ich ein paar Mal auf, um zu pinkeln.

Es gab auch depressive Tage, die ich nicht unter den Teppich kehren will. Da legte ich mich mit allen Kollegen an, so zum Beispiel wegen des Klopapiers, daß nie nachgehängt wird, wenn die Rolle alle ist. Oder wegen eines Kataloges, oder wegen der Anrede: Sehr geehrte Herren! Da fand ich, meine Schwester nehme zu wenig Anteil an mir, meine Eltern kritisierten ständig an meinen Sachen herum. Der Smog in der Stadt nervte mich sehr an solchen Tagen.

Als besonders auffallend während der Schwangerschaft empfand ich die überdeutliche Ausbildung aller Sinnesorgane (bis auf die Augen, da bin ich nach wie vor halbblind). Schmecken, Riechen, Hören – das war mitunter erschreckend. Ich hatte auch Phasen, wo ich alles vergaß und sogar Leute verwechselte.

Ich fieberte dem großen Bauch entgegen. Im neunten Monat fand ich mich dann so richtig schwanger, kugelrund. Ich konnte noch alles alleine machen, auch die vier Treppen machten mir nichts aus. Ich fand mich schön und stand oft vor dem großen Spiegel im Flur.

Drei Wochen vor der Geburt finde ich eine Ersatzhebamme für M., die spurlos verschwunden zu sein scheint. Ruth ist eine Prachtfrau. Bei der ersten Untersuchung sagte sie, daß ich nicht reißen würde – meine größte Angst. Aber vielleicht sagte sie das jeder Frau – egal. Ich vertraute einfach auf mein Schwabbelfleisch.

Für mich kam von Anfang an nur eine Hausgeburt in Frage. Da ich noch nie im Krankenhaus war, hatte ich Angst vor der Anonymität und vor der Technik, da ich aus meinem Berufsleben nur allzu gut weiß, wie unwissend mit der Technik umgegangen wird. Ich ließ auch keine Ultraschall-Untersuchung machen. Ich kannte Frauen, die hinterher ziemlich verunsichert waren. Jede Untersuchung ergab einen anderen Geburtstermin, oder aber das Geschlecht des Kindes war jedesmal anders. Ich glaube, daß alles auf das Embryo Auswirkungen hat, jede Stimmung, jeder Atemzug, also erst recht dieser Ultraschall, ganz kleine Druckwellen. In anderen Ländern findet dieses bei uns routinemäßig angewandte Untersuchungsverfahren nur in Notfällen Anwendung.

Sechs Tage vor der Geburt schrieb ich folgendes Gedicht:

Deine ankunft ist ungewiß
der errechnete statistische geburtstermin
daran brauchst du dich nicht zu halten
wir sind ohnehin schon bereit
dich zu empfangen

wir haben unsere verschütteten instinkte
mit hilfe anderer entdeckt
um dir beim eintritt
in die neue welt
das schlimmste zu ersparen

wie werde ich dir helfen können
bei deiner reise aus dem paradies
wie gehen wir beide
mit unseren schmerzen um
bei deinem weg aus mir

noch schwimmst du ahnungslos
in deiner warmen süßen lauge
streckst deine beine weit um mich
klopfst zärtlich gegen deine wände
ich höre dich ich fühle dich
wir warten bis zum ende.

Der Tag, an dem die Geburt begann, war warm und schwül. Wir erledigten viele Dinge in der Stadt und fuhren anschließend an die Havel. Heinz war es zu warm, und so kehrten wir bald um. Ich holte, kurz vor Ladenschluß, die ersten griechischen Pfirsiche. Heinz saß am Schreibtisch. Ich bat ihn, mit mir einen Pfirsich zu essen. Dazu hätte er keine Zeit, und blieb auf dem Drehstuhl kleben. Als ich den Pfirsichkern in der Hand hielt, platzte die Fruchtblase. Heinz war sofort bei mir.

Uschi und Janie kamen so gegen 19.00 Uhr. Sie wollten mich noch mit dickem Bauch sehen. Meine Fruchtblase war gerade geplatzt, und per Telefon sagte die Hebamme, hinlegen und warten, ob Wehen kommen. Wenn nach drei Stunden keine da sind, würde sie einleiten. Aber sie kamen, erst kaum merklich, jedoch in regelmäßigen Abständen. Ich glaube Janie und Uschi wären gerne geblieben. Als ich dann gegen 22.00 Uhr meine

Atemtechnik einsetzte, weil es doch anfing, weh zu tun, wollte ich lieber alleine sein, und dann sind sie gegangen.

Als ich mal wieder auf dem Klo war – ich war zur Geburt total leer –, hatten sie noch rasch die Matratzen übereinander und quer ins Zimmer gestellt als Gebärbett. Wir waren ja ganz unvorbereitet, denn ich war mit Heinz am Vormittag bei der Frauenärztin gewesen, und die hatte gesagt, daß alles noch ganz zu sei und ich in einer Woche zur Fruchtwasserspiegelung kommen solle. Ab 22.00 Uhr tigerte ich umher und kniete bei jeder Wehe vor dem Bett, stand wieder auf, ging auf den vorderen Balkon.

Es war eine irre, warme Sommernacht mit guter Luft. Die Pausen waren nie länger als zwei Minuten. Es lohnte bald gar nicht mehr, umherzulaufen. Gegen 24.00 Uhr sollten wir die Hebamme noch mal anrufen, wie die Wehen sich entwickelt hätten. Ich sagte zu Heinz, es könne nicht mehr lange gehen, und er solle etwas früher anrufen. Sie kam dann Viertel vor eins, und ich war sehr erleichtert.

Als Uschi und Janie noch da waren, hatte ich auch die große Flatter, das heißt, alle Gliedmaßen schlotterten unkontrollierbar. Ich mußte auch ständig aufs Klo, das war die Angst, aber das ging weg.

Auf dem Regal steht ein Bild meiner Mutter. Darauf habe ich mich konzentriert und daran gedacht, wie sie mich zur Welt gebracht hat. Das hat mir sehr geholfen. Ich war sehr mit meiner Atemtechnik beschäftigt. Heinz fragte immer, ob es noch gehe. Ich sagte, jaja, und empfand die Frage schon als Ablenkung. Später sagte er, daß er mich noch niemals so konzentriert arbeitend erlebt hätte.

Kaum war die Hebamme da, begann die Übergangsphase, und sie sagte, das meiste sei geschafft. Mir wurde ziemlich übel, und ich glaubte, kotzen zu müssen. Bis dahin hatte Heinz die Wehen gestoppt und die Zeitabstände aufgeschrieben, jetzt wurde er von der Hebamme mit diesem und jenem beschäftigt. Dann kam schon der Preßzwang – eine echte Erleichterung. Ich stand am Büfett und preßte und dachte, das Kind fällt heraus. Aber es dauerte dann noch über eine Stunde.

Eine Wehe durfte ich pressen, die folgende nicht, die mußte überhechelt werden, damit das Kind Sauerstoff kriegt, beim Pressen kriegt es ja keinen. Auch wenn ich gehechelt habe, war der Preßdrang so stark, daß es von alleine alles rausdrückt. Eine Naturgewalt, ich war beeindruckt.

Zweimal hat die Hebamme die Herztöne während der Wehenpausen abgehört. Alles bestens. Keine Vaginaluntersuchung – wozu auch? Die letzten fünf bis sechs Wehen lag ich auf dem Bett, und dabei konnte ich genau spüren, wie der Kopf anstieß und immer wieder zurückrutschte. Das tat er so dreimal, frustrierend. Aber dann blieb er stehen, man zeigte mir in einem Spiegel die Öffnung mit dem Köpfchen und den Haaren und der Käseschmiere. Der Spiegel lenkte mich ab, und ich sagte, sie sollen ihn wegnehmen.

Als der Kopf durchtrat, beziehungsweise während einer Wehe voll stehenblieb, durfte ich unter keinen Umständen pressen. Das war sehr schwer. Er rutschte dann von alleine heraus. Heinz mußte dabei übrigens mein linkes Knie auf das Bett drücken, das rechte war angewinkelt. Bei der nächsten Wehe mußte ich Fäuste machen, sie unter den Po bringen. Fand ich zuviel verlangt, tat aber alles. Damit war der Damm gerettet beim Austritt der zweiten Schulter. Dann flutschte es und lag gleich auf meiner Brust.

Ein verklebtes, winziges, rotes Bündel Mensch. Gleich als der Kopf rauskam, tat sie ihren ersten Atemzug, danach ein paar kurze Schreie, dann lag sie da, aber überhaupt nicht schlaff. Nun wurde etwas Licht gemacht, damit die Hebamme die Nachgeburt und die Scheide sehen konnte. Ich hatte eine winzige Hautschürfung, die am dritten Tag verheilt war. Da lag ich und traute mich nicht, meine Augen zu öffnen, geschweige denn, mein Kind zu streicheln. Aber ich hielt es ja schon, und es suchte gleich die Brustwarze und fing an zu nuckeln.

So lag sie dann mit abgeklemmtem Nabel (mich störte die kalte Schere) bestimmt eine Viertelstunde. Ich konnte gar nicht weinen vor Erleichterung. Das kommt nach und nach, wie jetzt zum Beispiel, wo ich daran denke. Die Hebamme war total begeistert, wie ich das gemacht hätte, und sie hatte erst um 6.00 Uhr morgens damit gerechnet. Daphne ist um 2.30 Uhr geboren. Fast vergaßen wir, auf Daphne anzustoßen.

Dann telefonierten wir erstmal alle Verwandten an und dann die Freunde, und dann kam Besuch, und wir konnten vor Arbeit und Freude zwei Tage nicht schlafen ...

Ich wollte Daphne stillen, das war ganz klar. Meine kleinen Brüste erschienen mir riesig. Ich hatte das Stillbuch gelesen und war auf alles vorbereitet. Daphne nuckelte ständig an der Brust. Ich hatte nie einen »Milcheinschuß«. Das machte mich sehr unsicher, weil alle darauf warteten. Die Hebamme ließ dann noch ein paar fertige Flaschen (ich sage dazu Plastik-Nahrung) da, falls das Kind nicht satt würde. Uns kam es vor, als wenn Daphne so gut wie nie schlief. Die ersten Tage und Wochen hielten wir sie fast nur im Arm, dort war sie zufrieden. Heinz schlief mit ihr nachts auf dem Schaukelstuhl. Wir ließen sie nie allein, wenn sie weinte!

Als meine Mutter fragte, ob denn der Milcheinschuß schon gekommen sei, und ich verneinte, sagte sie, es könne eben nicht jede Frau stillen und bei meiner kleinen Brust ... Ich war niedergeschmettert. Da wurde Heinz zum ersten Mal laut und sehr böse und sagte, sie solle mich lieber unterstützen. Ich habe dann Daphne viereinhalb Monate voll gestillt, und mit sieben Monaten stillte sie sich selber ab. Heute weiß sie mit meiner Brust nichts mehr anzufangen. Ich habe mich geschont, so gut es ging. Ohne die Hilfe von Heinz wäre alles undenkbar gewesen.

Ich trank dreimal täglich Milchbildungstee von Weleda, der auch noch gut geschmeckt hat. Ich aß alles, was nicht blähte – und hatte doch ständig Blähungen. Besonders zu blähen schienen Hefeteig (Pizza), Süßes, Vollkornbrot. Dreimal hatte ich einen Milchstau. Die Brust wurde an der betreffenden Stelle hart und rot. Ich habe alle einschlägigen Ratschläge befolgt: Heiße oder/und kalte Umschläge, ständig anlegen, abpumpen und Quarkauflagen. Nach einem Tag, der wie ein starker grippaler Infekt war, war alles wieder in Ordnung. Für mich eine Gelegenheit, die überschüssige Milch zur damals kostenlosen Untersuchung zu bringen. Ich bin überzeugt, daß trotz relativ hoher Vergiftung der eigenen Milch, das Stillen für mich und mein Kind das beste und natürlichste war. Jede Frauenmilch hat eine ganz spezifische Zusammensetzung und ist auf den Säugling abgestimmt. Bestätigt wurde ich noch durch die Broschüre von Elke Pröstler, ›Stillen trotz verseuchter Umwelt‹, die sich wie ein Krimi liest. Wenn ich stillende Frauen sehe, bin ich immer noch fasziniert. Ich glaube, daß Muttermilch das erste Menschenrecht ist.

Die ersten Wochen nach der Geburt: Ich bestehe nur aus Körpergefühl. In den ersten Tagen nach der Geburt laufe ich wie auf Wolken, der ganze Körper pulsiert. Alle Antennen sind ausgefahren. Ich scheine schärfer zu sehen, höre fast die Därme arbeiten, und kein Geruch entgeht mir. Ich rieche mit Begeisterung an Daphne, wie ein schnupperndes Tier. Sie riecht so sauber, besonders aus dem Mund, denn in ihrem Körper ist ja alles noch »frisch« und »unvergiftet«. Die Hebamme benutzte Chanel Nr. 5. Ich habe das Gefühl, eine ungeheure körperliche Leistung vollbracht zu haben, und ich bin stolz auf mich. Ich fühle mich rund und voll – und komplett.

Heinz ist Tag und Nacht mit Einkaufen, Kochen, Waschen und Gäste-Bewirten beschäftigt. Ich komme kaum aus dem Nachthemd heraus. Stillen, wickeln, stillen ... Wir schreiben jeden Pup mit Datum und Uhrzeit in Schulhefte. Wir kommen kaum zur Besinnung. Alle Zärtlichkeit und Liebe zieht Daphne magnetisch an. Ich stelle fest, ich habe noch niemals so geliebt, so bedingungslos. Wir stehen oft am Bettchen, fassungslos, ja sogar richtig ehrfürchtig und dankbar, und bestaunen dieses lebende Wunder. Alles andere um mich herum scheint zu verblassen – leblos zu sein. Ich rede darüber mit anderen Müttern und finde mich bestätigt.

Kleine Tochter
Du schläfst dich ins Leben
Ganz rein und ganz offen
Ist dein Lachen

Kleine Tochter
Gestern starb ein Mann
Für eine gerechte Sache
Wie viele Stiefelmänner
Zertraten die Todesblumen?

Kleine Tochter
Überall auf der Welt
Morden sie auf grausamste Weise
Auch Neugeborene
Werden nicht geschont
Wieviel Blut klebt an den Stiefeln
Der wütenden Männerhorden?

Kleine Tochter
Ob Südamerika oder Schöneberg
Du wirst vor ihnen
Nicht sicher sein
Deshalb sauge dir
Viel Kraft und Liebe
In deinen kleinen Körper

Nach dem sogenannten halben Jahr Mutterschaftsurlaub (hört sich gut an: Urlaub! – dabei ist es der absolute Streß) will ich zu Hause halbtags, 20 Stunden in der Woche, arbeiten. Das klappt zuerst ganz gut. Wir hoffen täglich, daß Daphne durchschläft. Ich stille noch immer. Jetzt beginnt das Zahnen, an eine ungestörte Nacht ist vorerst nicht zu denken. Daphne fängt an, zu sitzen und zu krabbeln. Es bleibt keine Zeit zum Arbeiten. Nach drei Monaten hänge ich den Beruf an den Nagel. Für wie lange weiß ich nicht. Ich lasse alles auf mich zukommen. Ich genieße die Zeit mit Daphne und habe Angst, etwas an ihr zu versäumen. Als meine Ersparnisse fast alle sind, gehe ich zum Sozialamt. Ich bekomme Sozialhilfe, und ich finde das mehr als gerecht für meine Arbeit mit Daphne.

Das Zusammenleben mit Heinz gestaltet sich seit Daphnes Geburt zunehmend schwieriger. Wir sind zwar mit Daphne glücklich, aber nicht mehr mit uns. Wir haben keine Zeit füreinander und sind ständig müde und schlapp. Sexuell war der Nullpunkt erreicht. Wir wußten, so kann es nicht weitergehen. Ich sagte eine, mit drei anderen Müttern geplante, Italienreise ab. Daphne, gerade neun Monate alt, erschien mir nicht reisefähig. Vier Frauen mit Kindern in einem VW-Bus. Zwei Tage Fahrt, das wollte ich mir und Daphne nicht zumuten. An meiner Stelle fuhr Heinz mit.

Diese fast vierwöchige Trennung hat uns sehr gut getan. Die Probleme waren zwar nicht gelöst, aber wir gingen jetzt wieder aufeinander zu und konnten reden. Ich hatte Lust, mit Heinz zu schlafen und er mit mir. In den vier Wochen, wo ich mit Daphne alleine war, fing sie an, durchzuschlafen. Wir erholten uns langsam. Schwierigkeiten bereitet uns weiterhin die Aufteilung der Hausarbeit. Ich stelle Ansprüche an Heinz, er fühlt sich eingeschränkt.

Daphne ist 15 Monate alt. Die Probleme verlagern sich ständig. Sie rennt und turnt den ganzen Tag herum, und sie braucht den ganzen Tag Aufmerksamkeit und Zuwendung. Aufgrund unserer momentanen Arbeitsaufteilung bin ich dafür zuständig. Ich bin überfordert. Den ganzen Tag Aktion, Fantasie, Spielen und ständige Hab-Acht-Stellung. Schläft sie mittags nicht, oder zu kurz, dann schaffe ich es kaum bis zum Abend. Ich glaubte, es könnte mir nie zu viel mit Daphne werden. Was die anderen nur immer jammern? Aber meine Nerven sind angespannt, und hat Daphne zu wenig geschlafen, dann ist sie nölig und weinerlich, nichts ist recht. Es kommt zu Momenten, wo ich sie an die

Wand klatschen könnte. Die Arbeit in einem Büro erscheint mir als Erholung im Vergleich zu dem, was ich zu Hause leiste. Das Telefon ist oft die letzte Rettung.

Der ständige Austausch mit anderen Frauen in gleicher Situation bringt Erleichterung. Mit einer Freundin zusammen teilen wir uns vormittags einen Babysitter, unsere Kinder fangen an, gemeinsam zu spielen. Heinz macht sich nachmittags ab und zu frei und geht mit Daphne raus, meine Eltern nehmen Daphne hin und wieder. Die Anspannung läßt nach, die »Belastung« ist auf andere liebe Menschen verteilt, so daß ich das Zusammensein mit meinem Kind wieder genießen kann. Ein Buch zur rechten Zeit, ›Vorsicht Kind‹ von Barbara Sichtermann, läßt meine Toleranzgrenze wieder steigen.

Heinz und ich sind mit unserer Wohnsituation unzufrieden. Wir sehnen uns nach einem Garten, einem Hof und nach ein paar Freunden im Haus. Die umliegenden Parks und die Straßen sind total verschissen, und oft genug müssen wir unsere Kinder »an die Leine« nehmen, damit die Hunde freien Auslauf haben; perverse Situation in dieser Stadt, wo es mehr Hunde als Kinder zu geben scheint, wo es möglich ist, das Kindergeld zu kürzen, aber nicht die Hundesteuer zu erhöhen.

Der Bericht ist fertig, aber ich habe etwas vergessen oder besser gesagt, verdrängt. Es hat lange gebraucht, bis ich ausdrücken konnte, was mir so wichtig ist. Immer wieder werde ich mit der Gleichgültigkeit und dem Nichtverstehenkönnen ehemaliger Freunde konfrontiert. Was mich sehr nachdenklich macht ist, daß je feministischer die Frauen eingestellt sind, um so gleichgültiger und desinteressierter sind sie an meiner neuen Lebenssituation und an Daphne. Ist es Unsicherheit oder Angst, sich nicht mit diesem so hautnahen Thema zu befassen?

Spätestens nach dem Verschicken der Geburtsanzeigen stellte sich heraus, wie frau zu mir stand und ob es noch weiterhin eine Verbindung geben würde. Bei ein paar Frauen reichte es zu einem telefonischen oder schriftlichen Glückwunsch, Frauen, mit denen ich gemeinsame politische, feministische oder »schreiberische« Arbeit gemacht habe, gemeinsame Reisen und Fêten.

Es sind eineinhalb Jahre seit Daphnes Geburt vergangen, und einige von ihnen haben Daphne noch nie gesehen – für mich eine un-menschliche Geste. Wenn ich mit früheren Freundinnen telefoniere oder zusammentreffe und nicht einmal die Frage nach meinem Kind oder meiner veränderten Lebenssituation gestellt wird, dann halte ich das für sehr bedenklich. Alles ist wichtig: Das neue Studium, die Reise, die Sommeruni, die neue Wohnung und der neue Freund. Wo bleibt der neue Mensch?

Liegt nicht die einzige Hoffnung in die Zukunft bei unseren Kindern? Nur durch das intensive Zusammensein mit meinem Kind wurde mir klar, worin eigentlich die große Chance besteht. Hier habe ich erfahren, was natürlich, ehrlich, offen ist. Das sind Kinder und zwar ganz kleine, wenn sie noch ganz sie selber sind, frei von jeglicher »Erziehung«. Das Zusammensein mit Erwachsenen ist in dieser Zeit geradezu schmerzlich, weil bei ihnen so wenig von diesen fantastischen Eigenschaften geblieben ist, und ich schließe mich da nicht aus.

Was aber bedeutet es, ein Kind zu haben? Wie könnte ich es erklären? Fragte mich doch gestern ein ehemaliger Jugendfreund, den ich bei einem Rock-Konzert traf, wie lange ich denn noch zu Hause mit meinem Kind sitzen wolle. In dieser Frage liegt die ganze Unwissenheit und negative Einstellung zum Kind.

Ein Kind – das bedeutet eine nie gekannte und nie erahnte Verantwortung, die nicht nur schwierig, sondern auch beglükkend ist. Ein Kind, das bringt mich von meinen Träumen und Wünschen, von meiner einst eingeschlagenen Richtung nicht ab, aber es zwingt mich zu einer Pause, zum Abklopfen und Überdenken alles bisher Gewesenen. Ein Kind, das nimmt mir oft jede Sekunde des Tages, es raubt mir Schlaf und Kraft bis zur totalen Erschöpfung. Ein Kind, das zeigt mir aber auch, was Spielen und Muße, Nähe und uneingeschränktes Lieben ist. Und in all diesen Monaten zwischen Glückseligkeit und Katastrophe wäre es schön und hilfreich gewesen, auf alte Freunde zählen zu können.

Mitunter habe ich herausgehört, daß ich doch die einzige sei, die Zeit hätte, da ich weder zur Arbeit noch in die Uni müßte. Es stimmt, daß ich nicht außer Haus gehen muß, um zu arbeiten. Mein Arbeitsplatz ist nämlich zu Hause, die Arbeitszeit hat weder Anfang noch Ende, es gibt kein Geld und keine Diplome, kein Wochenende und keinen Urlaub, und Ferien mit Säugling sind auch nicht das, was sie ohne Kind waren. Und es gibt Zeiten, wo es nicht zum Haarekämmen oder zum Pinkeln reicht. Nicht nur das Kind steht unter Aufsicht, nein, es kontrolliert auch mich. Schon beim Telefonieren wird es kritisch, oder wenn ich mal in ein anderes Zimmer gehe – alleine. Ich muß immer präsent sein und in Hab-Acht-Stellung, dabei erfinderisch und fröhlich, möglichst singen und Purzelbäume schlagen und auf dem Boden liegen, zweimal täglich ein wechselndes Programm organisieren mit immer neu gepackter Tasche.

Der kleine Mensch fordert von mir, den ganzen Tag über, und es ist sein Recht, und ich muß mir gute Alternativen ausdenken, daß ich ihn auch ohne meine Anwesenheit zufriedenstellen kann. Ich liebe Daphne uneingeschränkt und bedingungslos. So wie sie ist, ist sie richtig. Ich bin mit ihr und durch sie ein Stück reifer und reicher geworden.

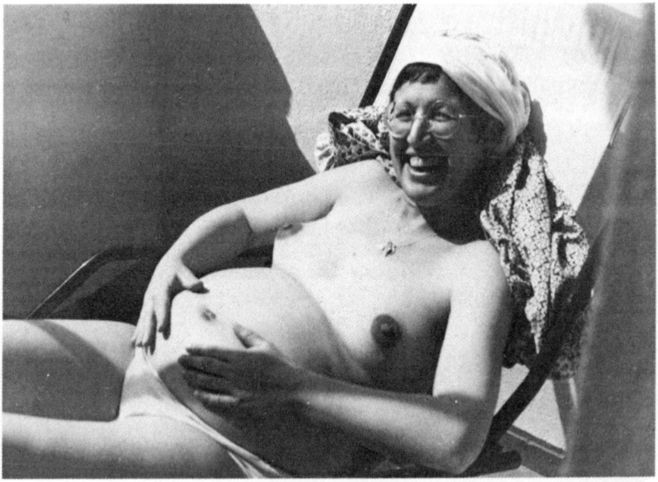

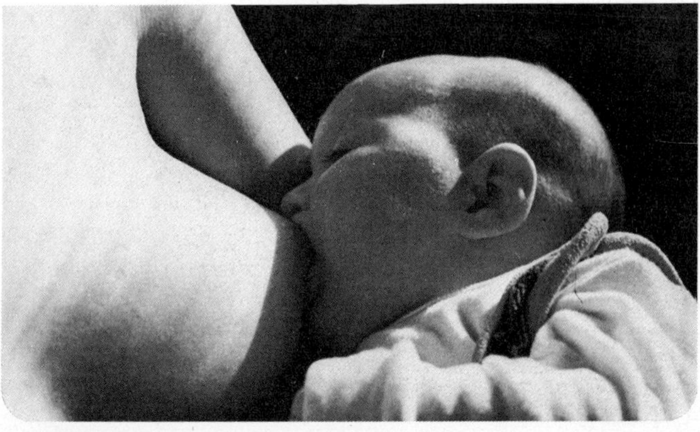